中国中医科学院中医药信息研究所自主选题科研成果

民国名中医临证教学讲义选粹丛书

秦伯未国医临证讲义

孟凡红　杨建宇　李莎莎　主编

中国医药科技出版社

图书在版编目（CIP）数据

秦伯未国医临证讲义／孟凡红，杨建宇，李莎莎主编．—北京：中国医药科技出版社，2017.5

（民国名中医临证教学讲义选粹丛书）

ISBN 978－7－5067－8988－2

Ⅰ.①秦…　Ⅱ.①孟…②杨…③李…　Ⅲ.①中国医药学－研究　Ⅳ.①R2

中国版本图书馆CIP数据核字（2017）第033829号

美术编辑　陈君杞
版式设计　麦和文化

出版　中国医药科技出版社
地址　北京市海淀区文慧园北路甲22号
邮编　100082
电话　发行：010－62227427　邮购：010－62236938
网址　www.cmstp.com
规格　889×1194mm 1/32
印张　13 3/4
字数　217千字
版次　2017年5月第1版
印次　2017年5月第1次印刷
印刷　三河市航远印刷有限公司
经销　全国各地新华书店
书号　ISBN 978－7－5067－8988－2
定价　36.00元

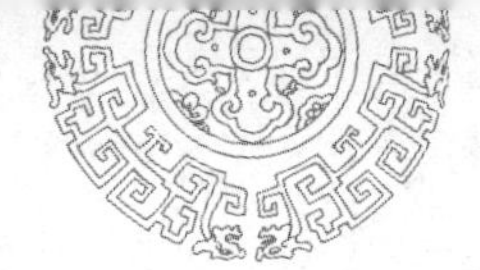

民国名中医临证教学讲义选粹丛书

编委会

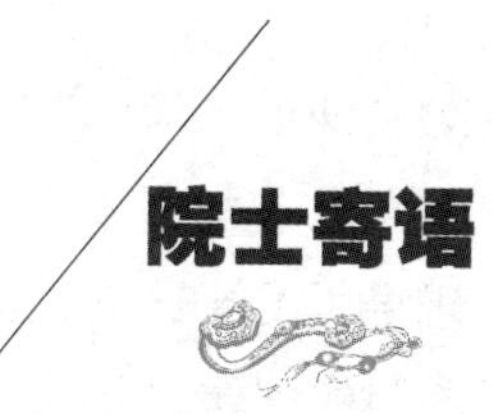

院士寄语

近年来，关于中医药高等教育改革问题的讨论比较多，不但涉及中医药高等教育模式改革问题，而且涉及中医药高等教育教材创新问题。新中国成立以来，自从吕老（原卫生部中医司第一任司长吕炳奎主任中医师）组织编辑我国第一套中医药高等教育教材以来，中医药高等教育教材先后做了一些创新和适度修订。上个世纪80年代，又是在吕老的倡导、指导、组织下，由光明中医函授大学编辑了我国第一套中医药高等教育函授教材。此后，中医药高等教育函授教材和自学教材陆续出版了不少。但是，总体来讲，大家对目前的中医药高等教育教材并不是十分满意，已引起了广泛的关注。因此，中医药高等教育教材的改革创新是目前全国中医药教育的重点研究课题之一。

中国中医科学院和光明中医杂志社等单位的教学和研究人员联合选辑点校民国时期中医教学讲义，是利国利民、振兴中医之举！正当大家努力探索中医药高等教育教材创新之时，选辑点校民国时期中医教学讲义，这是“以史为鉴”之举，是继承创新之必需！这必将对中医药高等教育教材改革有新的启迪。

“创新”是时代的最强音，也是科技界尤其是中医界近来最为关注的“词语”。然而，没有继承的创新，必然是无源之水，无本之木。只有坚持在继承基础上创新，才能求得新的发展，整理出版民国时期中医教学讲义，必将有助于当前中医药高等教育教材的创新和发展。对中医界来讲，这次选辑、点校出版民国时期中医教学讲义，是新中国成立以来的第一次重大创举！是实实在在的在继承基础上的“创新”！

民国时期中医教学讲义有不少，我们这一代有很多老大夫在初学中医时读的就是这些教材（讲义），这些讲义和现代中医药教育教材相比较，最大的特点是——重实用、重经典，但又决不泥古，并且及时把握最新科研成果，把临床病案直接纳入教材，而且学习模式大多是边读书学习，边跟师实践。这次重新校辑这些讲义，不但可以给全国中医药高等教育教材改革提供参考，而且也给全国中医药高校教师提供新的教学参考书，也给中医药院校的在校生及社会自学人员提供新的学习辅导用书。同时，对临床医师有重要的临床指导意义，无疑，也是临床中医师继续教育的参考用书。换言之，民国时期中医教学讲义精选的出版，必会有大量的读者群，必将给中医界提供一套实用的教学和临床参考用书。

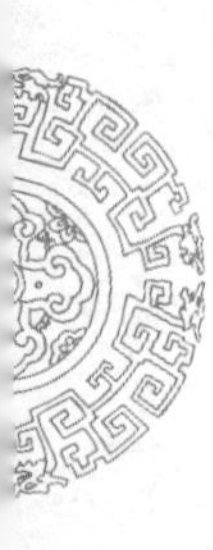

这套教材选辑了“铁樵函授医学讲义”“承淡安针灸学讲义”“秦伯未国医讲义”“兰溪中医专门学校讲义”和“伯坛中医专科学校讲义”5部分，当然这并不是民国时期中医教学讲义的全部，但是，这是“精华”，这是见微知著，窥“斑”知“豹”。因此，这次能再版这些讲义教材，实属不易，这是科研人员和出版人员的心血和汗水的结晶！

民国时期中医教学讲义的选辑点校出版，是诸多民国时期讲义第一次从图书馆阁楼书架上走下来，与现代中医学子、广大师生和医务工作者见面，肯定会得到广泛的欢迎和喜爱。我相信，今后会有更多的民国时期中医教学讲义陆续再版。这次开拓创新之举，必将对中医教材改革起到促进作用，对中医学术发展起到推动作用，必将有助于中医药学的再创辉煌！

中国工程院院士
程莘农
2012年5月于北京

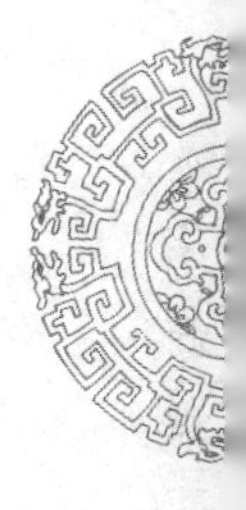

余 序

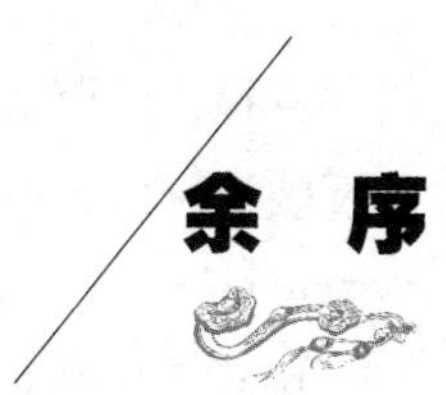

中国中医科学院和光明中医杂志社等单位的相关专家，他们合作纂辑点校了《民国名中医临证教学讲义选粹丛书》，我在展阅后不胜欣悦。此选辑刊行是对以儒学奠基的中华传统医药文化领域一项新的贡献。

在中医药学传承、发展的历史长河中，民国时期处于“西学东渐”益趋鲜明、旺盛的岁月。当时全国的中医院校当然不能与新中国成立后相比，但名医名著亦较为昭著、丰富，而医药教学则以“师带徒”“父传子女”作为“主旋律”，但在一些较大的城市或某些地区，也创办了若干中医院校。回忆在上世纪三四十年代，我在上海读中小学阶段，市内有中国医学院、新中医医学院、上海中医专科学校、中国医学专修馆等校；在此以前的民国前期，上海有丁甘仁先生主办的“上海中医专门学校”，在当时是卓有影响的中医名校，培育了众多的后继杰出人才，该校前辈们所编撰的教学讲义，惜已流散失传殆尽。先师秦伯未先生是丁甘仁先生的高足，他从事中医教学数十年，早年成立“秦氏同学会”，自编了多种中医教材，传世者几希。现《民国名中医临证教学讲义选粹丛书》的编者们，能从多种渠道探索授求，并予选辑、校释，可谓是对我国优秀传统文化传承的历史性贡献，因为它反映了这段历史时期的中医教学讲义不同于今古的学术内涵和教学风格。

中华人民共和国成立后，中医的临床、教学渐趋正规。1955年，原卫生部组建了中医研究院（现中国中医科学院），组织专家们主编了九种中医教材，江苏省中医进修学校也编纂了多种中医教材。1956年，我国部分地区建立了中医高等院校，在原卫生部中医司首任司长吕炳奎同志的倡导下，组织各院校编写了基础与临床的各科教材，经过多次审订、修改，产生了全国中医高校统一应用的多种教学讲义，并在数十年中多次修订、改版，教学内容趋于系统、全面而丰盈。当然也存在一些不同的看法，但鄙见认为：不同历史时期的中医教学课本内容仍有相互交流、取长补短的学术价值。民国时期的教学讲义，其中的“重经典、重临床”以及部分教材中的中西医学术融会，是其主要学术特色，也是它所展示具有重要参阅价值的学术平台，值得予以深入研究。

我在阅习了《民国名中医临证教学讲义选粹丛书》后，为编者们的精心纂辑和出版社同仁们的慧眼相识通力协作，感触良深，并殊多欣慰，遂漫笔以为序。

中国中医科学院

余瀛鳌

2016年12月

总前言

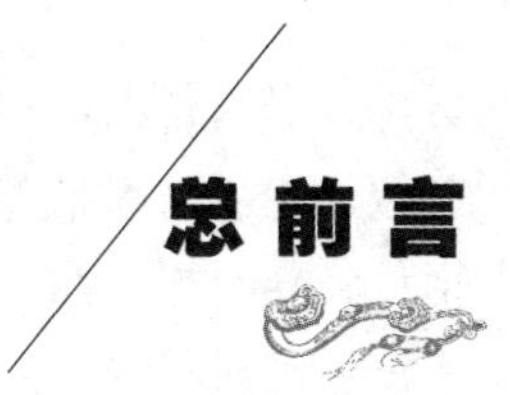

民国时期（1911—1949）是中医学发展独特的、多难的时期，然而，由于人为地分类，民国时期的中医典籍未被划到古医籍中，故而不被列入中医古籍整理出版之列。因此，民国时期的许多中医著作一直没能与广大读者见面，尤其是民国时期中医教学讲义。随着许多老前辈、老中医的退休、仙逝，很有可能就被淹没。现在，中医学教学模式、中医学教材的改革被提到当前中医教育改革重要的议事日程，此时此刻，选辑点校整理出版民国时期中医教学讲义，一可填补民国时期中医书籍讲义类出版之空白，二可为当前中医教改和教材编写提供参考、启迪思路。这也是这次选辑民国时期中医教学讲义的意义所在！

民国初期，由于当时的北洋政府将中医教育在整个国家教育体系中漏列，导致中医界的奋起抗争，中医界有志之士积极筹办中医学校，以期既成事实，希望当时的政府承认中医教育的合法性。由此，服务于学校面授及函授教育的教材就应运而生了。然而，由于历经国内战乱和抗日战争，再加之印刷技术的局限和信息交通不便，使许多优秀的中医学讲义未能幸存。本次我们收集了恽铁樵全部医学教学讲义、秦伯未国医讲义、承淡安针灸学讲义，以及张山雷和陈伯坛编著的部分中医教材讲义进行点校整理以类汇编，共收讲义39种，按类分为15个分册，以期尽可能地反映当时中医药教学的情况。这些讲义分属中医基础理论、针灸学、内科学、中医经典类、临床类等，还有充分体现衷中参西的内容。

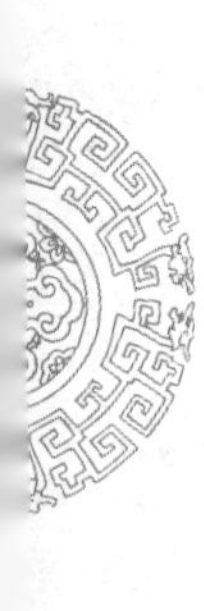

2006年，我们就开始了对民国时期中医药文献的现存状况进行调研，并对文献整理和保护加以研究，提出“民国中医药文献抢救整理的思路及设想”，论文发表于中国科技核心期刊《中国中医药信息杂志》2006年第11期，引起同行专家的关注。在众多医史文献专家的支持、指导、帮助下，我们开始了民国时期中医教学讲义的收集、整理工作。近几年间，由于工作繁忙，收集、点校整理工作在艰难地持续地缓慢进行着，我们始终坚持着，为了中医梦，不抛弃，不放弃！天道酬勤，柳暗花明，我们的工作终于得到中国中医科学院中医药信息研究所领导的重视，使我们更有了干劲，信心更足，从而促成本套丛书得以顺利面世。

本套丛书是中国中医科学院自主选题研究项目“民国中医药教材调研及代表性教材整理研究”（项目编号：ZZ070326）成果之一，在此衷心感谢中国中医科学院中医药信息研究所领导对本项目的支持；感谢众多医史文献、教育、临床专家的悉心指导；感谢全国各地图书馆对我们工作资料收集等方面的帮助。同时，对各位参与丛书点校、整理和研究的工作者的辛勤劳动、无私奉献精神和干劲，表示敬佩和谢意！对中国医药科技出版社的鼎力出版，表示感动、感激和感谢！

最后还是要说明一下，本丛书仅是民国时期优秀中医讲义

的“豹斑”而已，还需要我们继续努力，收集、整理、点校、出版更多更好的民国时期名中医教学讲义，以飨读者。毋庸讳言，本丛书中或许存在着这样那样的不足和疏漏，恳请各位专家、同仁、广大读者批评指正，以求修订和完善！为了实现美好的中医梦而共同努力！共同进步！

《恽铁樵临证基础讲义》

《脉学讲义》

《十二经穴病候撮要》

《医学入门》

《病理概论》

《病理各论》

《神经系病理治要》

《恽铁樵医学史讲义》

《医学史》

《医家常识》

《恽铁樵内经讲义》

《内经讲义》

《群经见智录》

《课艺选刊》

《答问汇编》

《恽铁樵伤寒论讲义》（上）

《伤寒论讲义》

《恽铁樵伤寒论讲义》（下）

《伤寒广要》

《恽铁樵金匮要略讲义》

《金匮要略辑义》

《金匮翼方选按》

《金匮方论》

《恽铁樵温病讲义》

《温病明理》

《热病讲义》

附：《热病简明治法》

《章太炎先生霍乱论》

《霍乱新论》

《梅疮见垣录》

《恽铁樵临证各科与药学讲义》

《杂病讲义》

《妇科大略》

《幼科讲义》

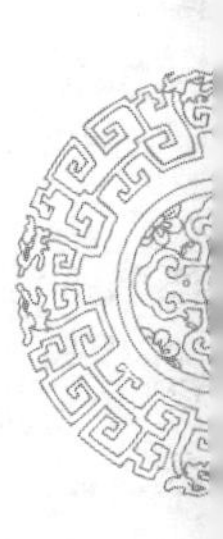

《药物学讲义》

《验方新按》

《恽铁樵临证医案讲义》

《药盦医案》

《临证笔记》

《秦伯未国医基础讲义》

《生理学讲义》

《诊断学讲义》

《药物学讲义》

《秦伯未国医临证讲义》

《内科学讲义》

《妇科学讲义》

《幼科讲义》

《张山雷脉学讲义》

《脉学正义》

《张山雷中风讲义》

《中风斠诠》

《陈伯坛金匮要略讲义》

《读过金匮论》

《承淡安中国针灸学讲义》

《中国针灸学讲义》

编者

2016年12月

于北京·中国中医科学院

整理凡例

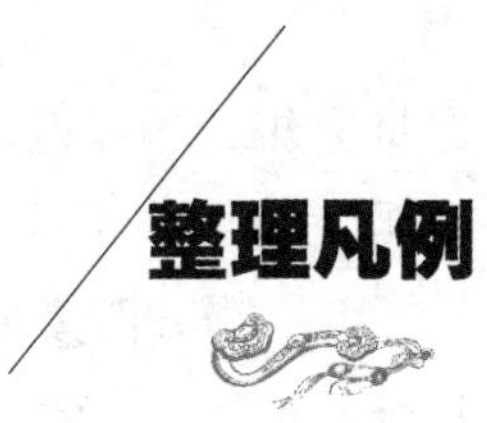

一、原书系繁体字本，今统一使用简体字；通假字或异体字径改，如“藏府”一律改为“脏腑”，“纖微”均改为“纤维”。

二、原书系竖排本，现易为横排本，依照惯例，书中的“右”或“左”字，径改为“上”或“下”字，不出注。

三、正文按内容分段，并按现代汉语规范进行标点断句。

四、本书以点校为主，凡书中明显刊刻错误，予以径改，不出注。如：本与末，已与己，岐与歧，大与太，佗与陀，臀与臂，隔与膈，温与湿，热与熟，炮与泡，等等。对个别疑难字词酌加注释。校注及注释均采用页下注形式。

五、原底本中的双行小字，今统一改为单行，字号较正文小一号。

六、原书中的医学名词，有与现代不一致处，仍依其旧，保留原貌。如白血球、阿司匹灵等。

七、原书药名错误径改，不出注。如芫花（误为“莞花”），辛夷（误为“辛荑”），蒺藜（误为“夕利”）等。

八、原文所提及的书名一律加书名号。书名为简称时，为保持原貌，不作改动。个别比较生僻、容易产生歧义的加注说明。

九、为方便读者查阅，原书有目录的照录，补上序号；原目录与正文不一致者，则依照正文改正；原书无目录的，依据正文补上序号和目录。

十、书中的一些观点与提法，有的带有明显的时代局限性，但为保持原著的完整性，本次均不作删改，希望读者研读时有分析地加以取舍。

十一、本丛书的整理和点校严格按照古籍整理原则进行，尊重历史，忠实原著，除上述说明外，凡改动之处，均出注说明。

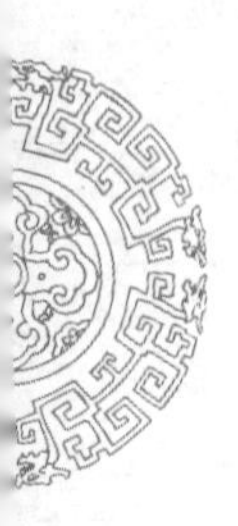

本册总目录

内科学讲义

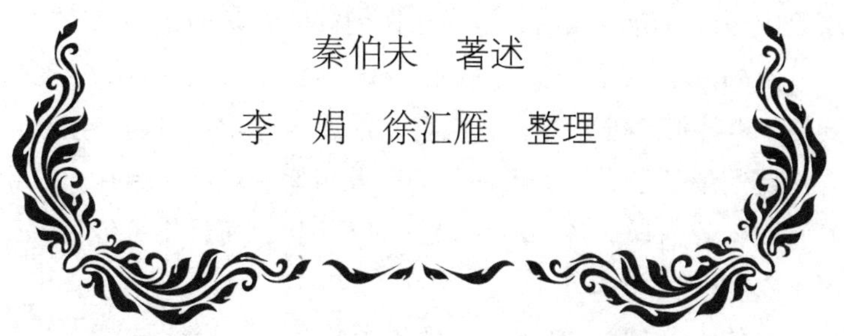

秦伯未　著述

李　娟　徐汇雁　整理

内容提要

《内科学讲义》由秦伯未著述，现存1930年上海秦氏同学会铅印本。本书是秦氏《国医讲义六种》之一，可以作为高等中医院校专科教材，也是中医爱好者自学的重要参考书。

本书溯本求源，依从《内经》《难经》《伤寒论》《金匮要略》《温病条辨》等古典医著，论述内科学从时病、杂病两方面提纲挈领地介绍了疾病的病因、传变、辨证、治疗。其论简而明，诊断详而备，治疗方药环环相扣，而且将家传秘方公诸于众。

秦伯未（1901—1969），现代中医学家，字之济，别号又辛、谦斋，上海市上海县陈行镇人。秦氏治学严谨，著作颇丰，主要有《内经类证》《内经知要浅解》《清代名医医案精华》《中医基础学说》《中医临证备要》《谦斋医学讲稿》等数十部，皆能深入浅出，具有较高的中医学术水平。

此次据1930年上海秦氏同学会铅印本为底本进行校点整理。

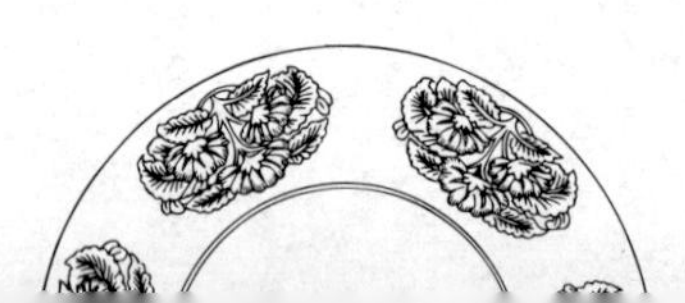

目录

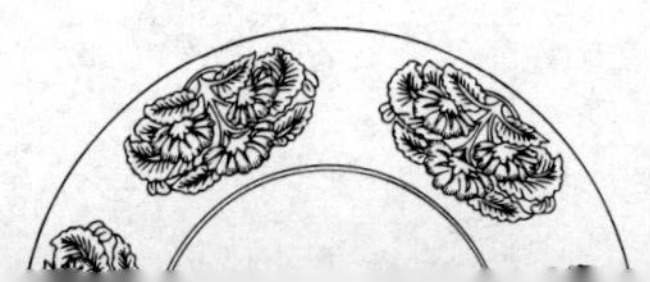

上编　内科概论

上海秦之济伯未　述
吉林辛瑞锋
福建杨忠信
吉林高仲山
浙江朱启后　参订

一、时病之界说

时病者，乃感四时六气为病也。春之温，夏之暑，秋之忿，冬之寒，以遂天地之生长收藏，人冒其气，统称时症。故《内经》曰：谨候其时，气可与期。又曰：谨守病机，毋失气宜。而其冬伤于寒，春必病温。春伤于风，夏生飧泄。夏伤于暑，秋生疟。秋伤于湿，冬生咳嗽。雷少逸[①]氏演之为八，曰伤寒，曰温病，曰伤风，曰飧泄，曰伤暑，曰疟，曰伤湿，曰咳嗽。著《时病论》八卷，尤能予研究时病者以权舆。其在

① 雷少逸：（1837—1888）名丰，字松存，别号侣菊，又号少逸，祖籍福建蒲城，后迁居浙江衢县，为清代著名的温病学家。著有《时病论》《雷少逸医案》《医法心传》《脉诀入门》《病机药论》《药赋新论》《本草诗三百首》等，还擅长诗书画，号称三绝。

《金匮》，则有未至而至，至而不至，至而不去，至而太过之文。譬之冬至之后，甲子夜半少阳起，少阳之时阳始生，天得温和。以未得甲子，天因温和，此为未至而至。以得甲子，而天未温和，此为至而不至。以得甲子，而天大寒不解，此为至而不去。以得甲子，而天温如盛夏五六月时，此为至而太过。盖非其时而有其气，中之者亦为时病也，故时病之生，不必传染。往往于一时期内，见多数类似之症，西医称之为流行性感冒。如最近之春温痉病，形寒身热，头项强痛，咳嗽口渴，甚则神昏谵语，牙关紧闭，率由冬令酷冷，春雪过量，外寒内燥，郁而化热，循经入脑，其一例也。

二、杂病之界说

杂病者，对时病而称。时病不外六淫之感受，六经之传变，有统系可寻，一定之治。杂病则各自为症，连带者少，故昔贤张景岳①撰《杂病谟》，徐大椿②撰《杂病源》，皆于伤寒之外，别树一帜。而《金匮要略》一书，尤为后世治杂病之准则，分章立论，俱以

① 张景岳：（1563—1640），中国明代医学家，名介宾，字会卿，号景岳，别号通一子，为温补学派代表人物，著有《类经》《类经图翼》《景岳全书》等书。

② 徐大椿：（1693—1711），原名大业，字灵胎，晚号洄溪老人，清吴江人。著有《医学源流论》《医贯砭》《兰台轨范》等书。

病症为主，不能以经络脏腑统率也。有之，惟芊绿①之《杂病源流燃犀录》，如咳嗽之归于肺，泄泻之归于脾，癫狂之归于心，淋浊之归于肾。然亦就其大体而言，盖五脏皆能致咳嗽，肾虚肠寒皆能致泄泻，肝胃膀胱皆能致癫狂淋浊，决不能以一脏限之，特挈领提纲，颇便寻索，亦入门之阶也。

三、时症之传变

内科中惟时病最多变化，《伤寒论》云：伤寒一日，太阳受之。脉若静者为不传，颇欲吐，若躁烦脉数急者，为传也。又曰：伤寒二三日，阳明少阳症不见者，为不传也。所称传者，即变化也。如曰：太阳病三日，已发汗，若吐若下若温针，仍不解者，此为坏病，桂枝不中与也。又曰：太阳病不解，转入少阴者，胁下硬满，干呕，不能食，往来寒热，尚未吐下，脉弦细者，与小柴胡汤。若已吐下发汗温针，谵语，柴胡症罢，此为坏病。知犯何逆，以法治之，所称坏病者，亦变化也。惟前者属于病进之自然变化，后者属于药误之被促变化，有以异耳。故治时症时，务宜活泼泼地，审症用药，万不可拘执成见，墨守不化。

---

① 芊绿：即沈金鳌（1717—1776），字芊绿，号汲门，清代江苏无锡人，晚年自号尊生老人，著有《杂病源流犀烛》，此处即指此书，另有《脉象统类》《诸脉主病诗》《伤寒论纲目》《妇科玉尺》《幼科释谜》《要药分剂》等书。

不信，试观《伤寒论》三百九十七法，一百一十三方，其治纯粹之伤寒法有几，治纯粹之伤寒方有几，盖大半为应付变化而设者也。

四、杂病之传变

杂病与时病不并立，固矣，然其治疗方剂，颇多一贯之处，即以仲景书论，可见其梗概。如太阳篇之小青龙汤，痰饮篇亦用之。阳明篇之大承气汤，下利篇亦用之。少阳篇之小柴胡汤，呕吐篇亦用之。其他桂枝汤，桂枝加附子汤，白虎加人参汤，瓜蒂散，甘草泻心汤，小建中汤，麻仁丸，小承气汤，五苓散，十枣汤，茵陈蒿汤等，均两见于《伤寒》《金匮》。盖有是病，用是药，不得截然分为两途。又如此，故时病与杂病，在表面上大相径庭，在实际上正多会通。时病中未尝无虚症，即不应从时病治。杂病中未尝无外感兼症，即有时宜参时病治而杂病中更未尝无变化。如《内经》云：二阳之病发心脾，有不得隐曲，女子不月，其传为风消①，其传为息贲②。又一阳发病，少

① 风消：古病名，见《素问·阴阳别论》，指因情志郁结而形体瘦削的一种证候，妇女则见经闭，其发展可因血虚气郁而生内热，阴液不断被消耗，故形体日渐消瘦。《张氏医通》说“风消者，发热消瘦。”

② 息贲：病名，指肺积。《难经·五十四难》“肺之积，名曰息贲，在右胁下，腹大如杯，久不已，令人洒淅寒热，喘咳，发肺壅。”

气善咳善泄，其传为心掣①，其传为膈②。则杂病之治，正亦如时症之宜如珠走盘。今人有能治时病而不能治杂病，有能治杂病而不能治时病，皆未识个中真理者也。

五、求因说

治内科须先寻得提纲，提纲者六淫七情是也。盖中医治病，注重病因，能明二者之变化，即能测百病之状态，亦即能出百病之治法。如断定所病发热或腹痛为伤于寒，则用药不离乎温。发热者温散之，腹痛者温运之。更从而推之，苟断定其月经停闭为冲任受寒，痰饮咳嗽为脾肺受寒，则治亦不外温下温化。是知病之变化綦③繁，而病之发动实简。治疗之方法綦繁，而方药之根据实简。此避繁就简之妙，世人能行之而不知，能知之而不宣。遂使习医之士，终日孜孜，不能融会，用力多而得益少，读书愈富而心曲愈乱，殊属可慨。至有訾议④中医无病理书籍者，或更附和而谓中医只能治病，不能论病者，安知求其因，即所以明其理，不溯其源，何以穷其流，不齐其本，何以

---

① 心掣：病名，心悸掣动，属心悸之类。

② 膈：指噎膈，《素问·阴阳别论》“一阳发病，其传为膈”，又谓“三阳结，谓之膈”。

③ 綦（qí）：极、很的意思。

④ 訾议：非议，议论、指责人的缺点。

修其末，盖亦不思之甚也。

六、辨证说

有因必有果，症者因之果也。故藏诸内者，必形于外。如伤风病必见形寒发热，头痛咳嗽等症。伤食病必见恶食吞酸，中脘胀闷等症。临床者可因其病而测其症，亦可因其症而断其病，是辨症之法，亦至重也。然在实际上或有适得其反，且原因不同，而所现之象或竟相仿。则辨症一道，实觉可恃而不可恃。故必即症以合其因，其病方无遁情。善哉！朱丹溪著《脉因症治》，秦景明著《症因脉治》，俱以见症原因并提，洵为治病之不二法门也。

七、六淫与七情

六淫者，风寒暑湿燥火也。此六者本属天地之正气，万物赖以生长收藏，故亦称六气。惟遇太过淫溢，即能病人，故又名曰贼邪。考其所以为风为寒为暑为湿为燥为火，则不外空气之变化。空气变化，约分三类，一位置变化，二温度变化，三湿度变化。空气流动，名之曰风。流动过剧，气压低降，人身抵抗力不足，或卫气不固，遂成伤风中风之症。此空气变易位置，影响于人身者也。空气温度太低，名之曰寒。人身戚之，温度放散，斯时体表之皮肤，必紧缩而发热，体内之肠胃，必停水而难运，遂成伤寒寒中之症。若空气温度太亢，人体散热不及，则身内之水，蒸发尤速，身内之血，膨胀骤增，蒙压脑筋，神昏烦渴，遂成中暑热中等症。此空气变易温度，影响于人身者也。至空气水分太多，即为湿气，是时人身水气，不易放散，其势必转内蒸，神经失其清灵，而头裹目蒙之湿病成。或水分不足，燥化过亢，则津枯液涸之燥病成。此空气变易湿度，影响于人身者也。凡此诸义，皆古人深体物情所得，确具至理。盖密切人身之物，厥惟空气，空气和畅，不失常度，人在气交之中，自然舒泰。若空气剧变，溢出常型，人身调节机能一时不能应付，即感而为病。彼西医执一病一菌以诊治，乌知中医之玄妙哉。七情者，喜怒忧思惊恐悲也。七者皆属精神之变动，变动之极，乃生内伤，其结果与气有联带之关系。故喜之来如草木逢春，使志愉快，本不病人，惟心中怀有特殊希望，与万难必得之恐怖，一旦遂其心意，或得之意外，则不免因而生惊，惊喜交集，遂成日夜不休之笑病。怒为刚暴之气，当其怒时，以尽量发泄为是。若怀怒于中，怒气未消，勉强进食，则不免遗患。因怒时牵动胃气，纵然纳食入胃，胃气尚未平复，断难继续工作，消化食物，遂成停食积聚等病。忧与思各有个别之原因，而每多相因而生。如人怀不可必得之情欲，于是乎忧。不可得而求所以必得，于是乎因忧而生思。怀有求必得之希望，本属于思，转一念又以为不可必得，于是又因思以生忧。转辗循环，纠结不解，气沉且结，融成一片。呼吸因之微，食量因之减，当其深沉之时，直举视觉听觉，一时俱失。惊则气乱，恐则气下，惊由外界暴来之刺激，恐为内部常存之畏怖，然畏怖之因，亦多由外界之刺激。故畏怖之情状，多对于外界之防备。是惊恐二者，亦相连带。惟因惊生病，其来猝，其发暴。因恐生病，其蓄久，其发缓。悲则气消，缓而轻，则食欲减少，渐见精神萎靡，形体消瘦；急而重，则恒至于自杀。以七情发生，虽原因各别，却有过去现在未来三境界。怒与惊为对于现在之感触，忧与思为对于将来之想望，究竟结果，殊无一定。惟有悲之一种，对于过去之失败，结果已定，故其极端，往往厌世。至于喜乐惊恐，多能耗散正气，或为怔忡、失志、精伤、痿、厥等不足之病。悲怒忧思，多能蕴结邪气，成为癫狂、噎膈、肿胀、疼痛等有余之疾，特在治疗上无论其有余不足，要皆属情志内伤，称为难治耳。

八、真假与虚实

症候之不可恃，即在真假之易于混淆，何以言之。真寒者脉沉而细，或弱而迟，为厥逆，为呕吐，为腹痛，为飧泄下利，为小便清频。即有发热，必欲得衣，此浮热在外而沉寒在内也。真热脉数有力，滑大而实，为烦躁喘满，为声音壮厉，或大便秘结，或小水赤涩，或发热掀衣，或胀痛热渴。假寒者外虽寒而内则热，脉数有加，或沉而鼓击，或身寒恶衣，或便热秘结，或烦渴引饮，或肠垢臭秽，此则恶寒非寒，明是热证，所谓热极反兼寒化，阳盛隔阴也。假热者，外虽热而内则寒，脉微而弱，或数而虚，浮大无根，或弦芤断续，身虽炽热而神则静，语言妄而声则微，或虚狂起倒而禁之则止，或蚊迹假斑而浅红细碎，或喜冷饮而所用不多，或舌质虽赤而衣被不撤，或小水多利，或大便不结，此则恶热非热，明是寒证。所谓寒极反兼热化，阴盛隔阳也。以言虚实，至虚有盛候，则有假实矣。大实有羸状，则有假虚矣。虚者精气虚也，为色惨形瘦，为神衰气怯，或自汗不收，或二便失禁，或梦遗精滑，或呕吐隔塞，或病久攻多，或气短似喘，或劳伤过度，虽外证似实，而脉弱无神者，皆虚证之当补也。实者邪气实也，或外闭于经络，或内结于脏腑，或气壅而不行，或血流而凝滞，虽外证似虚，而脉来盛实者，皆实证之当攻也。然则寒热虚实之间，最多疑似，倘执一二外证，而不能求其真情，能不偾①事者几希，此亦内科之所以难于疡科也。

九、环境与疾病

疾病发生，不越天时、地理、人事三项。天时者即六气之变化，多属流行病。《内经》曰：风气流行，

① 偾（fèn）：败坏，破坏。

脾土受邪，民病飧泄，食减，体重，烦冤，肠鸣，腹支满。炎暑流行，金肺受邪，民病疟，少气咳喘，血溢血泄注下，嗌①燥耳聋，中热肩背热。雨湿流行，肾水受邪，民病腹痛清厥，意不乐，体重烦冤。燥气流行，肝木受邪，民病两胁下少腹痛，目赤痛眦疡，耳无所闻。寒气流行，邪害心火，民病身热，烦心躁悸，阴厥上下，中寒诂妄，心痛。又曰：岁木不及，燥乃大行，民病中清，胠②胁痛，少腹痛，肠鸣溏泄。岁火不及，寒乃大行，民病胸中痛，胁支满，郁冒蒙昧，心痛暴喑。岁土不及，风乃大行，民病飧泄霍乱，体重腹痛，筋骨繇复，肌肉瞤酸，善怒。岁金不及，炎火乃行，民病肩背瞀③重，鼻涕，血便注下。岁水不及，湿乃大行，民病腹满，身重濡泄，寒疡流水，腰股痛发，足痿清厥，甚则跗肿，皆其属也。

地理者，因五方不同，酿病各异，谓之地方病。亦可以《内经》证之，其言曰：一病而治各不同，皆愈者，地势使然也。故东方之域，天地之所始生也，鱼盐之地，滨海傍水，其民食鱼而嗜盐，皆安其处，美其食。鱼者使人热中，盐者胜血，故其民皆黑色疏理，其病皆为痈疡。西方者金玉之域，沙石之处，天地之所收引也，其民陵居而多风，水土刚强，其民不

① 嗌（yì）：咽喉。

② 胠（qū）：腋下。

③ 瞀（mào）：目眩、眼花。

衣而褐荐，华食而脂肥，邪不能伤其形体，其病生于内。北方者，天地所闭藏之域也，其地高陵居，风寒冰冽，其民乐野处而乳饮，藏寒生满病。南方者天地所长养，阳之所盛处也，其地下，水土弱，雾露之所聚也，其民嗜酸而食胕，故其民皆致理而赤色，其病挛痹。中央者，其地平以湿，天地所以生万物也众，其民食杂而不劳，故其病多痿厥寒热。

人事者，多由饮食起居七情环境所伤。故《内经》亦曰：凡诊病者，必问饮食起居，暴乐暴苦，始乐后苦，皆伤精气。精气竭绝，形体毁沮，暴怒伤阴，暴喜伤阳。又曰：凡未诊病者，必问尝贵后贱，虽不中邪，病后内生，名曰脱营。尝富后贫，名曰失精，五气留连，病有所并，多为内伤情志病，其有因兵火连年，疫气横行，人感而病，则俱属于传染病及历史病。吾侪于张华①《博物志》《太平御览》《襄阳府志》《后汉书》，唐宋金元诸史中见之。实人事中之最可恻怆者也，因此三者之关系，遂于诊断之时，不可不加细察。而于治疗之际，尤应权宜变化。

十、细菌与疾病

西医以疟疾之生，由于胞子虫。白喉之生，由于

---

① 张华：（232—300）字茂先，范阳方成（今河北固安县人），西晋文学家，政治家。

短杆菌。喉痧称猩红热，责之连锁状球形细菌。肺痨称肺结核，责之结核杆菌。盖认一病之生，莫不有一病之菌，于是细菌之学，占世界医学上重要位置。西医之诊病，更以检查细菌为惟一首务，结果仅能认识细菌，而不能治疗疾病，此西医之缺陷，迄今沉溺其中而莫知振拔者也。要之细菌散布于空气饮料土壤之中，无乎不在，因种种媒介，以传染于人身。人之生活，既不能不吸空气，不引饮料，不接触媒介物，则细菌之传染终不能免。夫人人染细菌，日日染细菌，而多数人不病，则细菌为绝对之病原，其说何能成立。所以然者，人体有自然疗能，对于外来之刺激及有害物，自具消弥抵抗之能力。大疫流行之际，虽一地方之人，亦或病或不病，即系于其人抵抗力之强弱。故欲求绝对之病原，与其归于细菌，无宁归于抵抗力之减弱。抵抗力之所以减弱，根于气候不正，气候不正则人病，病则生理起变化而抗毒力弱，平日所染之细菌，得以发育繁殖。传染病初起，不能检得细菌，以其病由六淫而起，细菌尚未繁殖也。故细菌之繁殖，必于寒温燥湿有适当之条件而后可。六淫之病不愈，其条件适宜于某种细菌，该种细菌即因而繁殖，以显该病固有之症状。中医遂定疾病之原因为内因、外因、不内外因三大系，而细菌不与焉，此诚颠扑不破之理。后此考彼肠热杆菌之繁殖，适宜于外因，遂以伤寒为肠室扶斯而归于肠，不知肠室扶斯症已为伤寒之第二步阳明病。苟能注意太阳之时，乌有焦头烂额之日。又考肺结核菌之繁殖，适宜于内因，遂以肺痨为肺结核而归于肺，不知肺结核症多属内伤七情而起，不顾其根本之发生，虽日以美食将养，空气消息，奚能收效。西医迷信细菌之说，自以为诊断学病理学极进步，不知其治疗法极退步也。

十一、治疗法

治疗不越两途，一为原因疗法，一为对症疗法。原因疗法者，以诊断探悉其病之所起，后根本上划除之。对症疗法者，就暂时之所苦，施以相当之解除。暂时者不能断其根，药过则依然。惟在痛苦难受之际，亦不可无此以制止。若中医之特长，大抵不在此而在彼，遂于原因治法，不能不重言明之。凡人之所苦谓之病，所以致此病者谓之因。同一身热，其因有风有寒，有痰有食，有阴虚火升，有郁怒忧思，劳怯虫疰。知其因则不得专以寒凉治热病，盖热同而所以致热者不同，药亦异。病之因不同，而治各别者尽然，是病一而治法多端矣。况病又非止一症，必有兼见之症。如身热而腹痛，则腹痛又为一症，而腹痛之因，又复不同。有与身热相合者，有与身热各别者。如感寒而身热，其腹亦因寒而痛，此相合者也。如身热为寒，其腹痛又为伤食，则各别者也，又必审其食为何食，则以何药消之。故治疗之法，必切中二者之病因而后定方，则一药而两病俱安。若不问其本病之何因，及兼病之何因，徒曰某病以某方治之，其偶中者投之或愈，再治他人，不但不愈反以增病。且并前此之愈，亦不自明，皆在不明病因所致。因是益叹《内经》治病必求其本，及先其所因而伏其所主二语之可贵，然千载下能诵其言而彻底悟解以为我用者，有几辈耶？程钟龄①曰：人身之病，不离乎内伤外感。风寒暑湿燥火，外感也。喜怒忧思悲恐惊与阴虚伤食，内伤也。总计之，共一十九字，而千变万化之病，于以出焉。莫枚士②曰：百病之因有八，一邪气，二水湿，三鬼神，四虫兽，五器物，六饮食，七药石，八人事。前五者在身外，后五者在身内，而八纲之中，各有数目，总计其目，二十有余。此二家对于治疗方法，颇能提要钩玄，探赜③索隐。然依愚见观之，尚有增损，酌定为痰、食、气、血、虚、风、寒、暑、湿、燥、火、疫、虫十三纲。尝著《治疗新律》一书，以发挥其妙用，驱千头万绪之症候方剂而归于一，此中医不传之秘，亦中医万古不灭之本。能明此理，以治内科，恢恢乎游刃有余矣。

---

① 程钟龄：（1662—1735）清代名医，原字龄，亦名国彭，著有《医学心悟》《医中百误歌》等书。

② 莫枚士：清末文学家、医家。名文泉。归安（今浙江吴兴）人。著有《研经研》《经方例释》《神农本草经校注》。

③ 赜（zé）：精微，深奥。

十二、处方法

处方亦有诀，得其诀则纵极繁复之病症，可以措置裕如，井然不紊。今之授门弟子者，辄曰血症用四物汤加减，气虚用四君子汤增损。于是汤头歌括，几为习医必读之秘笈，亦几为临诊无上之捷经。治温病必桑菊饮，治湿温必三仁汤，治疝气必济生橘核丸，治淋浊必萆薢分清饮。执方应病，千篇一律，不特其诀为死诀，即处方亦为死方，治病岂若是之易哉。余之教人也，曰清，曰温，曰补，曰和，曰宣，曰化，曰汗，曰吐，曰下，曰消，十字而已。合之为清补，为温补，为清化，为温化等等，可以穷百法，可以控百病。盖处方必有标准，标准必赖诊断。诊断其所病为阳虚，则处方之标准为温补，药物之选用，不外附桂参术。诊断其所病为阴虚，则处方之标准为清补，药物之选用，不外地麦阿甲。倘必以症合方，则温病之变化綦繁，决非桑菊三仁足以酬应。而疝气淋浊之种类甚多，亦决非橘核萆薢足以敷衍。故成方治病，虽不能谓绝无根柢①，但诊断大法，无形消灭，已失去辨症识病之原则。余实不愿从吾游者，风从之也。虽然成方皆先贤经验所得，自多足取。故成方之研究，亦不可不论，凡阅一方，必须认识其主治之点，如大

① 柢（dǐ）：树根。

承气汤、麻仁丸同为下剂，须知其一为猛下，一为缓下，一泻实热，一润津燥。则自不以承气治脾约，麻仁治腹满大实痛之阳明腑症矣，此其一。又如小承气汤与厚朴三物汤同为厚朴、大黄、枳实，一重荡实，故君大黄，一重利气，故君厚朴，品味不殊，意义大异，此其二。再如调胃承气汤与凉膈散，一为大黄、芒硝、甘草，一为再加连翘、薄荷、黄芩、栀子，遂使一则调胃，一则凉膈，加减之间，功效顿变，此其三。即此三例，研究成方难，引用成方更难。今人于处方时，不辨其主治，不辨其轻重，不辨其加减，默诵其药，填塞满纸，虽能诵古，奚足取耶？

十三、肺病源流

肺主皮毛，皮毛纯属太阳之部，故太阳之伤风伤寒，与形寒饮冷，皆能伤肺。其现证如鼻塞声重，喘咳气逆，肩背痛，喷嚏，胸满烦心，亦与太阳同。五志之火上炎，阴虚内烁，亦能伤肺，故其现证如肺萎肺痈，痿躄，吐血声嘶，息有音，衄衄掌热，喘不休，口血出，皮毛焦，皆由火燥焦熯①所致。若虚则少气不能报息，耳聋嗌干诸证以生，其由外伤，治与足太阳所感病同法。邪盛郁塞，必于足太阳泻之。其伤于内者，正气衰，金被残，必于足太阴培之，使母能生

① 熯（hàn）：干燥，热。烧，烘烤。

子，而大气得以涵育；亦可于足少阴养之，使子能助母，大气不致耗泄。盖补水培土，实养金善法也，犹有进之，金性下沉，隐于子胎，肾家水火两病，肺俱能受其害，故有时肾水上泛为痰，肺受之则喘壅而嗽。有时肾火上浮于胸，肺受之则喘息而鸣，皆肾气上逆而影响为病也。《内经》云：风寒入舍于肺，名曰肺痹，发咳上气。又云：肺气虚则鼻息不利少气，实则喘咳，胸频伸息。又云：大骨枯，大肉陷，胸中气满，喘息不便，其气动形，期六月死，真脏脉见乃与之。《难经》云：外证面白善嚏，悲愁欲哭，内证右有动气，按之牢若痛，其病喘，洒淅而寒热。此又见于经籍之可考者也。

十四、心病源流

《内经》云：心病者，胸中痛，胁支满，胁下肩背胛间痛，两臂内痛，虚则胸腹痛[①]大，胁下与腰相引痛。就《经》所言，皆在血脉而不在心也。以心为血脉之主，故其实其虚，皆不见本脏，而在血脉。其在血脉，必先于在经络者病之也。其虚而腹胸大，则缘脾胃不上纳气于心而然。虚而胁下与腰相引痛，又缘肝肾不上贡精于心而然。此其病，非止于本经络，可由本经络而推者也。又曰：若心经络病者，动则嗌

① 痛：《素问·脏气法时论》无此字。

干心痛，渴而欲饮，目黄胁痛，臂内后廉痛厥，掌中热痛。其皆为本经络病固已，而其病却能及心，盖支脉挟咽，病则通于心，故嗌干者心火必炎，心痛火炎者，阴耗而心液干必渴。凡诸心病皆由于不能养精以驭气，而使神以气存，气以精宅也。其在《难经》，则曰：外证面赤口干善笑，内证脐上有动气，按之牢若痛。其病烦心，心痛，掌中热而啘①。其在仲景，则曰：心家阳气衰者为癫，阴气衰者为狂。又曰：心伤者劳倦则头面赤而下重，心中痛而自烦发热，脐上跳，其脉弦，此为心脏伤所致也。

十五、肾病源流

肾有水火两病，火病者龙火腾炽，上烁为害也，其证有口热咽干，烦心，心如悬，喝喝而喘，面如漆柴，咳唾有血等类。水病者，寒湿之淫，所胜为灾也。其证有跗肿、骨痛、阴痹，时眩清厥，腹大胫肿，喘咳身重，寝汗头项痛，饥不欲食，寒气自伤，意不乐等类。以肾脏本水火之宅也，水不足者，勿扑其火，须滋阴之源以配之。火不足者，勿伤其水，须益火之源以配之。此阴平阳秘之法，在各脏皆然，而尤以肾为最重。考之经籍，《内经》云：邪在肾，则病骨痛阴痹。阴痹者，按之而不得，腹胀腰痛，大便难，肩

① 啘（yuē）：古同“哕”，干呕。

背颈项痛，时眩。又云：脾传之肾，名曰疝瘕。少腹冤热而痛，出白，一名曰蛊。《难经》云：久坐湿地，强力入水，则伤于肾。又云：外证善恐，数欠面黑。内证脐下有动气，按之牢若痛，其病逆气，少腹急痛，利下重，足胫寒而逆。

十六、脾病源流

脾掌太仓之运量，而以升为德，其部当水谷之海，故恶湿。其病遂不外湿淫、热郁两端，湿由水气，病则壅，壅则伤气，气虚而不运，必腹胀胃痛，肠鸣飧泄，身重，食不化。热由火气，病则不濡，不濡则伤血，血枯而燥，必胃气厚，善饥，肉痿，足不能行，善瘈①，脚下痛，口干，舌本强，食即吐，饮不下，烦心，水闭，黄疸，脾约，皆脾经病也。治之者，务使三焦之气流转和通，则土润而升，不忧其燥，而火气不得病之，土健而运，不忧其湿，而水气亦不得病之矣。《内经》云：脾气虚则四肢不用，五脏不安。实则腹胀，大小不利。又云：邪在脾胃，则病肌肉痛。阳气有余，阴气不足，则热中善饥。阳气不足，阴气有余，则寒中肠鸣腹痛。《难经》云：外证面黄，善嘻善思善味。内证当脐有动气，按之牢若痛。其病腹胀满，食不消，体重节痛，怠惰嗜卧，四肢不收，有

① 瘈（chì）：痉挛、抽搐。

是者脾也，无是者非也。至于脾统四脏，脾有病恒波及之，四脏有病，亦恒待养于脾。故脾气充四脏皆赖煦育，脾气绝四脏不能自生。东垣因谓后天之本绝，较甚先天之根绝，非无故也。治内伤杂证，务须顾及。

十七、肝病源流

肝为藏血之脏，中寄一阳，其体柔而刚，直而升，其性条达而不可郁。其气偏于急而激暴易怒，故其为病也多逆。逆则头痛耳聋，颊肿目瞑，两胁下痛引少腹，善怒善瘛，四肢满闷。虚则目无见，耳不聪，善恐，如人将捕之。经病则腰痛不可俛仰，丈夫㿉疝，妇人少腹肿，甚则嗌干面尘，色脱遗溺癃闭。其郁与胜，必侵及乎脾，脾受木邪，则胸满呕逆飧泄，总而计之，其为寒热虚实邪气侵克，本经自病。与经气相加，种种诸证，其由肝之不足者，固可勿论。即属有余，亦由肝之阴不足，故有郁胜所生病也。夫肝气之逆，因肝志之郁，然虽郁不可用攻伐。《经》故曰：以辛散之，以辛补之也。肝火之实，因肝血之虚，然既虚则不得废滋养。《经》故曰：以酸收之，以甘缓之也。至若阴邪犯入，必阴厥，阴厥宜温，是补肝之气也。阴虚不荣，必阳厥。阳厥宜清，是凉肝之血也。气则温补，血则清凉，尚有肝木之病哉。《内经》云：有所坠堕，恶血留内。有所大怒，气上不下，积于胁

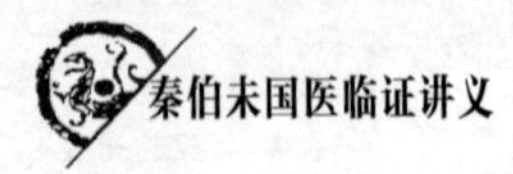

下，则伤肝。又云：邪在肝，则两腋中痛，寒①中，恶血在内。又云：肝藏血，血舍魂。肝气虚则恐，实则怒。又云：肝病者，两腋下痛引少腹，令人善怒。又云：肺传之肝，病名肝痹，一名厥，胁痛出食。肝热者，色苍而爪枯。《难经》云：外证面紫而青，善怒。内证脐左有动气，按之牢若痛。其证四肢满闭，脉涩，便难，转筋。

十八、包络病源流

心为五脏六腑之大主，其脏坚固，邪不能容，容之则伤心，心伤则神去，神去则死矣。故诸邪之在于心者，皆在心之包络。包络者，裹心之膜也。实则病心痛，心中大热，手心热，面黄目赤，笑不休，时臂挛急，腋肿，胸胁支满。虚则烦心，心澹澹大动。其证多属于火，所以然者，君火虽不用，有奉天行职，又不得同于君火者，于是包络掌相火之令也。

十九、胃病源流

脾与胃，俱属土，脾内而胃外。以脏腑言之也，脾阴而胃阳。以表里言之也，脾主运而胃主化。以功用言之也，而阳明为多血多气之海。故胃之腑，气独盛，血独旺，热独多，其为病亦皆实热有余之症。试

① 寒：原作“恶”，据《灵枢·无邪》改。

观狂疟温淫汗出，鼻衄口㖞，唇胗腮肿，喉痹斑黄，狂乱谵妄潮热，登高而呼，弃衣而走，骂詈不避亲疏。凡其在经在络在腑，无不以气实血热为显症。仲景曰：阳明之为病，胃家实也。是实固指气独盛，血独旺，热独多。所发之病，皆属有余而言，非仅燥满便硬，下焦坚实之谓也。虽然，胃家病，虽属有余，而亦时形不足。譬如相火既虚，不能为胃蒸化，胃气即不能旺。气不旺，即怯而不支，故亦有虚寒之症。试观洒洒振寒，善伸数欠，颜黑恶人与火，闻木音惕然而惊，心欲动，独闭户牖而处，身以前皆寒。胃中寒䐜①胀，阳明之虚寒有如此者，安得泥胃家实之一言，概从有余治之哉。《内经》云：食饮不下，隔塞不通，邪在胃脘也。《入门》云：脾胃不和，不思饮食，心腹胀痛，呕哕恶心，噫气吞酸，面黄肌瘦，怠惰嗜卧，常多自利，或发霍乱，及膈气反胃。《千金》云：脾胃虚弱，饮食不进，面黄肌瘦，胸膈痞闷，食不消化，更足见其虚实之不同。

二十、胆病源流

胆动为病，亦重虚实，实则口苦，耳聋鼻渊，善太息，心胁痛，不能转侧，甚则面尘，体无膏泽，足外热，头额痛，目锐眦痛，缺盆中肿痛，腋下肿痛，

① 䐜（chēn）：膨胀，肿胀。

马刀挟瘿，胸中、胁肋、髀膝外至胫、绝骨、外踝前及诸节皆痛。汗出，振寒疟，虚则易惊，或不得眠，身寒潮热，而潮热在平旦，由气中之火，上注于肺，潮热在日晡，由血中之火，下注于肾也。《入门》云：胆候咽门，热壅则生疮肿痛，此一阳之火，易于升腾，尤宜知驾驭之法焉。

二十一、小肠病源流

小肠与胃，皆为化物之器，故其病略与胃同，惟本经与心络并行隧道。故本经病，亦延及于心。然亦只在经络而已，无与于心之脏也。其为病，实则嗌痛颔肿，不可以顾，肩似拔，臑似折，节弛肘废，小水不利及赤，或涩痛尿血。虚则遗尿，面白苦寒，耳前热，小肠气生疣，小者患指痂斥。虚实之间，各有别矣，至遗溺闭癃，更有由肝所生，及膀胱不约者，固不尽由小肠也。至《内经》云：小肠病者，小腹痛，腰脊控睾而痛，时窘。又云：小肠为泄，亦以小肠为消化器，积滞不去，则为病也。

二十二、大肠病源流

大肠者传道之官，乃指其排泄言也。故大肠之病，仅在能排泄与否，及排泄之是否正当而已。大抵实则脐腹膨胀，气满便硬。虚则腹痛泄利，肠鸣脱肛。观《内经》云：大肠病者，肠中切痛而鸣濯濯，冬日重感于寒即泄，当脐而痛，不能久立。又云：肠中寒则肠鸣飧泄，肠中热则出黄如糜。又云：肠痹者，数饮而出不得，中气喘急，时发飧泄。仲景云：大肠有寒多鹜溏，有热便肠垢，其为传道失司可见。

二十三、膀胱病源流

膀胱太阳也，膀胱为水府，太阳为外藩，一内一外，病各不同。《伤寒论》之恶寒发热，头项强痛，指其太阳之经也。《内经》之实则小便不得，虚则不约遗溺，指其膀胱之府也。故《入门》论膀胱病，亦云：热结下焦，小腹苦满，胞转，小便不利，令人发狂，冷则湿痰上嗌而为多唾，小便淋沥故遗尿，盖膀胱之用在排尿。故其为病，正如大肠之以能否排泄及排泄之是否正当为衡也。

二十四、三焦病源流

三焦所主之部位，上焦当胃上口，承接心肺，为膈以上一段。下焦当胃下口，联络二肠膀胱，为脐腹一段。中间则胃实主之，胃之正中，正中焦之所主。故昔贤状阳明化物之升气，而称上焦如雾。状化时沃溢之气，而称中焦如沤。亦状挤泌流水之象，而称下焦如渎。诚有见三焦之气化，一为胃之气化，一为相火之所成功耳。故其病而燥实，则有耳鸣喉痹肿痛，耳后连目锐眦痛，肩痛，内外皆疼，头面赤热，赤白游风等证。虚则有腹寒短气少气等证。海藏曰：上焦不散则为喘满，此出而不纳也。中焦不利则为留饮不散，久为中满，此上不能纳，下不能出也。下焦不降则为肿满，此上纳而下不出也，是则三焦之病。急当调之，使一气流通也。

下编　内科分论

一、时　病

（一）中风

真中风

【症象】卒然倒仆，身热口噤，志乱神昏，四肢俱废，良久不省。《内经》名曰风痱，东垣所谓中脏之重症也。若仓卒仆倒，少顷即醒，身热痰涎，或见左瘫右痪，半身不遂。《内经》名曰偏枯，东垣所谓中腑之稍轻者。外无六经寒热，内无便溺阻隔，无痰无喘，言语分明，惟见皮肤不仁，或麻或木，口眼㖞斜，东垣所谓中血脉之最轻者。

【原因】或坐卧当风，风入五内，或衣单被薄，卒遇暴风，或披星戴月，风露袭入，外邪乘虚入于诸经。

【诊断】左关浮弦，病在足厥阴少阳。左寸浮弦，病在手少阴少阳①。左尺浮大，病在足少阴太阳。右寸浮洪，病在手太阴阳明。右关浮大，病在足太阴阳

① 手少阴少阳：疑为“手少阴太阳”。

明。右尺浮大，病在三焦及命门。

【治疗】初起宜祛风涤邪。有表者，小续命汤，羌活愈风汤汗之。有里者，三化汤下之。表里俱见者，大秦艽汤，防风通圣散和之。痰涎壅盛者，竹沥二陈汤合胆星汤，牛黄清心丸。积热神昏，海藏清心丸。

【方药】小续命汤　通治中风六经表证。

麻黄　人参　黄芩　白芍药　甘草　防风　杏仁　川芎　防己

羌活愈风汤　治表里已解，服此为善后调理。

羌活　防风　防己　川芎　独活　蔓荆子　麻黄　细辛　秦艽　柴胡　前胡　甘菊花　黄芪　枳壳　当归　芍药　苍术　黄芩　生地　半夏　白芷　知母　甘草　地骨皮　厚朴

三化汤　外无六经表证，内有便溺阻隔，以此方利之。

厚朴　大黄　枳实　羌活

大秦艽汤　治外无六经表证，内无便溺阻隔，惟手足言语不便者。

羌活　独活　防风　黄芩　白术　白茯苓　生地　白芷　细辛　熟地　秦艽　石膏　甘草　川芎　当归　白芍药

防风通圣散　治表里未除，以此方和解。

麻黄　石膏　桔梗　黄芩　山栀　荆芥　滑石　白术　白芍药　甘草　川芎　当归身　防风　大黄

芒硝　连翘　薄荷　广皮

竹沥二陈汤　治中脘痰滞。

熟半夏　白茯苓　广皮　甘草　竹沥

胆星汤　治痰涎壅盛。

陈胆星　广橘红　苏子　钩藤　甘草　菖蒲

牛黄清心丸　治痰迷心窍。

真牛黄　犀角　羚羊角　辰砂　陈胆星　天竺黄　麝香　薄荷　雄黄　防风　冰片

海藏清心丸　治积热迷心。

黄柏二两　黄连、麦冬各一两　龙脑一钱　炼蜜为丸

类中风

【症象】平居无故，倏尔仆倒，随即苏醒。一年半载，又复举发，三四发作，其病渐重，或犯半身不遂，口眼㖞斜，甚则痰涎壅闭，便溺不通，至手撒口开，遗尿不语，乃为不治。

【原因】或本元素弱，劳役过度，五志厥阳之火，煎熬真阴。阴虚则热，热则风生，风火相搏，痰涎自聚，不由外邪，其病自发。或膏粱积久，湿热之气，上薰成痰，迷其心窍，亦能倒仆而成。

【诊断】脉来空大气虚，微细血弱，沉数沉实，膏粱积热。

【治疗】初起脉细神清，宜活血安神，加减茯神

汤。古人云：治风先治血，血行风自灭。此指内伤中风虚者而言也。若脉数沉实，昏冒不省，先宜清火为急，安神丸。痰涎壅盛，当化痰理气，涤痰汤。膏粱积热者，清胃汤。俟诸症平安，然后养血安神。气虚者，四君子汤。血虚者，四物汤。气血皆虚，加味归脾汤。

【方药】加减茯神汤。

白茯神　当归　远志　麦冬　知母　羚羊角　犀角

安神丸　治痰迷心窍。

麦冬　白茯神　山药　辰砂　甘草　马牙硝　寒水石

涤痰汤　治痰涎壅盛。

南星　半夏　枳实　石菖蒲　竹茹　橘红　甘草　白茯神

清胃汤　治胃中湿热。

川黄连　升麻　山栀　甘草

四君子汤　治气虚不足。

人参　白术　白茯苓　炙甘草

四物汤　治血虚。

当归　白芍药　川芎　怀熟地

归脾汤　诸症平安，此方调理。

白术　白茯神　远志　枣仁　当归　黄芪　广皮　白芍药　甘草　丹皮　山栀　人参

【杂论】六淫之邪皆能中人，非止得风邪也。故《准绳》书立卒中七条，以感而轻者名伤，感而重者名中。若忽然中倒，遍身发热，世名中风。方书充栋，惟河间立四时加减续命汤诸方，以治中风外有六经表证，开示化方用药之妙悟。立愈风汤，通圣散，以和解有表有里之证。又立三化汤，以治内有便溺阻格，土太过之里实证。又立十全大补等，以治土不及之虚中。则散邪，和解，清里，补虚，四法全备。东垣复发卒中昏倒，偏废手足，舌强语塞之类中风，而立理气开郁，疏通经络，以治气中。丹溪又补痰涎壅闭，痰火攻冲，而立竹沥、姜汁、半夏、南星等，豁痰散结，以治痰中。此皆发明卒中之症，不独外中于风，有因气郁痰迷内伤壅闭致病者，《家秘》于是分外感、内伤，各立一条。又发内伤卒中，气郁痰迷，手足偏废，多因膏粱积热，酒湿成瘫所致，中风一症，盖无余蕴矣。

（二）中暑

阴暑

【症象】头疼身痛，恶寒发热，去衣则凛凛，着衣则烦躁，口渴懊侬，足冷耳聋，谵语喘呕，或手足无汗，或两足独冷，即静而得之为中暑症也。

【原因】瓜果之冷积于中，时令之热感于内，或因纳凉太过，或因居处太静，身无汗出，热气无从发泄。又被早晚阴寒，束其肌表，则恶寒身痛，身热足冷之症作矣。

【诊断】脉见浮紧，太阳表邪。若见洪大，阳明有邪。或见弦数，少阳有邪。

【治疗】头疼身痛，恶寒发热无汗，羌活败毒散汗之。有汗者，羌活冲和汤和之。脉伏烦躁者，升阳散火汤发之。待足暖有汗，脉出不伏，然后清其里热。肺素有热者，桔梗汤。心热甚，导赤各半汤。心肺俱热，凉膈散。若足冷耳聋，寒热而呕，有斑者，升麻干葛汤加柴胡。无斑者，小柴胡汤。若手足汗少，两足不温，邪热未曾发越，亦用升阳散火汤。热应令人手足温，今反见足冷，乃是表邪未散，即上身热极，上身多汗，尚是表邪烦热，犹宜散表。

【方药】羌活败毒散。

羌活　独活　柴胡　前胡　枳壳　川芎　广皮　人参　甘草

羌活冲和汤。

羌活　防风　苍术　川芎　细辛　白芷　生地　黄芩　甘草

升阳散火汤。

升麻　干葛　羌活　独活　人参　白芍药　柴胡　防风　甘草

桔梗汤。

导赤各半汤。

凉膈散。三方俱见下阳暑。

阳暑

【症象】发热昏沉，闷乱口噤，烦躁大渴，神识不清，遗尿便赤，外无表证，此即古名动而得之为中热证也。

【原因】时值夏令，天之热气下降，地之热气上升，人在气交之中，日中劳役，扰动其阳，热邪直中阳经，则有中热之证矣。

【诊断】脉息洪数，六经皆热，或见洪长，阳明之热。或见沉数，里有结热。身热脉数，中热之别。

【治疗】忽然倒仆，闷绝不知，切勿置极热极冷之处，宜以鲜藿香煎汤，调六一散，微温灌服，得汗乃佳。若治之太热，则增其热。治之太冷，则遏其热。直待手足自汗，热邪外出，人事少知，然后以黄连香薷饮，三黄石膏汤治之。渴者，人参白虎汤加干葛。若肺家多热，桔梗汤。心脏有热，导赤各半汤。心肺俱热，神志不清，凉膈汤。湿热甚，苍术白虎汤。燥热甚，竹叶石膏汤。

【方药】黄连香薷饮　通治暑热。

黄连　香薷　白扁豆　厚朴　加鲜藿香同煎

三黄石膏汤　治无表邪，多汗口渴，里热甚者。

黄连　黄柏　黄芩　石膏　山栀　玄参　知母　甘草

人参白虎汤　治阳明经里热之证。

人参　石膏　知母　粳米　甘草　葛根

桔梗汤　治肺素有热，烦热喘咳，口燥咽干。

薄荷　桔梗　黄芩　山栀　连翘　甘草　竹叶

导赤各半汤　利去小肠之热，则心火自退，故曰导赤。泻去心火，则小肠自利，故曰泻心汤。

黄连　生地　木通　犀角　山栀　黄芩　麦冬　灯心　甘草

凉膈汤　治上焦热甚，表解里热，宜清未宜下之证。

黄芩　山栀　桔梗　连翘　天花粉　黄连　薄荷

苍术白虎汤　治阳明湿热。

苍术　石膏　知母　甘草

竹叶石膏汤　治阳明燥热。

人参　石膏　知母　麦冬　甘草　竹叶

【杂论】洁古东垣，虽有动而得之之中热，静而得之之中暑。然其治法，似乎未纯。夫中热中暑，均是热证。但得之有动静之分，则治之不无差别。盖动而得者，行役气扰，外引时令之热，直中阳经，并无寒邪外束，即俗云热病也。静而得者，里有热邪，伏于身中。又因纳凉太过，束其内热，不得外越，郁而发热，此即俗云寒热病也。古人因其均是热病，以动而得，明其无表邪，故曰中热。以静而得，明其有表邪，故曰中暑。后人不解其义，概用寒凉，不知治热病，原有两条分别，无表邪者，不必用发表，即可寒凉。若有表邪者，先散外束之寒邪，后用寒凉可也。此症与仲景冬月伤寒相似，但冬月伤寒，内无暑热，故初起无口燥舌干内热之象，直待日久，寒郁成热，然后口燥咽干。今夏秋寒热病，内有暑热，外冒风寒，初起即见外寒里热之证，故不同冬月伤寒治法。妄用辛温，但宜辛凉散表以治之。今有重视表证者，误用仲景麻桂发表，碍其暑热，重视暑热者，误用寒凉清里，抑遏表邪，良以不明夏秋之热病，不同冬月伤寒治法耳。

（三）咳嗽

伤风咳嗽

【症象】憎寒壮热，头痛眼眶痛，自汗恶风，鼻塞涕流，痰结肺管，咳嗽不已。

【原因】肺家伏热，外冒风邪，束于肌表，肺热不得发泄。

【诊断】脉多浮大。浮紧风寒，浮数风热，浮缓风湿，浮滑风痰。

【治疗】脉浮紧，恶寒发热，羌活汤。头痛，眼眶痛，干葛汤。脉浮数，自汗身热，加味泻白散。表邪尽散，痰结肺管，咳嗽不止者，苏子杏仁汤。肺中伏热，家秘泻白散。

【方药】羌活汤

羌活　防风　荆芥　桔梗　甘草　柴胡　前胡

葛根汤

干葛　柴胡　防风　荆芥　桔梗　甘草

加味泻白散

桑白皮　地骨皮　甘草　防风　荆芥　桔梗

苏子杏仁汤

苏子　杏仁　桔梗　枳壳　防风　半夏　瓜蒌霜

家秘泻白散

桑白皮　地骨皮　甘草　黄芩　石膏

伤寒咳嗽

【症象】头痛身痛，恶寒发热，无汗喘咳。

【原因】时令寒邪，外袭皮毛，内入于肺，不得外伸，郁而发热，则肺内生痰，恶寒无汗，头痛喘咳。

【诊断】若见浮紧，里未郁热。若见浮洪，肺已郁热。紧而带数，为寒包热。

【治疗】脉浮紧，寒伤肺，未郁热者，冬月麻黄杏仁汤。若三时，恶寒身热，咳嗽，前方加石膏、半夏。寒伤肺，郁而变热者，羌防泻白散。三时，寒伤肺者，通用此方。

【方药】麻黄杏仁汤

麻黄　杏仁　桔梗　甘草

羌防泻白散

桑白皮　地骨皮　甘草　羌活　柴胡　葛根

防风

伤湿咳嗽

【症象】身重身痛，或发热有汗，或面目浮肿，或小便不利，骨节烦疼，气促咳嗽。

【原因】或时行雨湿，或坐卧湿所，或湿衣所侵，肺主皮毛，皮毛受湿，则身重鼻塞之症作矣。

【诊断】脉多濡软。浮缓风湿，沉紧寒湿，沉数湿热，沉涩湿郁。

【治疗】带表证，防风胜湿汤。湿热壅肺，神术泻肺汤。汗后兼利小便，通苓散。古人有清肺则小便自利，此则利小便而肺自清也。

【方药】防风胜湿汤　《家秘》治风湿咳嗽。

防风　荆芥　葛根　白芷　桔梗　甘草

神术泻肺汤　《家秘》治伤湿咳嗽。

苍术　石膏　桑皮　地骨皮　桔梗　甘草

通苓散　利湿清肺之方。

麦门冬　淡竹叶　车前草　赤茯苓　木通

伤暑咳嗽

【症象】身热引饮，内热烦躁，外反恶寒，或身痛口渴，咳嗽身倦。

【原因】时值夏秋，或气虚身弱，触冒暑湿，或热甚于中，偶感时行，内外夹攻，蒸酿胸胃之间，上熏于肺。

【诊断】经曰：脉虚身热，得之伤暑。又云：伤暑之脉，濡耎①者多，大抵右寸口脉或虚或数。

【治疗】身热引饮，内热烦躁者，石膏知母汤。身痛口渴，外反恶寒，十味香薷饮，泻白益元散。外冒暑邪，内伤积热者，凉膈散。脉虚身热，气虚身乏之人，清暑益气汤。

【方药】石膏知母汤　《家秘》治暑热伤肺。

石膏　知母　桔梗　桑白皮　地骨皮　甘草

十味香薷饮

香薷　厚朴　白扁豆　陈皮　白茯苓　苍术　黄柏　升麻　葛根　桑白皮　地骨皮　甘草

泻白益元散

桑白皮　地骨皮　甘草　水煎调益元散服。

凉膈散

山栀　黄芩　川黄连　大黄　桔梗　天花粉　连翘　薄荷　玄参　甘草

清暑益气汤　治气虚伤暑，补中救肺之方。

黄芪　苍术　升麻　人参　白术　陈皮　神曲　泽泻　黄柏　葛根　当归　麦冬

---

① 耎：古同“软”。

伤燥咳嗽

【症象】 口渴唇焦，烦热引饮，吐痰不出，或带血缕，二便赤短，喘急咳嗽。

【原因】 天行燥烈，燥从火化，肺被燥伤，则失清降。

【诊断】 脉多见躁疾，或见数大，或见沉数，或见浮急。

【治疗】 石膏泻白散，清燥救肺汤，人参白虎汤。口渴，加门冬饮子。

【方药】 石膏泻白散　《家秘》治燥火伤肺喘咳之症。

石膏　知母　桑白皮　地骨皮　甘草

清燥救肺汤

桑叶　石膏　人参　麦门冬　枇杷叶　杏仁　真阿胶　甘草

人参白虎汤　治口渴，唇焦，烦热，引饮，脉见沉数。

人参　石膏　知母　甘草

门冬饮子

天门冬　麦门冬　桑白皮　枳壳　桔梗　荆芥甘草

伤热咳嗽

【症象】 咽喉干痛，面赤潮热，夜卧不宁，吐痰黄浊，或带血腥臭，烦躁喘咳，每咳自汗。

【原因】 湿热行令，热伤肺气，或时令应寒而反温，应凉而反热。

【诊断】 右脉洪数，洪为肺火，数为里热，洪数而滑，肺热痰结。

【治疗】 寸口脉大，家秘泻白散。面赤潮热，柴胡饮子，栀连清肺饮。脉数而实，吐痰黄浊，凉膈散加川贝母。烦躁喘嗽，带血腥臭，犀角地黄汤，加山栀、黄芩。

【方药】 家秘泻白散

桑白皮　地骨皮　甘草　川连　黄芩

柴胡饮子

柴胡　黄芩　人参　大黄　广皮　甘草　当归　白芍药

栀连清肺饮

山栀　川连　桔梗　甘草　杏仁　天花粉　黄芩　薄荷

凉膈散　见暑咳。

犀角地黄汤

犀角　生地　牡丹皮　白芍药

肺咳

【症象】气急喘咳，痛引缺盆，右胁下洒淅恶寒，或右臂筋吊痛，痰咯难出，或吐白涎，口燥声嘶，此肺咳之症也。肺咳不已，大肠受之，大肠咳状，则遗矢粪水也。

【原因】或真阴不足，劳伤火动。或肺脾素燥，不慎辛热炙煿①。或恼怒思虑忧愁动火，三者皆能伤其肺以成咳嗽也。

【诊断】右寸洪数，肺受火刑，或见迟细，肺气不足。或见滑数，肺有热痰。或见沉数，郁火内伏。

【治疗】右寸洪数，泻白一物汤，清肺饮。脉见迟细，人参补肺饮，人参生脉散，琼玉膏。肺有热痰，青黛海石丸，节斋化痰丸。久嗽肺虚，百花膏主之。

【方药】泻白一物汤　即泻白散加黄芩。

清肺饮

桔梗　甘草　杏仁　天花粉　黄芩　山栀　薄荷　连翘

人参补肺饮

人参　麦冬　五味子　天冬　米仁　黄芪　百合　炙甘草

人参生脉散

---

① 煿（bó）：煎炒或烤干食物。

人参　麦门冬　北五味

琼玉膏

生地　白茯苓　人参

青黛海石丸

青黛　海石　瓜蒌仁　川贝母

节斋化痰丸

瓜蒌霜　天冬　海石　青黛　连翘　桔梗

百花膏

款冬花　百合　等分为末煎膏蜜收

脾咳

【症象】咳而右肋下隐隐作痛，痛引心脾，神衰嗜卧，面色萎黄，腹胀黄肿，身重不可以动，动则咳剧，此脾经咳嗽之症。脾咳不已，则胃受之。胃咳之状，咳而呕，甚则长虫出。

【原因】或膏粱积热，湿热蒸酿，脾胃之火，上薰于肺。或土不生金，母虚子病，则为脾虚肺损。

【诊断】右寸洪数，肺家有火。右关弦急，积热肠胃。寸口虚大，肺气不足。右关微弱，中气衰弱。

【治疗】肺有热者，家秘泻白散。脾胃热积，栀连二陈汤。肺气不足，生脉散。土不生金，四君子汤。有痰，六君子汤。虚热，加丹皮、山栀。热甚，加栀连。

【方药】家秘泻白散　见伤热咳。

栀连二陈汤

陈皮　半夏　甘草　山栀　黄连　茯苓

生脉散　见肺咳。

四君子汤

人参　白术　茯苓　甘草

六君子汤　前方加半夏、陈皮。

心咳

【症象】咳则心痛，喉中介介如梗状，甚则舌肿咽痛，此心咳之症也。心咳不已，则小肠受之，小肠咳状，咳而失气，气与咳俱失。

【原因】焦心劳思，心火妄动，金被火囚，肺叶焦满，为喘为咳。或心血不足，心气亏损，心神不安，上为喘咳。

【诊断】左寸洪数，心经有热。右寸洪数，肺家有热。左寸细数，心经虚火。右寸细数，肺经虚热。

【治疗】左寸洪数，导赤各半汤、朱砂安神丸。右寸洪细数，家秘泻白散①。右寸虚数，人参平肺散。

【方药】导赤各半汤

生地　木通　甘草　黄连　麦冬　山栀　赤茯苓　车前子　灯心

朱砂安神丸

---

① 家秘泻白散：据后文应作“家秘枯芩散”。

朱砂　黄连　甘草　生地　麦冬　当归　远志　白茯苓

家秘枯芩散

枯黄芩　地骨皮　甘草　石膏　麦冬　瓜蒌　杏仁　百合

人参平肺散

人参　桑白皮　甘草　地骨皮　拣麦冬[①]　橘红　川贝母

肝咳

【症象】咳则两胁痛，痛引小腹，或寒热往来，面青色筋急，此肝经咳嗽。肝咳不已，则胆受之，胆咳之状，咳呕胆汁，而口为之苦。

【原因】肝气怫郁，肝火时动，火盛刑金，则为喘咳。或肝经少血，肝气亏损，则木燥火生，亦为喘咳。

【诊断】左关弦数，或见弦急，肝经有热。或见弦细，或见弦涩，肝经少血。

【治疗】左关弦数，泻青各半汤。寒热往来，宜柴胡饮子。左关弦细，加味逍遥散。

【方药】泻青各半汤　《家秘》治木火刑金，咳

① 拣麦冬：原作“拣冬”，据后文“杂病·劳伤·心虚劳伤”一节中“门冬安神丸”组成药物改为“拣麦冬”。

嗽胁痛。

黄芩　山栀　桑白皮　地骨皮　甘草

柴胡饮子

柴胡　黄芩　陈皮　甘草　人参　大黄　当归　白芍药

加味逍遥散

白芍药　当归　白茯苓　甘草　柴胡　白术　广皮　丹皮　山栀

肾咳

【症象】咳则腰痛，五心烦热，涌泉热。阴火上炎，时见干咳，痰味带咸，此肾经咳嗽也。肾咳不已则膀胱受之，膀胱咳状，咳则遗溺。

【原因】有劳伤肺气，则金不生水，有色欲过度，则真阴涸竭。水虚火旺，肾火刑金。有真阳不足，水泛为痰。

【诊断】左尺滑数，真水不足。或见沉实，肾经有火。右尺虚软，肾气不足。或反浮大，真阳外越。

【治疗】劳伤肺气，金不生水，生脉散，合四君子汤。左尺滑数，知柏天地煎。真阴涸竭，人参固本丸，三才丹。右尺虚软，生脉散。真阳不足，八味丸主之。

【方药】生脉散

四君子汤　二方俱见肺咳。

人参固本丸

人参　天门冬　麦门冬　生地　熟地

三才封髓丹

天冬　人参　熟地

知柏天地煎

天门冬　地黄　知母　黄柏

八味丸　即六味丸加附子、肉桂。

气虚咳

【症象】面黄肌瘦，气怯神离，咳嗽吐痰，痰色清稀，饮食减少。

【原因】或劳役过度，肺气有伤，或饮食劳倦，中气有损。脾伤则土不生金，肺伤则气怯喘嗽。

【诊断】右寸脉微，肺气有损。右关脉濡，中气不足。寸关皆涩，脾肺俱虚。浮软者生，数实不得卧者死。上气喘急，面肿肩息，脉浮大者死。

【治疗】土旺则金生，宜四君子汤，参术膏。损其肺者益其气，补中益气汤。润肺即是补肺，琼玉膏，生脉散。久嗽不止，百花丸。

【方药】参术膏

人参　白术

补中益气汤

黄芪　白术　人参　炙草　陈皮　当归身　升麻　柴胡　生姜　大枣

琼玉膏

生脉散

百花丸　三方见肺咳。

血虚咳

【症象】盗汗自汗，潮热骨蒸，下午嗽多，形体黑瘦，五心烦热。

【原因】形役阳亢，阴血亏损，血虚则内热，煎熬真阴，阴火日旺，肺金被克。

【诊断】左寸细数，肺阴有损。中部脉弱，气不生血。左脉弦数，肝火煎熬。两尺细数，肾虚水竭。

【治疗】血虚补血，海藏四物汤，归芍地黄汤，天地煎。虚寒之人，血脱益气，四君子汤合生脉散。虚热之人，肝肾阴虚，龙雷之火，刑肺而嗽者，宜敛阴降火，家秘肝肾丸合黄芩泻白散。

【药方】海藏四物汤

熟地　白芍药　牡丹皮　当归

归芍地黄汤

生地　归身　白芍药　枸杞　丹皮　知母　人参　甘草　地骨皮

天地煎

天门冬　熟地

四君子汤　见前脾咳。

生脉散　见前肺咳。

家秘肝肾丸

当归　白芍药　天冬　地黄　知母　黄柏

黄芩泻白散　见前肺咳。

食积咳

【症象】每至五更嗽发，嗽至清晨，或吐痰味甜，胸前饱闷。

【原因】食滞中焦，不能运化，成痰成饮，每至五更，痰火上升。

【诊断】气口洪大，或见沉滑，或见沉数，或见沉实。

【治疗】脉沉滑，胸满闷者，二陈平胃散，三子养亲汤。若沉数而滑，加栀连。肺火上升，咳嗽汗出，石膏泻白散加枳桔。

【方药】二陈平胃散

熟半夏　白茯苓　广皮　甘草　熟苍术　厚朴

三子养亲汤。

莱菔子　山楂子　紫苏子

石膏泻白散。

桑白皮　地骨皮　甘草　枳壳　桔梗　石膏

积热咳

【症象】面赤烦躁，嗽则多汗，夜卧不宁，清晨嗽多，小便赤涩。

【原因】膏粱积热，酒客浩饮，热气聚于中焦，阳明受热，肺被火刑。

【诊断】右关长大，或见浮洪，或见洪数。

【治疗】家秘清胃汤，以清中焦。咳嗽不已，家秘泻白散。热结大肠，枳壳黄连汤。

【方药】家秘清胃汤

升麻　生地　川连　山栀　甘草　干葛　石膏

家秘泻白散　见前伤风咳。

枳壳黄连汤

枳壳　川连　甘草

【杂论】积热咳嗽，得食暂停，少顷复发，嗽而多汗，栀连保和散合家秘泻白散。以多汗而定内有积热，不独咳嗽一症。以多汗而以清热主治，亦不独治咳嗽一症。例如胃痛胸胁痛，痛即汗出，亦为火痛，即身表发热，若见多汗，亦用清热主治。如前外感咳嗽条身热身痛，咳嗽，本表证也。若一见多汗口渴，而在夏秋，不作伤寒表证而治，又作伤暑主治。同一咳嗽发热恶寒身痛，而应发表，应清里，下手分别，惟以有汗无汗，渴而引饮二症上端的。又如夏秋热病，若身热身痛，无汗发热，此为内伏暑热，外冒表邪，当服羌独败毒散或羌活冲和汤。若见咳嗽，兼用荆防泻白散，先散表邪。若身热多汗，口渴引饮，即用白虎汤清里。兼咳嗽者，家秘泻白散，清燥汤清里。

（四）疟疾

寒疟

【症象】疟之来，先寒后热，腰背头项痛，脊膂强，呵欠呻吟。始则寒极而战动，终则大热而汗解。发在午前者，此太阳经疟。若目痛鼻干，寒栗鼓颔，略寒即热，发在午后者，此阳明经疟。以上二条，乃《内经》寒邪伤营，名寒疟之症也。

【原因】夏伤暑热之气，入于皮肤之内，肠胃之外，营气所舍之处。又值早晚寒冷之邪，外束暑热，至日中阳旺之时，发泄不出。后感寒邪，近表，是以先寒，先感暑热，在里，是以后热。

【诊断】浮大而紧，太阳之证。长大洪实，阳明之疟。弦大之脉，少阳之诊。

【治疗】在太阳者，桂枝羌活汤。在阳明者，桂枝葛根汤。在少阳者，桂枝柴胡汤。三经俱见证者，三方互用。

【方药】桂枝羌活汤　治寒伤太阳，寒多热少，无汗寒疟。

桂枝　羌活　防风　甘草

桂枝葛根汤　治寒伤阳明，寒多热少，有汗之疟。

葛根　白芍药　桂枝　生姜　甘草

桂枝柴胡汤　治寒伤少阳，寒多热少之疟。

桂枝　柴胡　芍药　甘草　生姜　红枣

风疟

【症象】《内经》云：风伤卫气，先热后寒。此言先后者，言多少也。言热多寒少之疟，是以不曰恶寒，而曰恶风，自汗，烦躁，伸欠也。不恶寒，则寒少也。发热直至烦躁，热多也。若头痛背痛，发于午前者，太阳也。目痛鼻干，发于午后者，阳明也。发于寅卯者，少阳也。

【原因】《内经》云：暑邪既伏，秋气收之。汗出遇风，与卫气并居，阴阳分争，内外相搏。

【诊断】左脉浮缓，太阳疟也。右脉洪长，阳明疟也。左右皆弦，少阳疟也。

【治疗】疟在太阳有汗，桂枝石膏汤。在阳明，白芷石膏汤。在少阳，小柴胡汤。三阳俱见证者，《准绳》和解汤。

【方药】桂枝石膏汤

桂枝　知母　石膏　黄芩

白芷石膏汤　治阳明经温疟。

白芷　石膏　知母

小柴胡汤

柴胡　黄芩　广皮　半夏　甘草　人参

《准绳》和解汤　治三阳经寒热之疟。

柴胡　升麻　葛根　羌活　知母　石膏　黄芩　猪苓　山甲　甘草　广皮　防风

瘅[①]疟

【症象】 但热不寒，少气烦冤，手足热而欲吐呕，面赤口渴，虽热已而六脉仍数大者，《内经》名热伤阳明瘅疟之症。仲景发明《内经》阳明瘅疟，则曰身无寒，骨节疼痛，烦冤时呕，更其名曰温疟是也。

【原因】 夏秋暑热之令，热气伤人。《内经》云：阴气先绝，阳气独发，此暑热伤于阳经，阳独用事，毫无阴寒，故名曰瘅，热疟也。

【诊断】 六脉弦数，少阳有热。若见洪长，阳明有邪。若见沉数，里有热结。

【治疗】 仲景以脉平者，用白虎加桂枝汤，治太阳阳明。家秘用桂枝黄芩汤，兼治少阳阳明。《准绳》于风邪疟中，补出之三阳和解汤。余于瘅疟中，亦补立三阳和解法也。

【方药】 白虎加桂枝汤　治但热无寒，骨节疼痛，时呕之疟。

知母　甘草　石膏　粳米　桂枝

桂枝黄芩汤

柴胡　黄芩　人参　甘草　半夏　石膏　知母　桂枝　广皮

---

① 瘅（dān）：中医热证。

湿疟

【症象】身体重痛，肢节烦疼，呕逆胀满，胸膈不舒。

【原因】《内经》云：因得秋气，汗出遇风，及得之以浴，水气舍于皮肤之内，与卫气并居。卫气者，昼日行于阳，夜行于阴，此气得阳而外出，得阴而内薄，内外相薄，则疟日作。

【诊断】若见浮紧，表有寒湿。若见浮缓，乃是风湿。若见弦数，湿而兼热。

【治疗】《内经》有其论，仲景无其方。余意身体重痛，肢节烦疼，脉浮紧者，羌活败毒散。右脉弦长，呕逆胸满者，柴葛平胃散。六脉洪数湿热者，加味香薷饮调益元散。

【方药】羌活败毒散　治湿疟有表邪者。

羌活　独活　柴胡　前胡　川芎　桔梗　枳壳　广皮　甘草

柴葛平胃散　治湿疟，胸次不平者。

苍术　厚朴　广皮　甘草　柴胡　干葛

加味香薷饮　治暑湿之疟。

香薷　厚朴　扁豆　甘草　川黄连

瘴疟

【症象】疟发之时，神识昏迷，狂妄多言，或声音哑喑。

【原因】 山岚溪涧之间，湿毒蒸酿之热，瘴气入人脏腑，血聚上焦，败血瘀于心窍，毒涎聚于肝脾。

【诊断】 或大或小，或见沉伏，或见数大，或见沉涩。

【治疗】 解方宜之毒，消岚瘴之气，治无一定之治，方无一定之方，当随地以措方，随机以应变，古不定方，余亦未补方也。

牡疟

【症象】 牡疟之症，即痰饮之疟。先寒后热，寒多热少，胸前满闷，欲吐不吐。

【原因】 风寒之邪，伏于心胃界分，不得外出，凝结痰涎作患，则胸满恶心之疟作矣。

【诊断】 脉多弦滑，弦主乎疟，滑主乎痰。滑数热痰，沉弦饮结，气口沉实，食痰兼杂。

【治疗】 仲景治以蜀漆散，牡蛎汤。予今推广二条，海石二陈汤，常山草果饮。

【方药】 蜀漆散　仲景治牡疟原方，表无寒邪者。

蜀漆　云母　龙骨

牡蛎汤　仲景治牡疟原方，表有寒邪者。

牡蛎　麻黄　甘草　蜀漆

海石二陈汤　家秘痰疾常方。

海石　半夏　广皮　甘草　白茯苓

常山草果饮　《家秘》治食痰之疟。

常山　草果　半夏　广皮　厚朴　制苍术　甘草

疟母

【症象】即痰血疟癖也。疟久不愈，胸腹胁肋，有瘕痞癖，为患不瘥。

【原因】邪干脏腑，凝结痰血，假物成形，凭陵为患。

【诊断】或牢或结，或见沉弦，或见沉滑。沉弦疟邪，沉滑痰结，沉实食积，沉涩血结。

【治疗】仲景用鳖甲煎丸，陶氏加味二陈汤。

【方药】鳖甲煎丸　治疟母。

鳖甲　乌扇　黄芩　柴胡　鼠妇　干姜　大黄　芍药　桂枝　葶苈　石苇　厚朴　丹皮　瞿麦　紫葳　半夏　人参　䗪虫　阿胶　蜂巢　赤硝　蜣螂　桃仁

加味二陈汤　即二陈汤加常山、草果、海石、瓦楞子。

食积疟

【症象】胸膈不利，噫气吞酸，临发胸前饱闷，呕吐不宁，多发午后未申之时。

【原因】饮食过饱，停积中宫，或痰或饮，互相交结，偶遇六淫之邪，内外交争。

【诊断】滑实停滞，滑数兼热。右手弦滑，痰食之诊。左手弦滑，疟邪尚结。

【治疗】草果饮，清脾饮，枳术汤，香砂平胃散，海石二陈汤，常山饮。

【方药】草果饮　治寒疟初愈，服此进食理脾。

草果　紫苏　川芎　青皮　白芷　甘草　生姜

清脾饮　治食滞太阴，脾有痰饮，寒热发疟之症。

青皮　厚朴　白术　草果　柴胡　黄芩　茯苓　半夏　甘草　生姜　大枣

枳术汤　治食积成疟之方。

枳实　白术

香砂平胃散　治食积胃家成疟之症。

藿香　苍术　厚朴　甘草　熟砂仁

海石二陈汤

常山草果饮　二方见前牡疟。

三阴疟

【症象】三阴经疟也。发于子午卯酉日者，少阴疟也。发于寅申巳亥日者，厥阴疟也。发于辰戌丑未日者，太阴疟也。以其间两日而发，故名三阴疟。

【原因】三阴经藏气不和，六淫之邪，得以外入。阴经属脏，脏主乎里，而三日一发。如阳经之疟，邪气初入太阴①，其经主表，其位主外，是以一日一发。

---

① 太阴：疑为太阳。

若入阳明少阳，则在肌肉之内，其经稍深，其发渐迟，是以间日而发。今乃邪入三阴，其经深，其发迟，是以三日一发也。

【诊断】弦数多热，弦迟多寒，弦滑者痰，弦涩者血。弦细者虚，弦大者实。左脉弦大，表邪之别。

【治疗】疟在太阴经，加减白术膏。在少阴经，加减地黄汤。在厥阴经，加减逍遥散。又有何首乌四味截疟汤，当归补血汤，乃通治三疟之方也。

【方药】加减白术膏　此治太阴经疟。

白术　当归　黄芪　柴胡　芍药　何首乌　广皮　炙甘草　大枣肉，仝[①]煎取膏。

加减地黄汤　治少阴经疟。

熟地黄　牡丹皮　白茯苓　山茱萸　山药　泽泻　柴胡　白芍药

加减逍遥散　治厥阴疟。

当归　白术　柴胡　广皮　白茯苓　丹皮　甘草　山栀　白芍药

四味截疟汤　治一切诸疟。

何首乌　羌活　山楂肉　青皮　上合煎，露一夜，临发日，五更温好，服之。

当归补血汤　《家秘》治三阴久疟不愈。

当归　黄芪　柴胡　白芍药

---

① 仝：即“同”。

【杂论】人伤风寒，则恶寒发热。若得汗出，则邪散身凉而愈。今疟疾始而恶寒，继而发热，继而汗出，身凉而愈。但愈后或一日，或间一日，至其时而仍发者，何也？以其不比暴感之症，但伤肌表，疟疾之邪，渐积而成，已经伤里，非一寒热，汗出所能了其局。至外邪深伏，则为三疟。不论日数，但看病邪若何，如发时先见恶寒足冷，此太阳之邪，伏于阴分，宜以羌独败毒散。重加当归，芍药，提其血分之伏邪外解。若久病人虚，略加人参于羌独方中，则邪易出。若见胸前饱闷，则兼痰食，加半夏、厚朴、青皮、槟榔、山楂同煎，临发清晨服。若发时先见胸前饱闷，呕恶，此名痰疟，用家秘草果饮，消积化痰。若见恶寒，加羌独升麻，引拔内伏之邪外出。此治疟之真诀，不独三疟，凡疟皆要散邪去根。从来治三疟不效者，以其未得治伏邪之法，不能拔去病根，反用补塞闭窍，遂至饮食阻滞，变肿变胀，不知疟症不愈，皆因痰结中焦，荤腥不忌，早服补药所至。余以散邪，消滞，补虚，前后次序而用。以见治疟妙法，先去病邪，然后补元者。例如外感痢久不愈，非补塞太早，即是失散表邪。内伤痢久不愈，非补塞太早，即是失戒荤腥生冷故也。夫不思饮食，而疟不愈，宜消其痰食，胃气清和，而热自除，人人知之。能食而发热不除，禁其饮食，不助热邪，而热自减，人所不知也。此法不独疟疾，凡是热病，及膏粱积热痞火，皆如是。

（五）痢疾

寒湿痢

【症象】初起恶寒，发热，身痛，头疼，呕吐不食，不作渴，痢下脓血，或下黑水，腹反不痛，谨察时令，无湿热燥热，但有阴寒雨湿，此寒湿痢症也。身痛，头疼，感于太阳；呕吐，饱闷，感于阳明；寒热往来，感于少阳。三阳不解，传入于里，在伤寒曰传经之邪，在痢疾曰风邪内缩，从阳经传入于里之证也。

【原因】寒水湿土之政，流衍卑监，寒湿时行，内气不足，乘虚感入，郁遏营卫，卫郁营泣，内传肠胃，则水谷不化，气血与糟粕，互相蒸酿。

【诊断】左脉浮紧，太阳寒湿。右脉浮大，阳明寒湿。寒湿内伏，脉乃沉紧。若是少阳，脉见弦紧。

【治疗】身痛发热，脉浮紧者，宜用败毒散，辛温散表。呕吐，饱闷，脉长者，干葛平胃散，和胃宽胸。小水不利者，散表利湿，五苓散。不比燥热痢，禁利小便。又不同燥热痢，妄用大黄。又不可同湿热痢，误用川连。若寒凉太早，则寒湿不散，抑遏内缩，传入于内。仍要先治外邪，使之从表而出，故寒湿痢必要先用表散者也。

【方药】败毒散　治风寒湿痢。

人参　羌活　独活　川芎　柴胡　前胡　陈皮

桔梗

干葛平胃散　治寒湿胸满痢。

干葛　苍术　厚朴　广皮　甘草

五苓散

白术　猪苓　泽泻　桂枝　白茯苓

湿热痢

【症象】初起，先水泻，后两三日，便下脓血。湿气胜，腹不痛。热气胜，腹大痛。肛门重滞，里急后重，此外感湿热证也。若呕吐不食，目痛口渴，湿热伤阳明也。恶寒，发热，身痛，头疼，湿热伤太阳也。寒热往来，胁痛口苦，湿热伤少阳也。如三阳不解，则湿热内陷，传里而成痢矣。

【原因】湿土之年，君相二火行令，天之湿气下临，地之湿气上升，当长夏火令司政。人在气交之中，受其蒸酿，则日饮水谷，不能运化，与天行湿热之气互相郁蒸，遂成赤白淡黄三色之积，而里急后重，努责不宣之症作矣。

【诊断】脉必数大，浮数表热，沉数里热。表热宜汗，里热宜下。洪大伤气，细数伤血。

【治疗】若恶寒头痛，身热有表邪者，荆防解毒汤解表。如无表邪，当清里，腹痛后重，酒煎大黄汤，黄连枳壳汤，香连丸，六一散，八正散，通苓散，分利等药。古人云：湿热下结，分利甚捷。不比燥热痢，禁发汗利小便者，当遵流湿润燥之法。凡下痢红积而腹不痛者，湿伤血分也，宜服河间黄连汤。

【方药】荆防解毒汤　治湿热痢初起，表未解者。

荆芥　防风　薄荷　连翘　枳壳　桔梗　木通　甘草　淡竹叶

酒煎大黄汤　治湿热痢，无表邪者。

川大黄酒煎，去大黄，服酒。

黄连枳壳汤　治湿火伤于气分。

川黄连　枳壳　广皮　甘草

香连丸　治湿火伤气分下痢。

川黄连　木香

六一散

滑石　甘草

八正散

瞿麦　滑石　山栀　木通　甘草　车前子　泽泻　赤苓　淡竹叶

通苓散　治湿热结于膀胱，小水不利之症。

麦门冬　淡竹叶　车前子

河间黄连汤　治下痢血积，腹反不痛，湿热伤于血分者。

川黄连　当归　甘草

燥热痢

【症象】内热烦躁，口燥舌干，腹痛频并，脓血稠粘，枯涸难下，肛门热痛，小便全无，夜卧不宁，此燥热痢症也。如口渴唇干，燥伤阳明也。热结膀胱，燥伤太阳也。寒热口苦，燥伤少阳也。

【原因】燥火之年，赫曦流涸，肺与大肠，互相交困，金不生水，反现燥金之火。燥火伤气，则气液凝聚而成白积。燥火伤血，则血液凝聚而成赤积。气血俱伤，则成赤白之痢矣。

【诊断】脉必洪数。浮数伤表，沉数伤里。洪数伤气，细数伤血。浮沉皆数，气血皆伤。

【治疗】燥伤血分者，当归大黄丸，散热清燥。次用当归银花汤，润燥滋燥。燥伤气分者，枳壳大黄汤合益元散。燥热退，一味生津养血，不比湿热痢可用香连丸，苦燥于前，又不可用五苓散，白术散，燥脾于后。

【方药】当归大黄丸　治燥伤血分，下痢赤积，腹中作痛。

当归　大黄

当归银花汤　治燥火伤血，凉血润燥。

当归　银花　生地　生甘草

枳壳大黄汤　治燥伤气分，下痢白积，腹中作痛。

大黄　枳壳　桔梗　甘草

益元散　即六一散加辰砂。

河间芍药黄连汤　治燥热气血两伤，下痢腹痛者。

当归　大黄　甘草　赤芍药　川黄连

疫痢

【症象】长幼相似，沿门合境，一齐发作，下痢脓血，或下纯血，或下黄水，或下紫血水，身热头痛，胸满不食。

【原因】运气所主，或流衍之纪，雨湿连绵，寒水时行，或二火司政，赫曦①行令。湿热大作，或燥金行令，燥火时行，三者皆成疫毒证，此所谓天行病也。

【诊断】寒湿所伤，脉多濡散，或见微迟，或一手脉伏。脉若洪数，湿热之邪。脉若躁疾，燥火之诊。

【治疗】寒湿脉微者，人参败毒散。脉伏者，升麻葛根汤，以升阳发散，则脉自起。若早用凉药，则疫毒内伏，胸次不舒，而脉愈不出矣。待表邪已散，然后分湿火、燥火治之。湿热脉洪，香连丸，六一散。满闷不舒，香连平胃散。燥火脉数，当归银花汤，调六一散，送下当归大黄丸。

【方药】人参败毒散

羌活　独活　柴胡　前胡　川芎　人参　甘草　枳壳　桔梗　白茯苓

升麻干葛汤。

升麻　干葛　甘草　白芍药

---

① 赫曦：炎暑炽盛貌。

香连丸　见湿热痢。

香连平胃散

川黄连　木香　熟苍术　厚朴　广皮　甘草

当归银花汤

当归　生地　甘草　银花

当归大黄丸　见前燥热痢。

七情痢

【症象】初起，先见饮食难化，后复大便不实，时常清泄，久久不愈，渐下脓血，宛似外感湿热痢。先水泻，后便脓，但病来迟缓，与外感暴发为异，此即方书所谓脾泄痢，《内经》所谓脾邪传肾，为贼邪症也。

【原因】忧愁思虑则伤脾，脾阴既伤，则转输失职，日饮水谷，不能运化，停积肠胃之中。气至其处则凝，血流其处则泣，气凝血泣，与稽留之水谷，互相胶固，脾家壅滞。

【诊断】脉必重虚。虚大伤气，虚细血亏。虚缓者生，弦大者死。弦而有胃，尚可挽回，弦多无胃，必死不治。

【治疗】宜先用楂术膏兼补兼消，助脾化积，次用参苓白术散，补脾固本。久泻不止，元气下陷，用补中益气汤。久泻虚寒，用理中汤，归脾汤治之。滑泄不禁加固涩，切不同外感痢，误用寒凉克削，又不可补涩太早。因此症虚中有滞，补涩太早，反助病气矣。如肾阳不足，见阴冷之证，用肾气八味丸。如肾阴不足，见虚热燥候，六味丸与白术散，朝暮对服。

【方药】楂术膏　治脾虚，多食，停积成痢之症。

白术　楂肉　广皮　甘草　煎膏服

参苓白术散　补脾实脾，虚痢方中必用。

人参　白术　茯苓　甘草　山药　苡仁　桔梗　莲肉　扁豆

补中益气汤　治脾元虚弱，久泻下陷之症。

人参　白术　黄芪　当归　广皮　炙甘草　升麻　柴胡

理中汤　治虚寒泻痢。

人参　白术　炮姜　甘草

归脾汤

人参　白术　黄芪　枣仁　远志　白茯神　木香　甘草

劳役痢

【症象】起于大劳之后，下利纯血，或腰背作楚，胁肋作痛，四肢倦怠，嗜卧减食。节劳稍缓，劳重即发。

【原因】起居不谨，劳役无度，或饥饿不节，负重远行，营伤卫损，则血下溜大肠，而症作矣。

【诊断】脉见虚损。虚数伤血，虚大伤气。虚缓者生，数实者死。

【治疗】先用当归活血汤，生新去旧。后用当归补血汤，调养气血。气血和平，用补中益气汤，归脾汤，扶元保本。切不可兜涩太早，又不可误用苦寒。

【方药】当归活血汤

当归　红花　桃仁　楂肉　甘草　牡丹皮

当归补血汤

当归身　黄芪

补中益气汤

归脾汤　见前七情痢。

食伤痢

【症象】胸前饱满，不思饮食，腹痛胀满，或泻下飧馊，久久不愈。或下脓血，痛而欲痢，痢后稍减。或饮食太过，即发积痢。又有食积下痢，痢下纯血，如肠风血。

【原因】胃强脾弱，过食伤脾，损伤肠胃。气凝血泣，停积于中，与损伤之血，互相胶结，结久不愈，而成赤白之积。

【诊断】多见滑大，或见弦紧，滑大实积，弦小虚滞。

【治疗】先用胃苓散，健脾消积，后用四君子汤，异功散等，以养脾。切不可补涩太早，又不可妄用苦寒。必要认真是膏粱积热，方用三黄丸清利之。若系冷食伤脾，则五积散亦当用也。刘河间云：食入即泻，胃有宿食，胃满无余地，故即泻也。枳实汤，家秘消积散治之。酒入即泻，肠胃积热，胃热之甚，见酒性之热，乃寻窍下泄也，干葛清胃汤主之。若饮食伤脾，久痢纯血，家秘独圣散。

【方药】胃苓散

广皮　苍术　厚朴　甘草　猪苓　白茯苓　泽泻　白术

四君子汤

白术　人参　白茯苓　炙甘草

异功散

白术　人参　真广皮　炙甘草　白茯苓

三黄丸　治膏粱积热。

大黄　黄芩　黄连

五积散　治寒积泻痢。

苍术　厚朴　广皮　甘草　干姜　桂心　半夏　枳壳

枳实汤　治肠胃停食。

厚朴　广皮　麦芽　陈枳实

家秘消积散　治饮食伤脾，积痢不止。

苍术　厚朴　广皮　甘草　神曲　红曲　山楂　鲜麦芽

干葛清胃汤

干葛　升麻　甘草　山栀　生地　川黄连　牡

丹皮

家秘独圣散

山楂肉一斤，研细末，滚白汤调服，服完即愈。

休息痢

【症象】暴发热痢而起，后乃久久不愈，或暂好一月半月，旋复发作，绵绵不愈，积滞不除。

【原因】外感六淫之邪，以成痢疾。或失于解表，或寒凉抑遏外邪，或早食膏粱助其邪热，或补涩太早，邪伏肠胃。

【诊断】脉若见涩，气凝积滞。或见沉滑，食积未彻。或见沉数，内有积热。或见沉弦，脾伤气血。

【治疗】脉涩滞者，和气四七汤。脉沉滑者，行积香连丸。脉沉数者，泼火散。脉沉弦者，助脾消积，枳术汤合保和丸。久痢不止，下纯血，家秘独圣散，煎汤服。

【方药】和气四七汤　治气凝积滞。

枳壳　厚朴　广皮　紫苏子

泼火散　治火伤血痢之方。

川黄连　赤芍药　地榆　青皮　甘草

枳术丸合保和丸　可治休息痢。

陈枳实　白术

保和丸　治食积痢。

莱菔子　楂肉　神曲　麦芽　广皮　甘草

独圣汤　见食伤痢。

【杂论】凡痢，第一要戒荤腥。外感痢，不论日久，第一要先散表邪。若风寒寒湿而见太阳表证，羌独败毒散。兼见阳明少阳者，羌防柴葛汤。若胸次不宽，兼平胃保和散。若内伤之痢，不带外感，则不用表药。若下纯红者，治以家秘独圣散，或煎汤频服。赤白相杂者，家秘消积散。积滞未除，脾气已虚，大安丸作散，白汤调服。大凡病症各有分别，例如咳嗽吐血，水肿痛痹，筋挛痉痿，以外感为轻，内伤为重。若泄泻痢疾，则以内伤为轻，外感为重。故发热泄痢者，常有不治。夫外感之邪，必要仍从毛窍而出。凡病一见表邪起影，即当先散表邪。如内伤痢，兼见外邪，必当先散表邪。秦景明①曰：夫痢本于内伤，但夏秋时行疫痢，乃是疫毒致病。内伤者，一人自作之孽。疫症者，天灾流行之病也，古人立败毒散，以治外感疫毒，最为妙诀。乙酉年，夏秋多雨，连次风潮，后发疫痢。恶寒身痛，发热呕吐，病形相似，服寒药多有变症。时余酌一方，表证甚者，重用败毒散，佐以苍朴，名败毒平胃散。胸次不宽，里证甚者，重用平胃散，佐以羌独柴胡，名平胃败毒散，随手取效。此系寒湿之邪，伤人肌表，侵入肠胃，而成有表邪之

① 秦昌遇：（约 1547—1629）字景明，明代医家，上海人，著有《大方折中》《幼科折衷》《痘疹折中》《症因脉治》等。

疫痢也。又于丁卯年夏秋亢旱，赤日燥裂，沿门合境，下痢赤积，腹痛频并，肛门如火，积滞难出，用香连丸等，痢势反加。余因悟燥火伤血，不比湿火同治，香连丸，治湿火伤气之药，遂化立当归大黄汤，清血分之燥火，血积潜消，顷刻平安。此系燥火之邪，伤人口鼻，直入肠胃，而成无表之疫痢也。同一外感，而有表证，无表证，天壤各别。同一火，而湿火燥火，伤气伤血，治各不同。又如乙未年，三时雨湿，热令阴寒，深秋多发头痛身痛，胸满寒热之症，早用寒凉生冷，则胸前凝结，不能敷布作汗，死者比比。余亦以乙酉治痢法，用败毒平胃散，则胸宽汗出而愈。夫治痢而因雨湿阴寒，用败毒平胃散，散表取效。此从时行外感寒热病中，化出治法。今治外感寒热病，又以阴寒雨湿，治痢之败毒平胃散散表。此因天灾流行，皆系毛窍口鼻，从外感入之表邪，必要仍从毛窍肌表而出。痢疾与寒热病症虽别，而发散表邪，彼此可以悟用。是以时行暑热燥火，无表邪有里热之证，而用清里之法，亦可化用治暑热燥火时行之痢矣。因此悟得发瘢之症，皆因邪火伤血，然湿火伤血，则大便滑泄，家秘用川连枳壳木通，分利二便。若燥火伤血，而大便干结，方书有当归大黄丸，清血中之火，而润大肠秘结。余今以下痢纯血腹痛之痢，化用此方以清血中燥火，反止大肠下痢，彼此互发，随处生花，以开后人妙悟。

（六）泄泻

风泻

【症象】自汗头汗，恶风发热，头痛额疼，泻下水谷，或下清水，此飧泄之症也。

【原因】风邪入于肠胃之间，则有泄泻之患。经云：春伤于风，夏必飧泄。此即风邪内陷之症也。

【诊断】脉浮而弦，左关浮弦，风木之邪。大肠脉浮，乃是肠风。右关脉浮，胃风之诊。

【治疗】左关浮弦，柴胡防风汤调五苓散。大肠脉弦，风入阳明，干葛防风汤调下六一散。右关脉弦，风邪入胃，防葛汤调胃苓散。总之有表当散表，表既散当分利小便，风散湿去，则泻自止。

【方药】柴胡防风汤

柴胡　防风　荆芥　羌活　川芎　干葛　广皮　甘草

五苓散

白术　泽泻　猪苓　肉桂　白茯苓

干葛防风汤

干葛　防风　荆芥　羌活　川芎　枳壳　甘草

防葛①汤

防风　葛根

---

① 葛：原作“风”，据明代秦昌遇《症因脉治》改。

胃苓散　见食伤痢。

寒泻

【症象】恶寒身痛，不发热，口不渴，小便清白，腹中疼痛，泄泻水谷，此寒邪直中三阴经之寒泻症也。若恶寒身痛，身反发热，口反渴，此寒伤三阳经之热泻症也。

【原因】真阳素虚，偶值时令之寒，直中三阴之经，则身不发热，口不发渴，小便清利，腹中疼痛，而中寒下利之症作矣。若肠胃有热，外寒束皮毛，内热不得发泄，则寒变为热，而成伤寒热利之症矣。

【诊断】右关沉迟，寒中太阴。左尺沉迟，寒中少阴。左关沉迟，寒中厥阴。若身热脉浮紧，寒伤太阳也。身热脉浮弦，寒伤少阳也。身热脉长，右寸关独大，寒伤阳明也。

【治疗】三阴寒泻，理中汤，四逆汤，真武汤主之。寒伤三阳热泻，应解表。太阳经，羌活汤。阳明，葛根汤。少阳，小柴胡汤。应清热者，葛根黄芩黄连汤，黄芩汤主之。

【方药】真武汤

生姜　白术　附子　白芍药　白茯苓

羌活汤

羌活　防风　川芎　黄芩　苍术　白芷

葛根汤

葛根　桂枝　芍药　甘草　麻黄

小柴胡汤

柴胡　黄芩　广皮　人参　半夏　甘草

葛根黄芩黄连汤

葛根　黄芩　黄连　甘草

黄芩汤

黄芩　大枣　甘草　白芍药

暑泻

【症象】 时值夏秋之令，忽然腹痛，烦闷口渴，板齿干焦，暴泻粪水，肠鸣飧泄，痛泻交作。

【原因】 火令当权，天之热气下降，地之湿气上升，暑湿之气，充塞宇内，人感热淫之邪，伤于肠胃。

【诊断】 虚细中暑，洪滑中热，濡散暑湿，促结郁热。

【治疗】 宜清理暑湿，分利阴阳。脉虚细，藿香参橘煎调服六一散。脉洪滑热重者，黄连香薷饮调服六一散。热轻者，木通汤调下六一散，胸次不舒，平胃六一散。

【方药】 藿香参橘煎

人参　橘红　藿香

黄连香薷饮

黄连　香薷　厚朴　扁豆　甘草

平胃六一散

苍术　厚朴　广皮　甘草　滑石

热泻

【症象】发热口渴，唇干齿燥，面赤烦躁，小便赤涩，小腹中一泛即泻，一泻即止，少顷复痛复泻，肛门如火，粪色多黄。

【原因】热淫所胜，湿火炎蒸，积热之人，又中邪热。

【诊断】浮大而数，热中在表。若见沉数，热中在里。数而实者，中热之重。数而不实，中热之轻。

【治疗】热在表，柴葛芩连汤。热在里，家秘枳壳黄连汤，家秘木通黄芩汤，调六一散。二便皆滞，八正散。

【方药】柴葛芩连汤

柴胡　干葛　黄芩　川连

家秘枳壳黄连汤

川连　枳壳　木通　甘草

八正散

瞿麦　滑石　木通　扁蓄　甘草　车前子　山栀　赤茯苓

湿泻

【症象】泻水肠鸣，腹反不痛，身重身痛，或呕而不渴。

【原因】久雨阴湿，湿土司政，太阴被湿淫所伤。

【诊断】脉见濡软，或见细涩，或见浮缓。

【治疗】宜燥湿利小便，胃苓散，平胃散。身痛身热，脉浮应汗者，败毒散，羌活胜湿汤。小便不利，木通煎调五苓散，或生姜汤调六一散。利小便，则湿自去，而泻自止。

【方药】平胃散

苍术　厚朴　陈皮　甘草

羌活胜湿汤

苍术　防风　羌活　黄柏　泽泻　白茯苓　广皮　甘草

痰积泄泻

【症象】或泻或止，或多或少，或下白胶如蛋白，腹中漉漉有声，或如雷鸣，或两肋攻刺作痛。

【原因】饮食过当，或食后即卧，或肥甘纵口，或临食粗咽，磨化渐难，遂成痰积，下溜大肠。

【诊断】脉见弦滑，弦主寒饮，滑主痰结。弦滑而数，痰兼积热。

【治疗】二陈平胃散，脉滑实者，导痰汤。有下症者，加大黄、玄明粉，通因通用。又有痰积在肺，肺移于大肠，清肺经之痰，则大肠之泻自止，用节斋化痰丸。

【方药】二陈平胃散　即平胃散加半夏茯苓。

导痰汤

半夏　南星　橘红　枳壳　甘草　赤茯苓　海石　生姜

节斋化痰丸　本治痰嗽之方，家秘用治痰泻。

海石　青黛　橘红　桔梗　连翘　瓜蒌霜　芒硝　黄芩　香附　天门冬

食积泄泻

【症象】腹痛即泻，泻后即减，少顷复痛泻，腹皮扛起，或成块成条，泻下臭如败卵。

【原因】饮食自倍，膏粱纵口，损伤脾胃，不能消化。

【诊断】右脉沉滑，或见沉数，或见沉弦。沉数热积，沉弦寒积。

【治疗】宜消痰者，保和丸，枳术丸。热积脉数，宜清者，栀连平胃散。宜下者，大小承气汤。寒积脉迟，宜温者，红丸子。寒积脉实，宜下者，煮黄丸。

【方药】保和丸

山楂　神曲　半夏　茯苓　连翘　莱菔子　陈皮

枳术丸

枳实　白术

栀连平胃散　即平胃散加栀子黄连。

红丸子

莪术　陈皮　干姜　胡椒　京三棱

煮黄丸

雄黄　巴豆霜

脾虚泄泻

【症象】身弱怯冷，面色萎黄，手足皆冷，四肢倦怠，不思饮食，时时泻薄。

【原因】脾气素虚，或大病后，过服寒冷，或饮食不节，劳伤脾胃。

【诊断】脉多微弱，或迟而缓，或迟而涩，和缓易治，弦急为逆。

【治疗】宜理中汤，四君子汤，参术膏，参苓白术散。肾阳虚，八味丸，补水之火，以生助脾元。

【方药】参术膏

人参　白术

参苓白术散

人参　白术　扁豆　莲肉　苡仁　白茯苓　山药　桔梗　干葛

八味丸

生地　丹皮　萸肉　泽泻　山药　白茯苓　肉桂　附子

五更泄泻

【症象】每至五更，即连次而泻，或当脐作痛，痛连腰背，腹冷膝冷。

【原因】 真阳不足，肾经虚寒，火不能生土，肾主闭藏，肾虚则封闭之令不行，肾主五更，至此时则发泻也。

【诊断】 脉两尺浮大，虚阳外浮，按之细小，肾气不足。右关弦大，脾气不足。右尺虚软，真火不足。

【治疗】 尺脉细小，火不生土者，肾气丸。尺中皆软，脾肾俱虚者，五味子丸。

【方药】 八味肾气丸

生地　丹皮　泽泻　山药　萸肉　白茯苓　肉桂　附子

五味子丸

人参　白术　山药　五味子　补骨脂　肉果[1]　益智仁

【杂论】 按食入即泻，有寒热虚实之别。脾胃积热，火性急速，则食入即泻。河间云：食入即泻，肠胃填满，无容物之地故也，栀连平胃散。酒入即泻，肠胃热甚，复得酒性之热，则寻窍下泄也，川连枳壳汤加木通干葛，此湿热之泻也。脾肾两虚，真火不足，不能腐化水谷，封闭失权，则完谷直下，此虚寒之泻也，快脾丸，五味丸主之。夫脾胃虚寒而泄泻，人人知之，脾胃实热而泻，有不知者。大凡著书立说，不能尽举，有虚寒一条，即有实热一条，则虚实并著，

---

① 肉果：即肉豆蔻。

可以类推矣。

（七）霍乱

湿霍乱

【症象】既非饮食所伤，无七情恼怒，但因时令湿淫之气，一旦挥霍撩乱，吐泻水饮，此外感岁土湿郁之证。《内经》云：太阴所至，土郁之发，民病霍乱，呕吐注下，即此证也。

【原因】湿土司政，从气太过，脾胃主土，恶湿喜燥。今以湿土之气太过，中州受伤，遂成此证。

【诊断】脉见沉伏，或见促止，或见代结，或见濡软。

【治疗】仲景用五苓散，今推广平胃散，正气散，加青藿香。若应汗者，防风胜湿汤。

【方药】五苓散　治不吐下泻。

白术　猪苓　泽泻　肉桂　白茯苓

不换金正气散　治表邪发热。

苍术　厚朴　广皮　甘草　木香　鲜藿香

防风胜湿汤

防风　荆芥　苍术　白芷　羌活　川芎

风霍乱

【症象】无饮食内伤，七情恼怒，但因时令风淫，头痛身热，上吐下泻，心腹绞痛，甚则转筋，此风木太过之证。《内经》云：岁土不及，风乃大行，民病霍乱飧泄，即此症也。

【原因】 岁土不及，风木太过，来克中土，则风淫木贼，水谷不化。

【诊断】 浮紧风寒，浮数风热，浮濡风湿。左关脉浮，风木之邪。右关脉浮，土受木贼。

【治疗】 风寒，败毒散。风热，家秘神术汤。风湿，海藏神术汤。风木之邪，柴胡防风汤。内兼食滞者，荆防平胃散。

【方药】 防风败毒散

荆芥　防风　羌活　独活　川芎　枳壳　广皮　葛根　甘草

家秘神术汤

苍术　防风　石膏

海藏神术汤

苍术　防风

柴胡防风汤

柴胡　防风　羌活

荆芥防风汤[①]　治表里两兼之证。

荆芥　防风　苍术　厚朴　广皮　甘草

---

① 荆芥防风汤：据前文应作“荆防平胃散”。

热霍乱

【症象】时值湿热，心腹绞痛，上吐下泄，烦闷扰乱，昏不知人。

【原因】暑热行令，岁土混浊，挥霍撩乱，即《内经》所云：岁土不及，时有热至，则霍乱吐泻也。

【诊断】脉见洪数，或见沉数，或见促止，或见躁疾。

【治疗】清暑益元散，家秘甘露饮，黄连香薷饮，煎热，冲益元散服。内兼停滞，栀连平胃散。

【方药】清暑益元散

香薷　鲜藿香　煎汤调六一散

家秘甘露饮

人参　薄荷　葛根　滑石　泽泻　鲜藿香　甘草　白茯苓　麦门冬

黄连香薷饮　见中暑。

寒霍乱

【症象】时值暴寒，恶寒身痛，腹痛吐利，唇青爪青，此寒气霍乱。即仲景三阴经寒霍乱证也。

【原因】阳气素虚，中气不足，偶值时令寒邪，直中三阴。

【诊断】脉多沉迟，或见沉伏，或见沉紧，寒重阳竭，六脉不至。

【治疗】太阴霍乱，理中汤，补中汤。少阴厥阴霍乱，姜附四君子汤，四逆汤。内有停滞者，治中汤。

【方药】理中汤　见前　加陈皮青皮名治中汤。

补中汤

白术　人参　干姜　茯苓　陈皮　甘草

姜附四君子汤

干姜　附子　人参　白术　茯苓　炙甘草

四逆汤

甘草　干姜　附子

食霍乱

【症象】胸前饱闷，胀痛嗳气，吐泻交作，呕出食物，泻下酸馊。

【原因】饮食过饱，损伤中气，不能运化，膏粱厚味，肠胃凝泣。清气不升，浊气不降，又值风暑湿之邪外袭，则挥霍撩乱，此症患者独多。

【诊断】脉见滑大，或见沉实，填寒太仓，脉反沉伏。

【治疗】在上因而越之，当用盐汤探吐之。在中者，枳朴平胃散消之。在下者因而竭之，枳朴大黄汤下之。挟六气触发，原随六气散表，寒用温散，热用凉散。风则祛风，湿则利湿，暑用清暑。温散，败毒散；清散，冲和汤。

【方药】枳朴平胃散

枳实　厚朴　苍术　广皮　甘草

枳朴大黄汤　见痰饮门。

羌独败毒散　见风霍乱。

羌活冲和汤　见寒泻。

霍乱转筋

【症象】霍乱后，腿筋收引，甚则转折挛缩，遍身疼痛难忍，俗名抽筋泻。

【原因】阳明主束骨而利关节，润养宗筋。今因外感风寒暑湿暍热之气，一时暴吐暴下，宗筋失养，外感之邪，又束其故热，无从发泄，则筋转而抽痛矣。

【诊断】脉多微涩，或代而散，或隐而伏，不可凶断。

【治疗】宜祛风湿，清暑暍。风胜者，平胃散加荆芥、防风、木瓜、秦艽。湿胜者，平胃散加秦艽、木瓜。暍气胜者，清暑汤。转筋主阳明，倍用木瓜、秦艽。转筋虽主乎火，若外有风寒所束，或无汗脉伏，忌用木瓜、秦艽酸收之味，又忌寒凉抑遏，必用羌独败毒散发表。

【方药】平胃散　见腹痛。

清暑益气汤　见咳嗽。

羌活败毒散　见中暑。

干霍乱

【症象】身热烦闷，胸腹绞痛，手足逆冷，升降不通，不吐不泻，俗名绞肠痧。

【原因】积温成热，积热成燥，又感时行燥热之气，外蒸内酿，燥甚于中，不得流利，则上不得吐，下不得泻，而成干霍乱之症也。

【诊断】脉多沉伏，或见洪数，或见滑大，或见沉数。

【治疗】上焦痛多，用冷盐汤以探吐。中焦痛多，急刺委中穴，少商穴，并刺十指出血，煎藿香汤调益元散，以滑顺大腹。若脉沉伏，再用气药疏通经络。

【方药】藿香汤　调六一散，温服。

【杂论】刘河间云：吐下霍乱，三焦为水谷传化之道路，热气甚则传化失常，而为吐泻霍乱。火性急速，火性躁动故也。世俗止谓停食者，特一端耳。转筋者，亦是肝木自甚。肝热烁燥于筋，故筋急而挛痛，实非寒主收引之谓，此发火热霍乱一门也。巢氏云：霍乱者，由阴阳清浊二气相干，乱于肠胃之间。因遇饮食太过，忽然心腹绞痛。挟外邪者，身发寒热，头痛身疼。无外邪者，但见心腹绞痛吐泻而已。又有饮酒食肉，厚味稠黏又或生冷不禁，露庭当风入于三焦，传于脾胃，皆成霍乱，此发饮食霍乱一门也。张戴人①曰：风湿暍三气，合而为邪。脾土得风，则热乃发，发则火炎上，故呕吐者，暍也。脾土得湿则下注，故注泄者，湿也。风急甚则转筋，故转筋者，风也。此申明《内经》运气之风湿热三条也。王海藏②云：风湿热外至，生冷食内加，内外合病，乃成霍乱。总括外感内伤霍乱致病之由也。

二、杂 病

（一）劳伤

感寒劳伤

【症象】初起恶寒发热，咳嗽气逆，胁肋刺痛，或无汗身热，或朝凉暮热，此即感寒成劳，伤风成劳之症也。

【原因】《玄珠》云：体虚之人最易感邪，不去其邪，便服补剂，或不忌荤酒，邪气得补，留滞发热，

---

① 张子和：（约 1156—1228）中国金代医家，金元四大家之一，名从正，因籍贯州考城（今河南兰考），春秋时为戴过，故自号戴人。治病善用汗、吐、下三法，后世称攻下派。著有《儒门事亲》《三复指迷》《张氏经验方》等书。

② 王好古：（约 1200—1264）字进之，号海藏，元代赵州（今河北省赵县）人，先与李杲一同师从张元素，后又学于李杲，尽得二人真传。著有《阴证略例》《汤液本草》《医垒元戎》《此事难知》《仲景详辨》《斑论萃英》《活人节要歌括》等。

热伤肺气，为喘为咳。

【诊断】脉见浮紧。左脉浮紧，血分感寒。右脉浮紧，气分感寒。

【治疗】左脉浮紧，血分感寒者，羌活柴胡汤加川芎、芍药治之。右关浮紧，气分感寒者，干葛防风汤加紫苏、广皮治之。

【方药】羌活柴胡汤

羌活　独活　柴胡　防风　川芎　白芍药

干葛防风汤

干葛　防风　荆芥　柴胡　紫苏　广皮

感热劳伤

【症象】内热躁闷，喘咳气逆，唇焦口渴，小便赤涩，此久蒸成劳，因疳成劳之症也。

【原因】《机要》云：劳损之疾，因虚而感，如远行劳倦，逢大热而渴，则热舍于肾。水不胜火，则骨枯髓虚，而成感热劳伤之症。

【诊断】脉多洪数①。左脉浮数，血分感热。右脉浮数，气分感热。

【治疗】左脉浮数，血分感热者，柴胡归芍汤加生地、丹皮。右脉浮数，气分感热者，柴胡地骨皮散加紫苏、广皮以治之。

① 洪数：结合后文疑为“浮数”。

【方药】柴胡归芍汤　治血分感热。

柴胡　黄芩　山栀　甘草　当归　白芍药　生地　丹皮

柴胡地骨皮散　治气分感热。

柴胡　地骨皮　知母　甘草　紫苏　广皮　干葛

心虚劳伤

【症象】惊悸恍惚，神志不定，心痛咽肿，喉中介介如梗。实则毛焦发落，唇裂舌赤，烦热咳逆。

【原因】曲运神机，耗散心血，内而欲心妄动，外而起居如惊，则诸念动处皆是火，火旺伤金，咳逆气急。

【诊断】左脉多浮。左寸浮缓，心气不足。左寸浮数，心血不足。

【治疗】心气不足，虚寒者，归脾汤。虚热者，天王补心丹。心血不足，虚热者，门冬安神丸，实热者，导赤各半汤。

【方药】归脾汤　见吐血。

天王补心丹　见咳血。

门冬安神丸

拣麦冬　川黄连　生地　白茯神　远志　朱砂　甘草

导赤各半汤　见前咳嗽。

肝虚劳伤

【症象】筋挛烦闷，眼目赤涩，毛焦色夭，腹痛指甲痛。咳则胁下痛，口苦口酸，筋骨酸疼，寒热咳逆。

【原因】谋虑不决，或恐或怒，肝气怫郁，木火刑金，肺气有伤，而肝虚劳伤之症成矣。

【诊断】左关浮弦，肝气有损。左关沉弦，肝血不足。弦而大数，肝家实火。弦而细数，肝家虚火。

【治疗】肝气有损，四物汤。肝血不足，有火者，调肝散。若虚火者，家秘肝肾丸，女科门黄芩四物汤。

【方药】四物汤　见咳嗽。

调肝散

当归　生地　白芍药　川芎　柴胡　山栀　黄芩　广皮　甘草

家秘肝肾丸　见咳血。

黄芩四物汤　即四物汤加黄芩。

脾虚劳伤

【症象】气胀咽满，噫气食不得下，四肢不和，面黄喘咳，肿胀脾泄。

【原因】意外思虑，失饱伤饥，脾土之真阴受伤，中州之冲和有损，土不生金，为喘为咳。

【诊断】右关弦大，脾气损伤。右关细软，脾气不足。右关细涩，脾血不足。右关细数，血虚有热。

【治疗】脾气损伤者，调中汤。脾气不足，四君子汤。脾血不足，归脾汤。血虚有热者，知柏四物汤，知柏补血汤，女科黄芩四物汤，黄芩补血汤。

【方药】调中汤

白术　茯苓　当归　黄芪　木香　广皮　甘草

归脾汤　见吐血。

知柏四物汤　即四物汤加黄柏、知母。

知柏补血汤　即当归补血汤加黄柏、知母。

黄芩补血汤　即当归补血汤加黄芩。

肺虚劳伤

【症象】呼吸少气，喘咳气逆，胸胁作痛，痛引肩背缺盆，面目浮肿，夜卧不能转侧。

【原因】悲哀动中，形寒饮冷，形燠①饮热，预事而忧，五志之火，时起于中，上炎刑金，则咳嗽喘逆。

【诊断】右寸浮大，肺气伤损。右寸脉细，肺气不足。寸关皆细，土不生金。寸脉数大，肺被火克。

【治疗】肺气伤损者，人参平肺散。肺气不足者，生脉散，人参固本丸。土不生金者，四君子汤，补中益气汤。肺被火刑者，泻白散加各经清火之药，女科黄芩泻白散。

---

① 燠（yù）：暖，热。

【方药】人参平肺散

生脉散

人参固本丸

四君子汤

泻白散　上五方见前咳嗽。

黄芩泻白散　即泻白散加黄芩。

肾虚劳伤

【症象】遗精白浊，腰脊如折，面黑遗尿，骨蒸咳逆。

【原因】矜持失志，夜行喘恐，入房太甚，水衰火旺，上炎喘咳。

【诊断】两尺细数，真阴不足。两尺数大，肾中有火。两尺沉迟，真阳不足。

【治疗】真阴不足者，人参固本丸，家秘肝肾丸。肾中火旺者，知柏天地煎。真阳不足者，金匮肾气丸。

【方药】人参固本丸

家秘肝肾丸

知柏天地煎

金匮肾气丸　以上四方见前咳嗽。

精虚劳伤

【症象】大骨枯槁，大肉陷下，尻[1]以代踵，脊以代头，或骨蒸潮热，大小便牵引作痛。

【原因】精神素亏，或色欲过度，或尽力劳动，或焦心劳思，厥阳之火，时动于中，煎熬真阴，则阴火刑金，为喘为咳。

【诊断】沉细而数。左脉细数，肝肾精虚。右脉细数，肺脾液少。细而未数，精亏未竭。细而兼数，阴精已竭。

【治疗】肝肾精虚，三才汤，家秘肝肾丸，龟鹿二仙胶为丸。脾肺精虚，生脉散，琼玉膏，参苓河车丸。心阴不足者，天王补心丹。

【方药】三才汤　见咳血。

家秘肝肾丸

生脉散

琼玉膏　上三方见咳嗽。

龟鹿二仙胶　即玄武胶、鹿角胶。

参苓河车丸

河车　酒煮烂，收干，打白茯苓为丸，加人参更妙

天王补心丹　见咳血。

---

① 尻（kaǒ）：屁股，脊骨的末端。

气虚劳伤

【症象】 面黄肌瘦，气怯神离，动作倦怠，上半日咳嗽烦剧，下午身凉气爽。

【原因】 或本元素虚，或形劳气散，或思想无穷，神气内夺。

【诊断】 软弱细小，或虚大无力。左脉细弱，肝肾气虚。右脉细软，脾肺气弱。弱而和缓，补之可生。弱而带数，有热难补。

【治疗】 肝肾气虚，三才丹，玄武天地煎。脾肺气弱，脉缓者，归脾汤，生脉散。脉数有热者，知柏参冬饮。

【方药】 三才丹　见咳血。

玄武天地煎　即天地煎加玄武胶。

归脾汤　见吐血。

生脉散　见前咳嗽。

知柏参冬饮

知母　黄柏　人参　麦冬　广皮　甘草

血虚劳伤

【症象】 脾肉消瘦，五心烦热，毛焦皮燥，暮夜发热，昼则身凉，小便赤涩，大便干结。

【原因】 阳盛阴虚，五志厥阳之火，时动于中，煎熬真阴，阴血日损，阳火独旺，来克肺金。

【诊断】虚小细数，兼见芤涩。细小血虚，芤涩血痹。左寸细数，心血不生。左关细数，肝血不荣。右脉细数，脾虚血少。右脉芤涩，阳明血结。

【治疗】血虚，用四物汤。血痹，用活血汤。心血不生，天王补心丹。肝血不荣，补肝汤。脾虚血少者，归脾汤。

【方药】活血汤

当归　赤芍药　丹皮　红花

天王补心丹　见前咳嗽。

补肝汤　见前肝劳。

归脾汤　见咳血。

家秘补阴丸　治阴虚内热。

当归　白芍药　黄柏　知母　天门冬　生地

家秘补阳丸　治阳虚内寒。

当归　白芍药　肉桂　附子　天门冬　生地

家秘坎离丸　治阴阳两虚。

补阴丸加鹿角胶三两　补阳丸加玄武胶三两

【杂论】劳伤之症，即发热咳嗽，劳瘵[1]骨蒸之症，今人患者比比。考之《内经》，但有言虚，未见言劳。然于病因条内，则有因虚成病之语，即可谓之虚劳矣。致《金匮》书，则发明虚劳之症，立论立

① 劳瘵：多指痨病。

方，而劳伤之症始彰。至巢氏[①]撰《病原候论》，分别五者为劳，七者为伤，则劳伤之义已著。后又立六极三十三蒸，反觉太烦太碎，能循余所立诸症，可以应用无穷矣。

（二）吐血

胃热吐血

【症象】身无表邪，脉不浮大，起居如故，饮食自若，时而呕吐纯血，一连数口，此胃家吐血之症。若倾盆大出者，则肝家吐血也。

【原因】或积热伤血，血热妄行。或失饥伤饱，胃气伤损。或浩饮醉饱，热聚于中。或盐醋辛辣，纵口不忌。或恼怒叫喊，损伤膈膜，则血从口出。

【诊断】两关独盛，或见洪大，或见浮数。右关独大，胃家有伤。左关独大，肝家之损。和缓沉小者易治，弦急细数者难治。

【治疗】胃家之血，犀角地黄汤，加干葛、知母。积热甚者，加黄连、石膏。大便结，加酒蒸大黄，即釜底抽薪之法。酒客致咳必至吐血者，干葛石膏汤合泻白散，此胃火上冲伤肺之条。若倾盆大出，肝经血，犀角地黄汤加黄芩、玄武胶，此清肝摄血之法。面色

---

① 巢氏：即巢元方（约生活于公元6—7世纪），隋代著名医学家，太医博士，代表作《诸病源候论》。

白，脉沉迟，内无热，阳虚不能摄血，归脾汤主之，此即血脱益气之条。胸前痛，血色紫而成块，红花桃仁汤。失肌伤饱，调理胃气，饮食得法，则胃气自和而病自愈。

【方药】犀角地黄汤

犀角　生地　丹皮　山栀　白芍药　荆芥　黄芩　玄武胶

干葛石膏汤合泻白散

干葛　石膏　桑白皮　地骨皮　甘草

归脾汤

当归　白术　人参　甘草　白茯苓　木香　远志　黄芪　龙眼肉　酸枣仁

红花桃仁汤

红花　桃仁　丹皮　红曲　楂肉　赤芍药　泽兰　归尾

外感吐血

【症象】身发寒热，喘促气逆，咳嗽不止，嗽痰带血，甚则吊动胃气，呕吐痰涎，饮食齐出。

【原因】有肺胃伏火，失于清理。风寒外束，肺热内郁，肺主皮毛，不得发泄，上冲于喉。又有时令燥热，伤其肺气。清化之令不行，相傅之官怫逆，二者皆令咳嗽吐血者也。

【诊断】左脉浮大，表邪未散。右寸数大，火邪伤肺。或见沉数，肺中伏火。若见躁疾，燥火刑金。

【治疗】表邪外束，身发寒热，咳嗽带血者，泻白散加荆防柴葛。热邪伏内者，泻白散加干葛、石膏。燥火伤肺，清燥救肺汤主之。

【方药】泻白散

桑皮　地骨皮　甘草　荆芥穗　防风　柴胡　葛根

又泻白散

桑白皮　地骨皮　甘草　干葛　石膏

清燥救肺汤

桑叶　石膏　甘草　人参　桑白皮　阿胶　麦冬　杏仁　枇杷叶　知母　地骨皮

肺伤吐血

【症象】身无表邪，咳嗽吐血。《金匮》有三大法门，若先咳嗽吐痰，后咳嗽吐血者，此是肺胃积热，痰火上冲之证也。若先咳吐纯血，后乃咳嗽吐痰者，此是阴虚阳旺，劳瘵骨蒸之症也。若面色白，脉沉迟，内无热者，此是土不生金，阳虚不能收摄之证也。

【原因】有膏粱积热，痰火伏于肺胃之间，久嗽失治，土中之火刑金，即《金匮》所云酒客致咳，必致吐血之一条也。有房劳精竭，肾火刑金。有思虑伤脾，脾火消阴。有郁怒伤肝，肝火怫郁。有用心太过，心火妄动，即《金匮》咳逆上气，脉数有热之一条也。有阳虚不足，血虚气弱，土不生金，即《金匮》病人面色白，内无热，脉沉迟之一条也。

【诊断】右手洪数，膏粱积热。若见滑大，痰火内结。左尺躁疾，房劳精竭。右关细数，脾阴消竭。左关弦数，肝家郁结。左寸躁疾，心火妄动。六脉沉迟，阳虚之别。

【治疗】膏粱积热，热伤肺金之气，泻白散合干葛石膏汤。热伤肺金之血，黄芩一物汤。胃火上冲，清胃汤，化痰丸。房劳精竭，肾火刑金，先用犀角地黄汤，后用归芍天地煎，三才丹。脾阳不足，土不生金者，加味归脾汤。脾阴不足，土中之火刑金，加味戊己汤。怒动肝火，木火攻冲者，柴胡引子。肝血不足者，加味补肝散。心火妄动者，导赤各半汤。心血不足者，天王补心丹。肾火不足，阳虚不能摄血者，八味肾气丸。

【方药】黄芩一物汤　治火伤肺血，咳嗽痰血。

黄芩

清胃汤　治胃火上冲。

升麻　黄连　生地　山栀　甘草　干葛　石膏

化痰丸

天门冬　瓜蒌霜　连翘　香附　黄芩　海石　青黛　桔梗

犀角地黄汤　凉血止血之方。

犀角　生地　丹皮　白芍药

归芍天地煎

天门冬　生地　当归　白芍药　丹皮　山栀　玄武胶

三才丹

天门冬　生地　人参

家秘肝肾丸

天门冬　地黄　白芍药　当归　黄柏　知母　上为细末，玄武胶为丸

加味归脾汤

当归　白茯神　黄芪　白术　木香　人参　甘草　龙眼肉　远志　酸枣仁

加味戊己汤

白芍　甘草　黄柏　知母

柴胡引子　治怒动肝火，木火上冲。

柴胡　黄芩　广皮　甘草　人参　当归　大黄　白芍药

加味补肝散　治肝血虚，火旺。

当归　生地　白芍　川芎　广皮　甘草　柴胡　山栀　黄芩

导赤各半汤　治心火妄动，上刑肺金。

生地　木通　甘草　川黄连　麦门冬　犀角

天王补心丹

人参　玄参　丹参　五味子　柏子仁　当归　远志　桔梗　生地　天门冬　麦门冬　甘草　黄连　酸

枣仁　白茯神

肾气丸　治肾阳不足，真火衰者。

生地　山药　泽泻　丹皮　山萸肉　白茯苓　附子　肉桂

【杂论】先嗽痰，后见血，皆是胸膈痰盛。此膏粱积热，实火攻冲，先伤肺经之气，煅炼而咳白痰，日久不愈，因伤肺经之血，逼迫而嗽血者也。治宜泻白散加石膏、知母，先清肺经气分之火，以治其本。后用犀角地黄汤，黄芩一物汤，清肺经血分之火，以治其标。此即《金匮》酒客致咳，必致吐血，六脉数大，宜清肺胃两家之火者也。若先咳血，后嗽痰，皆是阴虚火动，津竭血燥，水中火发，先伤肺经之血。故先咳纯血，日久不愈，因伤肺经之气，然后咳嗽白痰。治宜犀角地黄汤加荆芥、黄芩，先凉肺经血分之火，以治其本。后用天地煎，玄武胶合泻白散，清肺经气分之火，以治其标。此即《金匮》阴虚劳瘵之症。六脉细数，不可补气，而遵壮水之主以镇阳光之条者也。有真阳不足脾肾虚寒，面色萎黄，时或咳嗽见血，脉多空大无力，此土不生金，肺经亏损。肺气虚，不能摄血，大宜温补，切忌苦寒，此即《金匮》面色白，脉沉迟，越人①所谓损其肺者益其气之条也。

① 越人：即扁鹊（公元前407—前310），原名秦越人，渤海郡郑（今河南郑州新郑）人，春秋战国时代名医。

夫吐血与咳血不同，咳血纯是肺家伏火，故一切温剂补剂，与兜涩之剂皆不可用。节斋①有服参必死之戒。单为积热痰盛，咳血嗽血者言，至吐血家亦有久吐而致阳虚者。盖吐血虽是阳旺，若久而不止，则真阳亦虚。故仲景有血脱益气之法，又有吐血不止，用柏叶汤。柏叶性燥，《纲目》但有益脾之名。仲景以久吐不止，则阳随阴耗，用寒凉止血之药皆不应，故用柏叶性燥辛香之味，引血归于脾经。是以原文只治久吐血，且曰不止者，并不列于咳血门中也。今人不会前人本意，误治咳血嗽血，因并表而出之，以示区界。

（三）*衄血*

外感衄血

【症象】恶寒身热，头疼身痛，鼻孔出血，此寒伤太阳经，侵入阳明，而成衄血之症也。若目痛鼻干不眠，身热口渴，脉长而洪，此阳明本经郁热衄血之症也。

【原因】其人内有积热，外冒风寒，伤于太阳之经，郁而发热。经络热甚，热侵阳明，迫血妄行于鼻。又有阳明本经郁热，热邪在经，不得发越。又有过服

---

① 节斋：即王伦，字汝言，号节斋，明朝成化间慈溪人，成化二十年进士，历任礼部郎中，广东参政，湖广、广西布政使等官位，常“朝断民讼，暮疗民疾”。著有《明医杂著》《本草集要》《医论问答》《节斋小儿医书》《胎产医案》等书。

辛温，或以火劫汗，两阳相搏。

【诊断】浮大而紧，太阳衄血。脉若弦长，热在阳明。脉沉洪数，里有热结。脉若躁疾，误用火劫。

【治疗】恶寒脉浮紧无汗，冬月，仲景用麻黄汤。有汗脉浮缓，桂枝汤。三时，节菴羌活冲和汤。阳明郁热无汗，干葛解肌汤。有汗，犀角地黄汤加升麻、干葛。火劫至衄，黄芩芍药汤。

【方药】麻黄汤

麻黄　桂枝　甘草　杏仁

桂枝汤

桂枝　芍药　甘草　生姜　大枣

羌活冲和汤

羌活　黄芩　防风　苍术　川芎　生地　细辛　白芷　甘草

干葛解肌汤

葛根　桂枝　芍药　甘草　麻黄

犀角地黄汤

犀角　地黄　白芍　丹皮

黄芩芍药汤

黄芩　白芍药　生地　丹皮　甘草　加茅根仝煎磨京墨冲服

内伤衄血

【症象】身无表邪，目睛或黄，五心烦热，鼻孔出血。

【原因】或房劳伤肾，阴精不足，水中火发。或恼怒伤肝，肝火易动，阴血随火上升，错经妄越。

【诊断】左尺脉浮，肝肾阴虚。左寸沉数，心火妄动。右寸脉洪，肺家火旺。右关脉数，脾胃积热。

【治疗】肾阴不足，左尺脉浮者，加味犀角地黄汤，凉八味丸。肝火攻冲，清肝饮。心火刑金，天王补心丹。热甚者，泻心汤。肺火上炎，泻白一物汤。膏粱积热，清胃汤加酒大黄。

【方药】加味犀角地黄汤　治肾火上冲。

犀角　生地　丹皮　白芍药　山栀　黄连

凉八味丸　治肾火上冲。

生地　山药　泽泻　丹皮　山萸肉　白茯苓　黄柏　知母

清肝饮

当归　川芎　生地　柴胡　黄芩　白芍药　丹皮　山栀　青皮

天王补心丹　治心血不足者。

人参　玄参　丹参　五味子　柏子仁　当归　远志　生地　黄连　天门冬　麦门冬　枣仁　桔梗　白茯神

泻心汤　治心火上炎。

黄连　甘草

泻白一物汤　即泻白散加黄芩。

清胃汤

升麻　黄连　生地　山栀　甘草　干葛　石膏　犀角

【杂论】夫血有吐血、咳血、衄血，分立三条，经络各别。胃中呕出之血，虽轻于肺中咳血，然有大吐不止而死者。鼻中流血，本为轻症，然有鼻血不止，久久变症。故以三症同名血症，皆因火载上冲。下手真诀，必要先去血中之火，家秘归经汤，以黄芩、黄柏与当归同用，更用生地、丹皮、白芍和阴，则血中之火去，而血自立刻归经。然后再以肝肾丸，补其真阴。

（四）痰症

风痰

【症象】头痛身痛，发热恶寒，吐嗽痰沫气逆。

【原因】外感风邪，袭人肌表，束其内郁之火，不得发泄，外邪传里，内外熏蒸。

【诊断】脉多浮滑，浮数风热，浮紧风寒。若见沉滑，风邪内结，洪大易治，沉细难痊。

【治疗】有风寒、风热之分。外感风寒，宜辛散表邪，如三拗汤合小半夏汤，小青龙汤，加减治之。外感风热，宜辛凉解热，如参苏饮，荆防甘桔汤，荆防泻白散选用。

【方药】三拗汤合小半夏汤　治风寒痰嗽等症。

麻黄　杏子　甘草　半夏　生姜

小青龙汤　见饮症。

参苏饮　治风痰咳嗽。

人参　紫苏　前胡　葛根　半夏　枳壳　桔梗　广皮　甘草

荆防甘桔汤　治风热痰嗽。

荆芥　防风　桔梗　甘草　薄荷

荆防泻白散　治风热入肺，肺风痰喘。

荆芥　防风　桑白皮　地骨皮　甘草

湿痰

【症象】 身发寒热，面目浮肿，恶寒头重，身痛不能转侧，呕吐恶心，烦满不渴。

【原因】 或坐卧卑湿，或冲风冒雨，则湿气袭人，内与身中之水液，交凝积聚。《灵枢》所云：风雨袭阴之虚，病起于上而成积。清湿袭阴之虚，病生于下而生聚。

【诊断】 脉多浮大，浮缓兼风，浮涩主湿，浮滑湿痰，沉滑顽结。

【治疗】 身热脉浮大者，宜散风除湿，羌活胜湿汤。胸满脉滑者，宜化痰，二陈汤平胃散。

【方药】 羌活胜湿汤　散表除湿，则痰自化。

羌活　独活　防风　川芎　甘草　藁本

二陈汤　消痰利湿。

半夏　白茯苓　广皮　甘草

平胃散　燥湿化痰。

苍术　厚朴　广皮　甘草

燥痰

【症象】发热唇焦，烦渴引饮，喘咳短息，时作时止，吐咯难出。

【原因】或亢阳行役，时逢火令，燥热之气，干于肺家，为喘为咳。伤于肠胃，为痰为嗽。

【诊断】脉必洪数，浮数伤表，沉数伤里。左脉洪数，燥伤肝胆。右脉洪数，燥伤肺胃。

【治疗】宜清热润燥，降火化痰，竹叶石膏汤，二母石膏汤，二母二陈汤。

【方药】竹叶石膏汤

石膏　拣麦冬　竹叶　人参　半夏　知母　甘草

二母石膏汤

知母　川贝母　石膏

二母二陈汤

知母　贝母　半夏　白茯苓　陈皮　甘草

郁疾①

【症象】胸满饱胀，九窍闭涩，懊憹烦闷。或咽

---

① 郁疾：疑为郁痰。

中结核，睡卧不宁。或肠胃不爽，饮食有妨。或气逆不利，倚肩喘息。

【原因】七情所伤，易成郁结。肺气凝滞，脾元不运，思则气结，闷郁成痰。

【诊断】脉多沉涩，沉迟寒郁，沉数为热，沉实顽痰，沉牢内结。

【治疗】寒郁辛散，香芎二陈汤。热郁清解，栀连二陈汤。肺经郁痰，节斋化痰丸加昆布、胆星。

【方药】香芎二陈汤　治寒痰。

半夏　白茯苓　广皮　甘草　香附　抚芎　白芥子

栀连二陈汤　治热痰。

半夏　白茯苓　广皮　甘草　川连　山栀

食积痰

【症象】饱满不食，恶心呕吐，或攻四肢，肩背作楚，下遗大肠，时泻时止，或时吐痰，口中觉甘。

【原因】胃强能纳，脾弱不运，前食未消，后食随进，停积成痰。

【诊断】脉多滑大。滑大不数，寒凝痰结。滑大而数，积痰而热。

【治疗】宜消食化痰，佐以利气宣导，导痰汤，枳朴二陈汤，三子养亲汤，甚者滚痰丸。

【方药】导痰汤

南星　橘红　白茯苓　半夏　甘草　枳壳

枳朴二陈汤　治胃家有痰。

枳实　厚朴　半夏　白茯苓　广皮　甘草

三子养亲汤　治食积痰。

山楂子　莱菔子　白芥子

滚痰丸　见饮症。

【杂论】饮因水湿，痰因火动，然就火而论，有湿火、燥火之分。肺火成痰为燥痰，胃火成痰为湿痰。治燥用润，治湿用燥，人人知之。然用润而已结之痰凝滞不化，用燥则助火，而痰愈生，将何取舍耶？因思《金匮》以门冬、半夏同用，又以石膏、半夏同用，节斋化痰丸以香附、天冬同用，凡此皆是用润以制燥，用燥以制润。方书以二陈汤加栀连治湿火之痰，家秘以二陈汤加知母石膏，兼治燥火之痰。良以用半夏则已结之痰，从半夏而化，同石膏则燥热之火从石膏而清。半夏同石膏，亦能散热，石膏同半夏，亦能化痰，立此法门。用燥不犯辛燥，用润不犯凝滞，《家秘》治夹食伤寒，用平胃保和散恐太燥，多冲竹沥、萝卜汁，广而推悟者也。

（五）饮症

痰饮

【症象】其人素肥渐瘦，水走肠间，沥沥有声，心下胸胁支满，目眩。

【原因】饮食不节，水浆不忌，胃虽能纳，脾不能运，肺不通调，停积于胃，则成痰饮。痰饮内积，外不荣于肌表，则素肥渐瘦。由胃下流，水走肠间，则沥沥有声矣。

【诊断】脉见弦数，或见弦紧，或见双弦，甚则沉伏。弦紧寒饮，弦数热痰。

【治疗】《金匮》立法二条，一曰病痰饮者，当以温药和之，而不立方。以水寒凝结，温中健脾，则气化痰行。若用寒凉，反凝结不散矣。一曰心下有痰饮，胸胁支满目眩，苓桂术甘汤主之。若短气，有微饮，当从小便去之，苓桂术甘汤主之，肾气丸亦主之。痰饮胸满，推广苍朴二陈汤。

【方药】苓桂术甘汤　治心下有痰饮，胸胁支满目眩。

茯苓　桂枝　白术　甘草

肾气丸　治痰饮短气，当从小便去者。

怀生地　泽泻　白茯苓　山药　丹皮　山茱萸　附子　肉桂

推广苍朴二陈汤　治胃家有水饮，胸满呕吐不渴者，饮伤肺则喘咳，饮伤胃则呕逆。

熟半夏　广皮　甘草　白茯苓　熟苍术　厚朴

悬饮

【症象】饮后水流在胁下，咳唾气逆，引痛胸胁。

【原因】饮食不节，水浆不忌，脾肺不能运化，水流在胁下，上攻肺家，故咳吐气逆，阻绝肝胆生升之令，是以痛引胸胁。

【诊断】脉沉或弦，沉为有水，故曰悬饮。弦为气结，故曰内痛。

【治疗】《金匮》只立一方，曰：脉沉而弦，悬饮内痛，十枣汤主之。以悬饮主痛，故用下法。今余推广二方，滚痰丸，加味二陈汤。

【方药】十枣汤。

芫花　甘遂　大戟　大枣

滚痰丸

青礞石　大黄　沉香　黄芩

加味二陈汤

熟半夏　白茯苓　广皮　甘草　枳实　桔梗　杏仁　瓜蒌仁

溢饮

【症象】水气流行，归于四肢，身体疼重，支节烦疼。

【原因】饮入于胃，游溢精气，上输于脾。脾气散精，上归于肺，通调水道，下输膀胱。若饮水多，水性寒冷，停滞气逆，逆则溢于四肢。当汗不得汗，不能外散，身得湿则重，复得寒则疼，故曰身疼重而成溢饮之症矣。

【诊断】《金匮》曰：脉弦而数，脉沉而弦，悬饮也。又云：病溢饮者当发汗，不言脉象，意必浮大浮紧，未必沉弦沉数。

【治疗】《金匮》治悬饮内痛，用十枣汤。又曰：病溢饮者当发汗，大青龙汤主之，小青龙汤亦主之。夫悬饮脉沉弦，饮悬于内而痛者，故用下法。溢饮溢于外，故用汗法。

【方药】大青龙汤　治溢饮身体疼重，肢节烦疼，当发汗者。

麻黄　桂枝　甘草　生姜　杏仁　大枣　石膏

小青龙汤

麻黄　甘草　桂枝　白芍药　五味子　干姜　半夏　细辛

支饮

【症象】咳逆倚息，气短不得卧，其形如肿。

【原因】饮邪偏注，停留曲折之间。盖肺与大肠之脉，下膈络肠。今饮积于中，外不得达于表，内不得循于里，而偏碍肺与大肠交通之气道，则咳逆倚息，呼吸不得流利，气逆而咳，喘促而不得卧矣，形如肿者，水饮之外现也。

【诊断】脉多沉紧，脉弦为水。脉弱可治，数实者死。其脉虚者，必苦眩晕。

【治疗】《金匮》曰：膈间支饮，其人必喘，心下痞坚，面色黑，其脉沉紧。得之十数日，医吐下之不愈，木防己汤，虚者即愈。实者三日复发，复与，不愈者，以前方去石膏加茯苓芒硝主之。以胃有痰饮之积热，石膏只清无形气分之热，不能去有形痰饮之实热，故易芒硝。又云：心下有支饮，其人苦冒眩，泽泻汤主之。又云：支饮胸满者，厚朴大黄汤主之。支饮不得息，葶苈大枣汤主之。呕家本渴，今反不渴，心下有支饮故也，小半夏汤。又云：卒呕吐，心下痞，膈间有水，眩悸者，小半夏加茯苓汤。咳家，其脉弦，为有水，十枣汤主之。夫有支饮家，咳烦胸中痛，不卒死，至一百日，或一岁，十枣汤主之。咳逆倚息不得卧，小青龙汤主之。又有腹满口舌干燥，此肠间有水气，已椒苈黄丸主之。假令瘦人脐下有悸，吐涎沫而癫眩，此水也，五苓散主之。

【方药】木防已汤

木防已　石膏　桂枝　人参

泽泻汤　治心下有支饮，其人苦冒眩。

泽泻　白术

厚朴大黄汤　治支饮胸满者。

厚朴　大黄　枳实

葶苈大枣汤

葶苈子　大枣肉

半夏汤

半夏　生姜

小半夏加茯苓汤

半夏　生姜　白茯苓

小青龙汤　见前溢饮。

己椒苈黄丸

防己　椒目　葶苈　大黄

五苓散

泽泻　猪苓　白茯苓　白术　肉桂

留饮

【症象】《金匮》云：心下有饮，其人背寒冷如掌大。又云：留饮者，胁下痛，引缺盆，咳则辄已。又云：胸中有留饮，其人短气而渴，四肢历节痛，脉沉者，必有留饮。

【原因】始因水饮停积，结成痰饮，日久不化，即曰留饮。夫留者，聚而不散之谓也，饮留于背，妨督脉上升之阳而为背寒。少阳肝胆之脉，由缺盆，过季胁，饮留于胁，阻绝肝胆生升之气，故胁下痛引缺盆。饮留胸中，其人短气而渴，四肢历节痛。

【诊断】脉多沉者，胸有留饮。双弦者寒，偏弦者饮。

【治疗】病者脉伏，其人欲自利。利反快，虽利，心下续坚满，此为留饮欲去故也，甘遂半夏汤主之。

【方药】甘遂半夏汤

甘遂　半夏　芍药　炙甘草

伏饮

【**症象**】痰满喘咳吐，发则寒热背痛腰疼，目泣自出，其人振振身瞤剧。

【**原因**】水饮不散，伏于胸中，阻其肺气，则痰满喘咳。阻其中气，则吐发。伏于腰背，太阳表邪外束，则寒热背痛。伏于上焦，阻绝清升之气，则目泪自出。饮伏胃家，胃阳凝塞，不能四布，振振瞤剧。夫曰：吐发则寒热背痛。可见不发即不吐，不吐即不发矣。以其有饮内伏，故外邪触之即发也。

【**诊断**】左脉浮紧，寒邪束饮。寸脉沉弦，上焦阻绝。关脉沉弦，中脘凝塞。沉脉主伏，弦脉主饮，沉弦之脉，伏饮之诊。

【**治疗**】有寒热，则病在表。腰背痛，则病在太阳。此内有伏饮，外有表邪，当从表里并治，小青龙汤，木防己汤主之。盖留饮，里证也，故用行痰逐饮之药。今伏饮，有寒热、背痛、吐发等表证，故从表散也。

【**方药**】小青龙汤　见前溢饮。

木防己汤　见前支饮。

【**杂论**】以诸条，为《金匮》所论痰饮。饮者，即停蓄之水饮也。盖痰因火动而成，饮因水寒所致，二者不同治也。

（六）喘哮

风寒喘

【症象】头痛身痛，身发寒热，无汗恶寒，喘咳痰鸣，气盛息粗。

【原因】外冒风寒，皮毛受邪，郁于肌表，则身热而喘。逆于阳明，则呕吐而喘。壅于肺家，则咳嗽而喘。

【诊断】浮缓为风，浮紧为寒。六脉俱浮，表有风寒，六脉沉数，寒郁为热。弦急难治，沉散者绝。

【治疗】风气胜者，宜散风解表，防风泻白散，防风桔梗汤。寒气胜者，小青龙汤，三拗汤，麻黄定喘汤。寒郁成热，逆于阳明，呕吐者，干葛竹茹汤，平胃散。

【方药】防风泻白散　见哮病。

防风桔梗汤　肺风痰喘，此方甚妙。

防风　半夏　枳壳　陈皮　桔梗

小青龙汤　见前溢饮。

三拗汤　见前风痰。

麻黄定喘汤　肺受寒邪，未经郁热者用。

麻黄　杏仁　枳壳　桔梗　苏子　橘红　甘草

干葛竹茹汤　清理胃气，去烦止呕。

干葛　竹茹　广皮　白茯苓　熟半夏　甘草

平胃散　治胃气不平，喘而上逆者。

熟苍术　厚朴　广皮　甘草

暑湿喘

【症象】烦闷口渴，喘息气粗，多言身重，汗出身仍热。

【原因】《内经》云：因于暑、汗、烦则喘喝，此暑气也。因于湿，首如裹，面胕肿，呼吸气喘，此湿气也。暑湿袭于皮毛，干于肺胃，则喘喝多言也。

【诊断】脉多濡软，或见微缓。《脉经》云：脉盛身寒，得之伤寒。脉虚身热，得之伤暑。

【治疗】汗多口渴，清暑益元散。脉大多言，即中热症也，黄连解毒汤或竹叶石膏汤。暑湿身痛，无汗喘逆，应汗者，羌活胜湿汤。

【方药】清暑益元散

香薷　厚朴　白扁豆　川黄连

黄连解毒汤　治三焦热壅，心肺伏火。

川连　黄柏　黄芩　山栀

竹叶石膏汤　见燥痰。

羌活胜湿汤　见湿痰。

燥火喘

【症象】口渴身热，二便赤涩，喘咳气逆，面赤唇焦，吐痰难出。

【原因】燥万物者莫熯[1]乎火，故喘症燥火居多。《原病式》叙喘于热淫条下，盖燥火烁人，则诸逆冲上。诸痿喘呕，诸气愤郁，肺家不宁，喘症作矣。

【诊断】脉多数大，或见滑数。右脉数大，燥火伤气。左脉滑数，燥火伤血。

【治疗】瓜蒌根汤，知母甘桔汤。脉大口渴，人参白虎汤调益元散。大便结，凉膈散。

【方药】瓜蒌根汤。

天花粉　麦冬　知母　石膏　甘草

知母甘桔汤　治肺家受燥，咳嗽气逆。

知母　石膏　桔梗　甘草　地骨皮

人参白虎汤　治胃受燥邪，喘呕烦渴。

人参　知母　石膏　粳米　甘草

凉膈散　治燥在上焦，喘咳气逆。

黑山栀　黄芩　桔梗　连翘　川连　薄荷　甘草　大黄

内火喘

【症象】五心烦热，口燥唇焦，喘逆自汗，得食稍减，少顷复发，时作时止，面赤便秘。

【原因】内而欲心妄动，外而起居如惊，五志厥阳之火，时动于中，煎熬真阴，精竭血燥，内火刑金，

---

① 熯（hàn）：干燥，热；烧，烘烤。

肺气焦满。

【**诊断**】脉多洪数，心火上炎。左关脉数，肝胆之热。两尺洪数，肾火上逆。右寸脉数，肺中有火。右关洪数，胃家有热。

【**治疗**】肾虚火旺，宜养阴制火，壮水之主以镇阳光，门冬饮子，家秘肝肾丸。肝火上冲，宜柴胡清肝散。心火上炎，导赤各半汤。脾胃之火上冲，宜清胃汤。肺火煎熬，石膏泻白散。

【**方药**】门冬饮子　见燥咳。

家秘肝肾丸　治肾水不足，虚火上炎。

黄柏　知母　白芍药　当归　为末以天冬、地黄同煎收膏为丸

柴胡清肝散

柴胡　黄芩　人参　山栀　连翘　桔梗　甘草

导赤各半汤　见前心咳。

石膏泻白散

桑白皮　地骨皮　桔梗　甘草　石膏

痰饮喘

【**症象**】喘喝多痰，胸中漉漉有声，时咳时呕，卧下即喘。

【**原因**】饮水过多，脾弱不能四布，水积腹间，成痰成饮。上干肺家，则喘息倚肩而痰饮成也。

【**诊断**】脉见弦滑，或见弦紧，或见弦数，弦紧

寒饮，弦数痰热。

【治疗】苓桂术甘汤，小半夏汤，甘遂半夏汤，二陈汤。带表证者，小青龙汤。大便闭者，导痰汤加大黄。甚者，滚痰丸，十枣汤。

【方药】苓桂术甘汤　见痰饮。

小半夏汤　见支饮。

甘遂半夏汤　见留饮。

二陈汤　见湿痰。

小青龙汤　见溢饮。

滚痰丸

十枣汤　二方见悬饮。

导痰汤　见食积痰。

食积喘

【症象】胸满，胃痛，腹痛，恶食饱闷，大便或结或溏，上气喘逆，干呕嗳气。

【原因】饮食自倍，肠胃乃伤，膏粱厚味，日积于中。太阴填塞，不能运化，下降浊恶之气，反上干清道，则喘呕不免矣。

【诊断】气口滑大，肠胃有积。滑大而数，热积之诊。滑大而迟，乃是寒积。

【治疗】宜消化者，保和丸，枳术丸。大便结者，用下法。寒积，煮黄丸。热积，承气汤。

【方药】保和丸　消滞宽中圣药。

山楂肉　神曲　半夏　茯苓　萝卜子　陈皮　连翘

枳术丸　助脾消食圣方。

枳实　白术　为细末荷叶包陈米煮饭为丸

煮黄丸　攻逐寒积重剂。

雄黄　巴霜

承气汤　攻逐热积重剂。

枳实　厚朴　大黄　甘草

气虚喘

【症象】身倦懒怯，言语轻微，久久渐见，气不接续，喝喝喘急，此中气大虚证也。

【原因】或本元素虚，或大病后大劳后失于调养，或过服克削，元气大伤。

【诊断】脉见浮大，按之则空，六部无根，虚浮于上，或见濡软，散大无神。

【治疗】人参平肺散，参橘煎，四君子汤。虚热，参冬饮。虚寒，理中汤。虚甚，独参汤。

【方药】人参平肺散　治元气不足，肺气不平。

桑白皮　知母　甘草　白茯苓　人参　地骨皮　青皮　陈皮　天门冬　薄荷叶

参橘煎　补气而不凝，顺气而不克，用补之前队也。

人参　橘红

参冬饮

人参　麦门冬

理中汤

人参　白术　炮姜　炙甘草　陈皮

独参汤　补气养元，第一重剂。

人参

阴虚喘

【症象】气从小腹，直冲于上，喘声浊恶，撷肚抬身，乍进乍退，时止时作。

【原因】阴血不足，五志厥阳之火，触动冲任之火，自下冲上。阴精不足，龙雷之火，直冲上焦。二火上冲，皆名阴虚喘逆之症。

【诊断】脉见细数。右关脉数，脾阴不足。左关脉数，肝血有亏。两尺脉数，肾阴不足。

【治疗】阴血不足者，四物知柏汤加竹沥、陈皮、童便。阴精不足者，家秘天地煎，家秘肝肾丸。

【方药】四物知柏汤

当归　生地　川芎　白芍药　知母　黄柏

家秘天地煎

天门冬　地黄　黄柏　知母

家秘肝肾丸

天门冬　地黄　当归　白芍药　知母　黄柏

伤损喘

【症象】张口抬胸，喝喝喘急，不能接续。或胸胁作痛，或吐紫血。

【原因】或饱后举重，或饥时用力，或号呼叫喊，伤损脏腑。

【诊断】脉促或结，大小不均，六部冲和者生。至数不清，按之散乱者死。

【治疗】理气调逆，和血去瘀，四磨汤合四物汤。伤损肺窍，久不愈，白及散。

【方药】四磨汤　通治气分要药。

枳壳　槟榔　沉香　乌药

四物汤　通治血分要药。

当归　川芎　白芍药　怀熟地

白及散　肺络损伤，喘咳吐血。

白及　飞曲

哮病

【病象】短息倚肩，不能仰卧，伛偻[①]伏坐，每发六七日，轻则三四日，或一月，或半月。起居失慎，则旧病复发。

【原因】痰饮留伏，结成窠臼，潜伏于内，偶有

① 伛偻（yǔlǚ）：即驼背。

七情之犯，饮食之伤或外有时令之风寒，束其肌表。

【诊断】脉见沉弦，沉数痰火，沉涩湿痰，沉迟寒饮，沉结顽痰。

【治疗】身发热者，外有感冒，先解表，前胡苏子饮，防风泻白散，佐以化痰之药。身无热，无外邪者，消痰理气为主，二陈汤，三子养亲汤，小半夏汤。伏痰留饮，结成窠臼，控涎丹，滚痰丸。量情选用，然必气壮人乃可。

【方药】前胡苏子饮

前胡　苏子　枳壳　半夏　橘红　桔梗　甘草

防风泻白散

防风　桑白皮　地骨皮　甘草

三子养亲汤　见食积痰。

小半夏汤　见支饮。

控涎丹

甘遂　大戟　白芥子

【杂论】哮症乃肺胃二经，痰火盘结。以其发作，则喉中有声，故知其病在肺。发作则不能饮食，故知其胃亦病。痰火伏结肺胃，外邪一束肌表，其病即发。发时如有表邪，用荆防泻白散，先散外邪。若痰涎壅盛，加枳桔半夏。病去之后，宜节斋化痰丸加枳壳半夏，兼治肺胃。夫化痰丸，化肺痰。今兼二陈，则化胃痰。若大便硬者，加玄明粉合指迷丸兼化大肠之痰，则去痰火之根矣。

（七）呃逆

外感呃逆

【症象】身发寒热，呕逆作呃，此表邪传里之证也。内热口渴，唇焦便赤，上冲作呃，此积热内冲之证也。或乍发乍止，或连续不已，此痰火攻冲呃逆之证也。

【原因】外受风邪，邪传半表半里，里不受邪，抑遏少阳生升之气，则上冲作呃。若热邪结里，失于清理，则热气上冲，或水饮内停，胃家痰火，亦能致呃。

【诊断】左脉弦大，少阳有邪。右脉沉数，胃热失下。右脉虚数，胃家虚热。右脉滑大，胃中痰饮。滑大而数，乃是痰热。

【治疗】若表邪入里，小柴胡汤和之。胃热失下者，承气汤下之。胃热便利者，泻心汤。胃热兼虚者，橘皮竹茹汤。若胃中兼痰饮者，橘皮半夏汤加枳桔。兼热者，栀连二陈汤加葛根、竹茹。

【方药】小柴胡汤　治寒热呕苦，呃逆不止。

人参　柴胡　黄芩　广皮　半夏　甘草

泻心汤　治火逆上冲，呃逆不止。

川黄连　半夏　生姜　甘草

橘皮竹茹汤　消痰止呃。

橘皮　半夏　竹茹　人参　生姜　甘草

橘皮半夏汤

半夏　橘皮

栀连二陈汤加葛根竹茹　《家秘》治痰火呃逆。

陈皮　半夏　白茯苓　甘草　葛根　山栀　川连　竹茹

内伤呃逆

【症象】外无表邪入里，身无寒热头痛，惟见呃声发作，或三四声而即止，或呃数声之外，或连续而不已。

【原因】或因中气不足，或因胃气损伤，水谷入胃，难以运化。或膏粱积热，胃火上冲。或胃寒冷饮，水寒上逆。或脾胃不和，脏腑为病。或怒动肝火，肝气怫逆。或肝肾阴亏，阴火上冲。

【诊断】脉见微弱，中气不足。或见沉数，膏粱积热。或见促结，脏腑不和。或见弦数，肝胆有火。左尺数大，真阴不足。

【治疗】若中气不足，六君子汤。痰火上冲，栀连二陈汤，半夏泻心汤。积热上攻，栀连平胃散加葛根、竹茹。胃家受寒者，丁香柿蒂汤，理中汤。水停心下，二陈汤，苓桂术甘汤。食滞中宫者，枳术汤，枳桔平胃散，苍朴二陈汤。怒动肝火者，加减柴胡汤。阴血不足，阴火上冲，知柏四物汤。阴精不足，相火上冲者，知柏地黄丸，家秘知柏天地煎加广皮。若肝肾之精血皆不足，肝肾之阴火，合而上冲者，家秘肝肾丸。

【方药】半夏泻心汤　治痰火冲逆。

半夏　川连　甘草　黄芩　人参　干姜

栀连平胃散加葛根竹茹　《家秘》治热积呃逆。

山栀　川黄连　苍术　厚朴　陈皮　甘草　葛根竹茹

丁香柿蒂汤　治胃寒呃逆脉迟者。

丁香　柿蒂　人参　生姜

枳桔平胃散　即平胃散加枳实、桔梗。

苍朴二陈汤　即二陈汤加苍术、厚朴。

加减柴胡汤　治肝胆之火，上冲呃逆。

柴胡　黄芩　陈皮　甘草　山栀　丹皮

知柏四物汤　即四物汤加黄柏、知母。

家秘天地煎

黄柏　知母　天门冬　地黄　广皮

家秘肝肾丸　治肝肾两损，精血两亏，阴火上冲者。

天门冬　地黄　当归　白芍药　黄柏　知母

【杂论】治此症须分寒热。如因汗吐下后，误服寒凉过多，此虚中之寒也，当温补之，理中汤，丁香柿蒂汤。如脾胃阴虚，火逆上冲，此虚中之热也，当以清补之，参术汤，下大补丸。若夫伤寒失下，痰饮停蓄，暴怒气逆，膏粱积热，皆实证也。皆当随其邪之所在，涌泄清利可也。

（八）呕吐

寒呕吐

【症象】偶遇寒冷，顿发呕吐，胸前绵绵而来，身无内热，小便清白，大便通顺。

【原因】胃气素寒，又值时令之寒，偶或感入，则寒气伤胃，而为呕吐矣。

【诊断】脉见弦紧，或见迟缓，或见沉细，甚则沉伏。

【治疗】散寒温胃，理中汤，姜桂六君子汤。甚者四逆汤。若伤寒呕吐，另依伤寒治之。

【方药】理中汤

人参　白术　干姜　炙甘草

治中汤　即理中汤加青皮、广皮。

姜桂六君子汤　即六君子汤加干姜、肉桂。

四逆汤

甘草　干姜　熟附子

暑热呕吐

【症象】暑热行令，头眩目暗，呕吐暴作，身热恶寒，烦渴引饮，齿干唇燥，腹中疼痛，小便赤色，或混浊涩短。

【原因】夏秋之交，中气不足，暑热之气，入于肠胃。

【诊断】脉来虚大而涩，或见沉细，或见沉数，或见躁疾，或见脉伏。

【治疗】气怯脉虚大，家秘香薷饮。气热烦渴，脉沉数，人参石膏汤。小便赤，混浊涩短，土藿香汤调益元散。烦热呕吐，栀连平胃散。口渴，加干葛、竹茹。有痰涎，栀连二陈汤。

【方药】家秘香薷饮

川连　厚朴　香薷　甘草　人参　广皮

人参石膏汤　见噎膈。

栀连平胃散　即平胃散加山栀、黄连。

栀连二陈汤　即二陈汤加山栀、黄连。

湿呕吐

【症象】胸前满闷，头重身重，面目浮肿，呕恶作吐，口不渴，吐多痰涎。

【原因】雨湿之令，坐卧卑湿，湿气袭于胃土，土性恶湿，湿淫所胜，则呕吐作矣。

【诊断】脉多濡软，或见浮缓，或见沉伏。脉迟者寒，脉数者热。

【治疗】身热脉浮，宜散表安胃，佐以辛香温散，人参败毒散加藿香、紫苏，或香苏平胃散。寒湿体虚者，香砂二陈汤。寒甚，用术附汤。应分利小便者，平胃五苓散。湿热者，栀连二陈平胃散加减治之。

【方药】人参败毒散。

人参　羌活　独活　柴胡　前胡　枳壳　桔梗　川芎　广皮　甘草　白茯苓

香苏平胃散　即平胃散加藿香、紫苏。

香砂二陈汤　即二陈汤加藿香、砂仁。

平胃五苓散　即平胃散五苓散合用。

术附汤

白术　附子

湿热呕吐

【症象】内热烦躁，口臭身热，面目黄肿，满闷恶心，闻谷气即呕。

【原因】肠胃素有积热，又遇外感时行，则两热交蒸，攻冲清道。

【诊断】脉多数大。浮数在表，沉数在里。右关脉数，肠胃湿热。

【治疗】口臭烦躁，素有积热，家秘清胃汤。面目黄肿，加防风、白芷。满闷恶心，平胃二陈汤加竹茹、葛根。湿热甚，加山栀、黄连。

【方药】家秘清胃汤　治胃热呕吐。

升麻　干葛　黄连　山栀　甘草　竹茹

平胃二陈汤　即平胃散加半夏、茯苓。

胃火呕吐

【症象】 食入即吐，其味或酸或苦，五心烦热，夜卧不宁，口中干渴，二便阻涩。

【原因】 或恼怒伤肝，肝火时动，或忧思郁结，火起于脾。或过食膏粱，火起于胃。或阴虚火旺，相火上冲。

【诊断】 脉多洪数。左关洪数，肝胆之火。右关洪数，火在脾胃。阴火上冲，脉数沉细。

【治疗】 胃火旺，家秘清胃汤合栀连平胃散，栀连二陈汤，栀连正气散。肝火动者，栀连柴胡汤。心火旺者，导赤各半汤。阴虚火旺，四物汤加知柏。

【方药】 栀连平胃散　即平胃散加山栀、川连。

栀连正气散

山栀　黄连　藿香　厚朴　广皮　半夏　甘草　苍术　竹茹　白茯苓

栀连柴胡汤　治肝火呕吐。

山栀　黄连　柴胡　黄芩　半夏　广皮　甘草

导赤各半汤　见心咳。

知柏四物汤　即四物汤加黄柏、知母。

胃寒呕吐

【症象】 畏寒喜热，不思饮食，遇冷即呕，四肢清冷，二便清利，口不渴，唇不焦，食久不化，吐出不臭。

【原因】真阳不足，火不生土，脾胃素寒，不能运化，水谷反而上逆。

【诊断】脉见沉迟。两尺沉迟，真阳不足。左关沉迟，木不生火。右关沉迟，脾胃无火。

【治疗】肾阳不足，宜补接真火，八味肾气丸。木不生火，逍遥散。脾胃素寒，理中汤，甚则四逆汤。

逍遥散　见肝咳。

四逆汤　见寒呕吐。

食积呕吐

【症象】胸前满闷，嗳气作痛，痛则呕吐，得食愈痛，按之亦痛。

【原因】饮食不节，损伤中气，不能运化，停食成积，中脘痞塞，则发呕吐矣。

【诊断】脉见实大，或见沉滑。热积实数，寒积迟弦，滑大洪实，食积胸前。

【治疗】先用家秘消滞汤后看。热积，栀连平胃散。有下症者，三黄丸。寒积，草蔻大顺饮，理中汤。应下者，煮黄丸。

【方药】家秘消滞汤　治食滞神效。

平胃散加莱菔子　枳实　山楂　麦芽

栀连枳术丸　即枳术丸加山栀、黄连。

三黄丸

川黄连　黄芩　大黄

草蔻大顺饮

草蔻　炮姜　广皮　半夏　厚朴　甘草

煮黄丸

雄黄　巴霜

呕吐清水

【症象】心下洋洋，兀兀欲吐，吐则纯水，时作时止，并无杂合稠粘。

【原因】水饮不节，停积胃中，湿气伤脾，不能上输下布。

【诊断】脉多弦滑，滑主乎痰，弦主乎饮，弦而带滑，痰饮之诊。

【治疗】痰饮，橘皮半夏汤。风湿，家秘神术汤。湿胜，一味苍术丸。胸前饱闷，半苓平胃散。

【方药】橘皮半夏汤

陈皮　半夏　生姜

家秘神术汤　治吐清水。

熟苍术　防风　葛根　广皮　厚朴

一味苍术丸

苍术一味蒸炒为细末水法为丸

半苓平胃散

半夏　白茯苓　苍术　厚朴　广皮　甘草

呕吐苦水

【症象】 表无外邪，但呕苦水，或白睛黄绿，或胁肋胀痛，长太息，此胆胃两家内伤呕苦之症。

【原因】 恼怒伤于肝胆，怫逆升生之令，贼乘中土，则胃家呕苦水。或饮食填满太仓，少阳升发之气不舒，则胃家亦呕苦水。

【诊断】 脉见弦数，左关弦数，肝胆之热。右关弦数，肠胃有结。弦而带滑，痰火合杂。

【治疗】 虚者，人参小柴胡汤。实者，家秘清胆汤。挟食者，干葛平胃散。夹痰者，合二陈汤。热甚者，加山栀、川连、竹茹。

【方药】 人参小柴胡汤

人参　柴胡　半夏　黄芩　陈皮　甘草

家秘清肝汤①　治肝邪乘胃，呕苦吐酸。

柴胡　黄芩　半夏　陈皮　竹茹　甘草　厚朴　生姜

干葛平胃散　即平胃散加干葛。

呕吐酸水

【症象】 食入即吐，其味酸馊，或两肋刺痛，或

① 家秘清肝汤：据前文及明代秦景明《症因脉法》应作“家秘清胆汤”。

火冲于面。

【原因】 恼怒忧郁，伤肝胆之气，木能生火，乘胃克脾。则饮食不能消化，停积于胃，遂成酸水浸淫之患矣。

【诊断】 左关弦数，肝火为患。右关弦数，胃中有火。左关弦滑，胆涎沃胃。右关弦滑，痰饮食滞。脉若濡缓，寒湿气滞。

【治疗】 肝火乘胃者，柴葛平胃散。胃中有火，栀连平胃散，栀连二陈汤。痰饮食滞，平胃二陈汤。若酸水浸牙折齿，草蔻丸，大顺饮，不用苦寒之药。

【方药】 柴葛平胃散　《家秘》治胆火入胃，呕苦吐酸。

苍术　厚朴　陈皮　甘草　柴胡　干葛　黄连　山栀

平胃二陈汤　即苍朴二陈汤，见湿痰门。

草蔻丸

草蔻　益智仁　青皮　神曲　麦芽　陈皮　苍术　厚朴　甘草

【杂论】 呕以声响名，吐以出物言。故有声无物曰呕，有物有声曰吐。然二者每相因而至，不必细加区别，要皆胃家所主耳。惟大凡呕吐，汤药入口，亦不能受，轻者可缓缓呷服，甚者可将生姜先擦其舌，否则虽有妙方，亦徒然也。

（九）噎膈

热结噎膈

【症象】向无饮食阻隔，忽尔内热唇焦，饮食不得下咽，下咽噎住不通，或下咽而复吐出，烦热引饮。

【原因】偶逢赫曦之令，或远行劳倦，时当大热，燥火烁人，津液内涸。

【诊断】右脉洪数，热在气。左脉洪数，热在血。两手洪数，气血皆热。两手细数，血燥津竭。

【治疗】宜清热生津，《三因》麦门冬汤，人参白虎汤，或冲竹沥、芦根汁。大便闭结者，三一承气汤选用。血不足者，四顺饮。便结有寒热者，大柴胡汤。积热消阴，元气弱者，柴胡饮子。

【方药】《三因》麦门冬汤　通治津竭液干，呕吐隔食。

麦冬　知母　石膏　枇杷叶　葛根　山栀　黄芩　陈皮　甘草　竹茹

人参白虎汤

知母　石膏　粳米　人参　甘草　天花粉①

四顺饮　治便闭血枯者。

当归　白芍药　大黄　甘草

大柴胡汤　治便闭寒热气壮者。

---

① 天花粉：《伤寒论》人参白虎汤中无“天花粉”。

柴胡　黄芩　广皮　半夏　甘草　大黄

柴胡饮子　治便闭寒热气弱者。

柴胡　黄芩　广皮　半夏　甘草　人参　大黄

津伤噎膈

【症象】饮食之间，渐觉难下，或下咽稍急，即噎胸前。如此旬月，日甚一日，渐至每食必噎，只食稀粥，不食干粮。

【原因】平素忧愁郁结，五志之火皆动，日夜煎熬，津液干涸，或膏粱厚味辛辣炙煿，恣意不谨。

【诊断】脉见沉涩。左寸沉涩，心血枯。左关浮涩，肝血竭。尺脉沉涩，肾水虚。右关沉涩，脾阴绝。胃脉沉涩，胃汁干。胃汁干则肠亦结。

【治疗】宜生津养胃，二母二冬汤。虚者，生脉散加养血之药。若凝窒已久，痰涎聚结于胃脘，不可用凝滞之药。先用清痰清火，开豁化痰，《金匮》麦门冬汤冲加竹沥、姜汁、芦根汁，以开通中脘结痰，随以养阴生津治本。若大肠已结者，名结肠，宜以四顺饮缓缓微利几次。如大肠结硬，略加玄明粉。津液干枯，承气不可用。若膏粱积热，本元旺者，承气汤或可选用。

【方药】二母二冬汤

知母　贝母　麦门冬　天门冬

生脉散　见前肺咳。

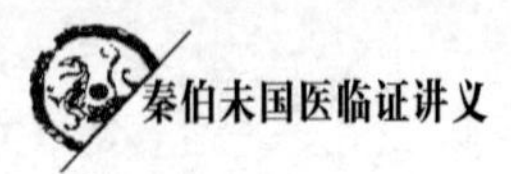

《金匮》麦门冬汤

麦门冬　半夏　人参　粳米　甘草　橘红[①]

【杂论】噎膈感热者易治，以其暂得燥热，不过清之。津伤者难治，以其阴精内竭，一时难复。然尚有轻重。初病者，痰涎未起，可用滋阴。久病者，必强其饮食，以免吐干胃汁。若误投燥热，燥极反见湿象，必至痰涎上涌。热极反见寒象，必至冷气上冲，如是则滋阴凝滞，难服矣。饮食更须得法，一起忌食干粮辛辣，竟吃酥粥牛乳，及淡腐浆等。小口慢咽，渐润胃管开通，然后咽下。若吃荤腥，但可慢火煮烂，竟吃浓汁，切不可吃有形硬块。治以养阴滋血汤等。夫医者只论用药，谁知治此症，反在饮食得法。例如饮食伤胃，必要饮食小心。劳动损伤，必要咽津静养，方可挽回也。

（十）眩晕

风寒眩晕

【症象】头痛额痛，骨节烦痛。身热多汗，上气喘逆，躁扰时眩，此风邪眩晕之症也。若身热无汗，恶寒拘紧，头痛身痛，时时冒眩，此寒邪眩晕之症也。

【原因】或风木司政，风热大作。或体虚不谨，外受风邪。风主乎阳，风热为患，则令人掉眩。或太

---

① 橘红：《金匮要略》麦门冬汤无“橘红”，有“大枣”。

阳司政，寒气凌逼。或太阴在泉，寒冲头角，则发眩晕。或疾风暴冷，冒寒入胃，激动涎痰，亦令人眩晕。

【诊断】左脉浮数，太阳风热。左脉浮弦，少阳风热。右脉浮数，阳明风热。右脉滑大，内有痰涎。左脉浮紧，太阳寒邪。左脉弦紧，少阳寒邪。右脉浮紧，阳明寒邪。

【治疗】左脉浮数，太阳风邪者，羌活防风汤加天麻、黄芩。左脉浮弦，少阳风热，柴胡防风汤加天麻、羌活。右脉浮数，阳明风热者，干葛防风汤加天麻、升麻。右脉滑大，症兼痰涎者，导痰汤加天麻、防风。左脉浮紧，太阳寒邪者，羌独败毒汤加天麻、细辛。左脉弦紧，少阳寒邪者，柴胡羌活汤加天麻、川芎。右脉浮紧，阳明寒邪者，干葛羌活汤加天麻、升麻。大凡眩晕之症，多有兼痰者，故天麻方书多用之。今申明首条，则以下诸条，皆可参而用也。

【方药】柴胡防风汤　即小柴胡汤去半夏加防风。

干葛防风汤

干葛　石膏　知母　甘草　防风

导痰汤①

南星　半夏　枳实　甘草　橘红

柴胡羌活汤

柴胡　羌活　防风　川芎

---

① 导痰汤：前“食积痰”节中导痰汤有“茯苓”，此处疑脱。

干葛羌活汤

干葛　羌活　防风　白芷

暑湿眩晕

【症象】热令之时，自汗身热，面垢背寒，烦渴引饮，小便赤涩，头目冒眩，此湿热眩晕之症。若雨湿之时，恶寒无热，身重身痛，不能转侧，无汗拘紧，头旋眼眩，此寒湿眩晕之症也。

【原因】炎夏主令，天之热气下降，地之湿气上升，人感冒之，则为湿热眩晕之症。若阴雨太多，人感冒之，经所云：湿气内逆，寒气不行，太阳上留，亦为眩晕之症。

【诊断】伤暑之脉，虚而带数。伤湿之脉，濡而迟缓。暑湿二脉，虚细者多，实大者少，虚缓者寒，虚数者热。

【治疗】烦渴引饮，脉虚带数者，人参白虎汤。自汗烦躁，小便赤涩，黄连香薷饮冲六一散温服。若恶寒无热，身痛不能转侧，脉迟缓者，羌独胜湿汤合术附汤。

【方药】黄连香薷饮　见中热。

羌活胜湿汤　治太阳少阳湿热。

羌活　防风　柴胡　苍术　川芎　茯苓　猪苓　泽泻　黄柏　甘草

术附汤　见腹胀。

燥火眩晕

【症象】身热烦躁，口渴引饮，夜卧不宁，头旋眼黑，小便赤涩。

【原因】经谓：厥阴司天，客胜则耳鸣掉眩，又云：肝肺太过，善忘忽忽冒眩，此皆运气加临之眩晕也。又有时令之热，感入肠胃，传于脏腑，上冲头目，则眼眩旋转，此人自感冒而为眩晕也。

【诊断】左脉躁疾，厥阴客胜。右脉躁疾，肺热眩晕。左右皆疾，肝肺太过。右脉躁疾，燥火伤气。左脉躁疾，燥火伤血。

【治疗】左脉躁疾，厥阴掉眩者，柴胡清肝饮。右脉躁疾，肺热上冲者，清肺饮。左右躁疾，肝肺太过者，泻青各半汤。右手脉数，燥火伤气者，竹叶石膏汤。左手脉数，燥火伤血者，归芍大黄汤。

【方药】柴胡清肝饮　见腹痛。

清肺饮

泻青各半汤　二方见咳嗽。

竹叶石膏汤　见痰症。

归芍大黄汤

当归身　白芍药　川大黄　丹皮

气虚眩晕

【症象】气虚即阳虚也，其人面色白，身无热，

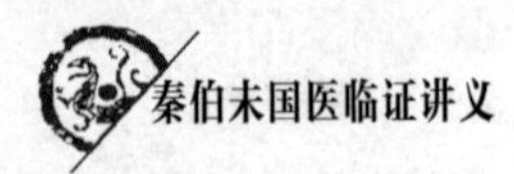

神识清爽，言语轻微，二便清利，时或虚阳上浮，头面得火，眩晕不止，或热手按之，则运乃定。

【原因】大病久病后，汗下太过，元气耗散，或悲号冷引，以伤肺气。曲运神机，以伤心气。或恼怒伤肝，郁结伤脾，入房伤肾，饥饱伤胃。

【诊断】脉浮而空，浮则为气，空则为虚。右寸脉虚，肺气不足。右关脉虚，中气不足。左寸脉虚，心气不足。左关脉虚，肝胆气弱。两尺脉虚，肾气不足。

【治疗】肺气不足者，人参生脉散合四君子汤。中气不足者，补中益气汤。中气虚寒而不能运化水谷者，理中汤。心气不足者，酸枣仁汤。肝气有伤者，逍遥散。肾气不足，都气丸。真阳不足，虚阳上浮者，肾气丸加鹿角胶为丸，摄伏降之。古方用一味鹿茸浓煎服，治真阳虚者最效。

【方药】人参生脉散　见霍乱。

四君子汤

补中益气汤

理中汤　上三方见痢疾。

酸枣仁汤　见不得卧。

逍遥散　见咳嗽。

都气丸　即六味丸加五味子。

肾气丸　即热八味丸加车前子。

血虚眩晕

【症象】血虚即阴虚也。形体黑瘦，五心常热，夜多盗汗，睡卧不宁。头面火升，则眼花旋转，火气下降，则旋晕亦止。不比外感之常晕不休，不比痰火之暴发暴作。

【原因】阳络伤，则血外溢上逆，阴络伤，则血内溢下泄。凡此亡血成虚，而为眩晕者，又有焦心劳思，忧愁郁结，心脾伤而不能生血。或恼怒伤肝，相火内动，而煎熬血室，此阴血内耗，血海干枯，而为眩晕者也。

【诊断】脉多细涩。细而不数，血虚无热。细而带数，血虚有热。左寸细涩，心血不足。左关细涩，肝不藏血。右关细涩，脾不统血。两尺细数，肾阴枯竭。

【治疗】血从下泄，伤于阴络。血虚无火，脉细不数者，归脾汤，补中益气汤。心血不足，血虚无火，左寸细涩者，酸枣仁汤。心血不足，血虚有火，左寸细数者，天王补心丹合安神丸。肝血不足，血虚无火，左关细涩者，逍遥散。血虚有火，左关细数者，知柏四物汤。脾阴不足，血虚无火，右关细涩者，归脾汤。血虚有火，右关细数者，加味当归补血汤。肾阴不足，水虚无热，尺脉不数者，八味丸。水虚有火，尺脉洪数者，知柏天地煎，知柏肝肾丸。古方用玄武胶一味，阴虚火旺最效。

【方药】归脾汤　见吐血。

补中益气汤　见痢疾。

天王补心丹　见吐血。

安神丸　见中风。

逍遥散　见咳嗽。

知柏四物汤　见喘症。

加味补血汤　即当归补血汤加黄柏、知母。

火冲眩晕

【症象】暴发倒仆，昏不知人，甚则遗尿不觉，少顷汗出而醒，仍如平人。

【原因】《内经》有诸风掉眩，皆属肝木，言风主乎动，木旺火生，则为旋转，此五志厥阳之火上冲，而为实火眩晕之症。若肝肾之真阴不足，龙雷之火上冲清道，亦令人头旋眼黑，此阴火上冲，而为虚火眩晕之症。又有真阳不足，虚阳上浮，亦令人头目冒眩，此命门真火不足，而为虚阳上浮眩晕之症也。

【诊断】脉多洪数，洪为阳盛，数为火热。左寸洪数，心火妄动。左关洪数，肝胆之热。左尺洪数，肾与膀胱。右寸洪数，肺中之热。右关洪数，脾胃之火。右尺洪数，三焦之热。两尺空大，沉按不数，虚阳之别。

【治疗】心火妄动，左寸洪数者，导赤各半汤。

左寸细数者，天王补心丹。肝胆有火，左关数大者，栀子清肝散。热甚者，龙胆泻肝汤。肝经血少，左关细数者，知柏四物汤，家秘肝肾丸。左尺数大，膀胱小肠发热者，火府丹，知柏导赤散。热甚者，栀连导赤散。左尺细数，精血虚而火旺者，知柏天地煎加玄武胶，收敛阴中之火以降之。肺热上冲，右寸数大者，家秘泻白散。右寸细数，肺阴不足者，二冬二母丸合青金丸。脾胃有火，右关数大者，栀连平胃散，干葛清胃散。右关细数，脾阴不足者，知柏补血汤，知柏戊己汤。虚而热甚者，栀连补血汤，栀连戊己汤。三焦热甚，右尺实数者，竹叶石膏汤加山栀、黄芩。虚阳上浮，右尺浮大，沉按无力者，当用八味肾气丸，温补天真，敛真阳之火，摄伏以降之。

【方药】导赤各半汤　见中风、阳暑。

天王补心丹　见吐血。

栀子清肝散

栀子　丹皮　柴胡　当归　白芍药　牛蒡子　黄芩　甘草

龙胆泻肝汤　见胁痛。

知柏四物汤　见呃症。

家秘肝肾丸　见吐血。

火府丹　治热结上焦，小便不利。

生地　木通　甘草　黄芩　山栀

知柏导赤散　治热结中焦，小便不利。

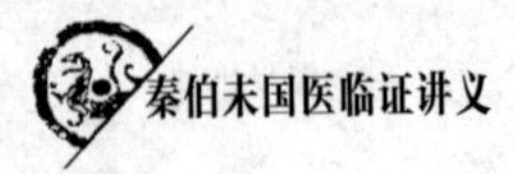

生地　木通　甘草　知母　黄柏

栀连导赤散　治热结下焦，小便不利。

生地　木通　甘草　山栀　川黄连

干葛清胃散

升麻　丹皮　生地　当归　石膏　川黄连　干葛　甘草

知柏补血汤

知母　黄柏　黄芪　当归身

知柏戊己汤

知母　黄柏　甘草　白芍药

栀连补血汤

山栀　黄连　黄芪　当归

栀连戊己汤

山栀　黄连　甘草　白芍药

竹叶石膏汤

知母　石膏　款冬　竹叶　山栀　黄芩

【杂论】观严用和①眩晕论云：眩掉诸症，《内经》皆主肝风上攻致是。而《原病式》释之曰：风木生火，风火皆主阳，焰得风则自旋转，然此但可论风火之眩晕。若外感六淫之邪，内伤七情之症，皆能致眩晕者。于是立外感风、寒、暑、湿四条，又立内

---

① 严用和：（1206—1268）南宋医家，字子礼，庐山人，著有《济生方》《济生续方》。

伤痰涎下虚两条。实为眩晕指南，然尤惜其六气未全，七情未备且其用方主治，又难于下手。刘宗厚①议其论症亲切，集方欠明，深中其弊。今为斟酌分立，其主治之方，皆按经对症，不得以平淡无奇而忽之也。

（十一）肿胀

风寒肿

【症象】恶寒身热，身首皆肿。风胜多汗，寒胜无汗，此外感风寒，即《金匮》风水、皮水，从太阳经主治之证也。

【原因】表气素虚，肺气素热。表气虚则外邪易入，肺气热则皮毛易开。若袭于肌表，郁而不散，则发热身肿之症作矣。

【诊断】脉见浮大，或见浮数，或见浮紧。浮缓为风，浮紧为寒，浮数为热。

【治疗】浮缓散风，浮紧散寒。仲景防己黄芪汤，治风者也。甘草麻黄汤，杏子汤，散寒者也。越婢汤，桂枝芍药汤，和荣卫者也。大腹皮散，木香丸等，和里气者也。若风入肺经，兼喘咳，泻白散加防风。寒入肺经，而发热喘咳者，泻白散加麻黄。

---

① 刘宗厚：即刘纯，字宗厚，明代医家，淮南吴陵（今属江苏）人，曾著《医经小学》《伤寒治例》《杂病活例》等书，又将徐用诚之《医学折衷》加以补益，成《玉机微义》，亦颇有发挥。

【方药】防己黄芪汤

防己　黄芪　甘草　白术

《金匮》甘草麻黄汤

甘草　麻黄

《金匮》杏子汤

麻黄　杏子　甘草

越婢汤

麻黄　石膏　生姜　大枣　甘草

桂枝芍药汤

桂枝　白芍药　甘草

大腹皮散

青皮　桑皮　槟榔　川芎　羌活　大腹皮　防己

木香丸

木香　槟榔　二味同研水为丸朱砂为衣

泻白散

桑白皮　地骨皮　甘草

寒湿肿

【症象】身重身痛，足胫冷，胸满闷，遍身肿。

【原因】或时令阴雨，天气寒冷。或居处阴湿，阴寒之气，袭于肌表，或因汗出遇水，水寒所伤。

【诊断】脉多沉小，或见沉迟，或见沉濡。

【治疗】恶寒身痛，先宜温经散湿，冬月麻黄桂枝汤。余月羌独败毒散。湿气壅滞者，胜湿汤。肺经伤湿，喘咳水肿，导水茯苓汤。

【方药】麻黄桂枝汤

麻黄　桂枝　白芍药　甘草

羌独败毒散　见痿症。

羌活胜湿汤　见后湿热肿。

导水茯苓汤　治遍身肿，喘满倚息，不能转身，饮食不下，小便溺出如割而少，如黑豆汁。

麦冬　泽泻　白术　紫苏　陈皮　赤茯苓　柴胡　槟榔　木瓜　砂仁　木香　桑白皮　大腹皮

湿热肿

【症象】身热目黄，小便赤涩，胸腹胀闷，四肢黄肿，口渴心烦，此湿热作肿，即阳水肿之症也。

【原因】或湿热行令，袭人肌表，或先伤于湿，湿气久留，郁而成热，则湿热肿症作矣。

【诊断】脉多洪数，或见沉滑，或见促结，或见实大。湿热太甚，脉反沉伏。

【治疗】宜清金利水，金清则小便利，而湿热除，清肺饮合四苓散。二便俱闭，八正散。下部肿，二妙丸。湿热在表者，羌活胜湿汤。

【方药】清肺饮

地骨皮　桔梗　甘草　黄芩　桑白皮

四苓散　即五苓散去桂枝。

八正散　见湿热腹胀。

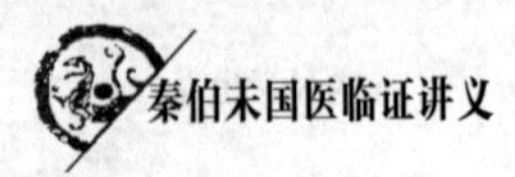

二妙丸　见湿热痿。

羌活胜湿汤　治湿热在表宜汗之症。

防风　羌活　柴胡　白芷　川芎　苍术　黄芩

燥火肿

【症象】喘促气急，两胁刺痛，身面浮肿，烦躁不得卧，唇口干燥，小便赤涩，即河间燥伤肺气，节斋先喘后肿之症也。

【原因】时值燥令，燥火刑金，绝水之源，肺气焦满，清化不行，小水不利，气道闭塞。

【诊断】脉见浮数，燥伤于表。或见沉数，燥伤于里。或见躁疾，燥伤于血。或见洪数，燥伤于气。

【治疗】若时令秋燥，竹叶白虎汤。燥伤于血，清凉饮子。有咳嗽，石膏泻白散。

【方药】竹叶石膏汤

竹叶　石膏　桔梗　木通　薄荷　甘草

清凉饮子

黄芩　黄连　薄荷　玄参　当归　芍药　甘草　山栀　牡丹皮

石膏泻白散

石膏　知母　桔梗　甘草　桑白皮　地骨皮

黄汗肿

【症象】身热胸满，四肢黄肿而渴，状如风水，汗出沾衣，色如柏汁，久不愈，必致痈脓。又有不恶风，小便利，若上焦寒，口多涎，身冷肿痛，状如周痹，胸中窒，不能食。又有两胫不冷，反发热，名历节。食已汗出，常见盗汗，汗出不凉，反发热，久久必甲错，生恶疮。身瞤瞤，胸中痛，剧者不能食，身疼重烦躁，小便不利，皆黄汗肿症也。

【原因】以汗出入水，水邪内侵，或汗出当风，汗与水皆寒湿之气，内结郁久，则成热成黄。

【诊断】其脉自沉，或多沉迟。

【治疗】《金匮》以身肿发热，汗出而渴，状如风水者，用黄芪芍药桂酒汤。两胫不冷，反发热，名历节。食已汗出，暮盗汗，汗出反发热者，用桂枝加黄芪汤。

【方药】黄芪芍药桂酒汤

黄芪　桂枝　白芍药　用酒煎

桂枝加黄芪汤

桂枝　芍药　生姜　黄芪　大枣　生甘草

肺虚肿

【症象】泻利喘咳，面色惨白，或肿或退，小便清利，或气化不及，小便时闭，大便时溏，即《金匮》脉沉自喘之正水也。

【原因】劳役过度，肺气久虚，清肃之令不行，下降之权失职，卫气壅遏，营气不从。

【诊断】寸口细数，肺液干少，右关虚软，土不生金。尺脉细数，肾水不足。

【治疗】肺燥者，生脉散。土不能生金者，四君子加杏仁、贝母。肾水不足，人参固本丸。肺气不能收摄，都气丸。

【方药】生脉散

人参　拣麦冬　北五味

人参固本丸

生地　熟地　天冬　麦冬　人参

肺热肿

【症象】喘咳烦满，不得仰卧，喘息倚肩，身首皆肿，小便赤涩，此即《内经》诸气膹郁①，肺热成肿之症也。

【原因】肺热叶焦，肺气怫郁，升降之令不行，治节之官失职，则经络壅闭，营卫不谐，而遍身头面皆肿矣。

【诊断】右寸洪数，肺热之诊。关脉实大，胃火刑金。尺脉数大，肾火上炎。左关弦数，木火侮金。左寸洪数，心火克金。

【治疗】宜清肺者，家秘泻白散。兼风者，加防

① 膹郁（fènyù）：证名。指呼吸气促、胸闷痞满不适。《素问·至真要大论》："诸气膹郁，皆属于肺。"

风。燥者，二冬二母汤。心火刑金，泻心汤。肝火刑金，泻青丸，龙胆泻肝汤。肾火克金，凉八味丸。阳明多火，肺受薰蒸，葛根石膏汤。水饮射肺，面浮喘逆不得卧者，葶苈清肺饮。

【方药】家秘泻白散

川连　黄芩　石膏　甘草　桑白皮　地骨皮

二冬二母汤

天冬　麦冬　知母　贝母

泻心汤

黄连　半夏　甘草

泻青丸

当归　川芎　栀子　龙胆草　川大黄　羌活　防风　甘草

龙胆泻肝汤

胆草　柴胡　黄芩　甘草　山栀　知母　天冬　麦冬　黄连　人参

干葛石膏汤

干葛　石膏　知母

葶苈清肺饮

葶苈子　桑白皮　地骨皮　甘草　大腹皮　马兜铃

脾虚肿

【症象】小便清利，大便溏泄，面色萎黄，语言懒怯，常肿常退。

【原因】大病后，久泻后，脾土之真阴受伤，转输之官失职，不能连化水谷，诸经凝窒。

【诊断】脉见濡软，脉见弦数，或见浮大，或见细涩。土败双弦，乃为木贼。

【治疗】宜温中健脾，用理中汤。实脾利水，用白术散。或脾肾虚寒，当温补天真，金匮肾气丸。脾虚痰凝者，六君子汤。脾阴虚损，脾火自旺，加味归脾汤。

【方药】理中汤

人参　炮姜　白术　炙甘草

白术散

白术　猪苓　泽泻　山药　莲肉　白茯苓　人参　炙甘草

六君子汤

人参　白术　茯苓　甘草　广皮　熟半夏

加味归脾汤　即归脾汤加丹皮、山栀。

脾热肿

【症象】面肿目黄，烦躁不卧，皮肤常热，小便赤，大便时泄时结，常肿不退。

【原因】膏粱厚味，日积月累，热聚脾中。

【诊断】右关弦数，热积中州。左关弦数，肝热乘脾。右关沉滑，痰饮在胸。

【治疗】加味泻黄散，栀连枳壳汤。兼肝火者，龙胆泻肝汤。胸前满闷，栀连平胃二陈汤，或倍加川连、枳实以消痞，或加升麻、干葛以宣扬。二便闭，八正散。白芍药同川连，大清脾经之火。家秘戊己汤加川连，清脾热，兼清肝火。

【方药】加味泻黄散

藿香　山栀　石膏　甘草　防风　大黄　白芍药

栀连枳壳汤

枳壳　厚朴　广皮　甘草　山栀　川黄连

龙胆泻肝汤　见肺热肿。

八正散　见湿热肿。

戊己汤　家秘清肝脾血分之火。

白芍药　甘草　川黄连

肝肾虚肿

【症象】腹冷足冷，小水不利，或小腹肿，腰间痛，渐至肿及遍身，面色黑黄，此肝肾经真阳虚，即《内经》石水症也。若水亏火旺，喘咳腹胀，内热便涩，此肝肾真阴虚肿，即《内经》肾水症也。

【原因】肝主施泄，肾主闭藏，肝肾之真阳不足，不能司其开阖，则小水不利。若阴精素虚，色欲太过，肝肾之真阴不足，虚火烁金，小水亦不利，《内经》所云关门不利，聚水而生病也。

【诊断】左脉迟弦，肝肾真阳不足。左脉细数，肝肾真阴不足。左脉沉紧，紧则为寒，沉则为水。左脉沉数，沉则为里，数则阴竭。

【治疗】肾阳不足，金匮肾气丸，河车丸。肾阴不足，人参固本丸，家秘肝肾丸。

【方药】河车丸　治先天不足，气血两亏。

人胞一具煎烂入白茯苓、山药打为丸

人参固本丸　见前肺虚肿。

家秘肝肾丸　治肾水不足，虚火上炎。

知母　黄柏　当归　白芍药为细末，另以天冬、地黄熬膏为丸。

湿热胀

【症象】面目黄肿，小便赤涩，大便或结或泄，黄糜，或日晡潮热，烦渴口苦，口甘口淡，腹胀胁痛。

【原因】湿热之邪，感入肠胃，不得外泄，湿淫太过，痞塞不通。

【诊断】脉浮而濡，趺阳反数，或见浮大，或见沉滑，或见促结。甚则反伏。

【治疗】面黄目黄，胁痛口苦，肝胆有火，龙胆泻肝汤。小便赤涩，木通六一散。二便皆涩，八正散。大便黄糜，家秘泻黄散。日晡潮热，大柴胡汤。烦渴口淡，干葛石膏汤。口苦清胆火，口甘清脾火，口淡清胃火，口咸清肾火。身热脉浮，应汗者，宜辛凉散表，荆芥汤汗之。

【方药】龙胆泻肝汤　见前脾热肿。

木通六一散　木通汤冲服六一散。

八正散

瞿麦　萹蓄　滑石　甘草　山栀　车前子　木通　大黄

家秘泻黄散

苍术　厚朴　广皮　甘草　枳壳　川黄连

大柴胡汤　见前噎膈。

干葛石膏汤

干葛　知母　石膏　甘草

荆芥汤　治表有湿热，腹胀身大。

荆芥　防风　薄荷　地肤子

寒湿胀

【症象】身重不温，手足厥冷，腹胀无汗。

【原因】春时应温而反寒，夏时应热而反凉，兼之天冷阴雨，或坐卧卑湿，寒湿袭于腠理，壅闭脉络。

【诊断】寸脉沉迟。沉则为水，迟则为寒。若见弦紧，弦则善胀，紧则恶寒。

【治疗】身重身冷无汗，甘草麻桂汤，麻桂术甘汤。下身重多汗，防己茯苓汤。寒湿内伏，术附汤。中气弱，理中汤，温中气而散寒湿。

【方药】甘草麻桂汤

甘草　麻黄　桂枝

麻桂术甘汤

麻黄　桂枝　白术　甘草

防己茯苓汤　治里水，腰下重。

防己　黄芪　桂枝　茯苓　甘草

术附汤　温经散湿，此方独胜。

白术　熟附子

气结胀

【症象】胸腹凝结作胀，胀而不休，或胸前饱闷，或小腹胀急。

【原因】或因恼怒伤肝，肝气怫郁。或因思虑伤脾，脾气郁结。郁怒思虑，则气血凝结也。

【诊断】脉见沉涩，或见沉弦，或见沉伏。《脉经》云：下手脉沉，便知是气。

【治疗】攻冲刺痛，四七汤。寒凝结胀，厚朴汤。胸前饱闷，枳桔平胃散。小腹胀急，青皮散。小便涩滞，木通饮。

【方药】四七汤　治七情气结。

半夏　苏叶　厚朴　白茯苓　生姜　红枣

厚朴汤

厚朴　陈皮　甘草　干姜　白茯苓

枳桔平胃散

枳壳　桔梗　苍术　广皮　甘草　厚朴

青皮散

青皮　大腹皮

木通饮　治胁肋刺痛膨胀。

木通　陈皮　苏梗　甘草　生姜　红枣

气散胀

【症象】时胀时退，气怯言微，目慢神清，静则稍减，动作胀急。

【原因】或劳动太过，中气受伤。或久病缠绵，元气受损。肺不能通调，脾不能转输，肾不能闭藏，则真气散，而腹胀之症作矣。

【诊断】六脉无力，虚大无根，浮缓散慢，神离反疾。

【治疗】气怯言微，生脉散。动作胀急，静则稍减，戊己汤加敛气之药。气不归原，都气丸，纳气丸。气虚极，以四君子汤，参橘煎送下。

【方药】生脉散　生津液，充血脉，助元敛神。

人参　麦冬　北五味

戊己汤　伐肝扶脾，调敛中州，故名戊己。

白芍药　甘草

纳气丸　即六味地黄丸加益智仁。

参橘煎　见喘症。

肺虚腹胀

【症象】面色惨白，气弱不振，时胀时退，二便清利，此肺经阳虚之证。若肌肉消瘦，咳嗽面红，多汗骨蒸，此肺经阴虚之证。二者皆名肺虚腹胀症也。

【原因】 肺阳不足，治节无权，肺阴亏损，清肃不行，肺为相传，主宰一身。肺气若虚，诸经皆结。

【诊断】 寸口脉微，或见濡软，或见沉细，或见沉涩，甚则沉结。

【治疗】 肺阳不足，脉缓濡软，四君子汤，补中益气汤。肺阴不足，脉虚细数，人参固本丸，生脉散。肺虚气壅，难用补剂，人参平肺散。

【方药】 人参固本丸　见前肺虚肿。

生脉散　见前气散胀。

人参平肺散　见后肺痹。

肺热胀

【症象】 喘息倚肩，不得仰卧，烦闷咳逆，腹胀胸痛，常胀不退。

【原因】 或肺素有热，又因膏粱厚味，酒湿辛辣之积热，上蒸清道，肺热焦满。

【诊断】 右寸洪大，肺经有热。右关上溢，胃火薰蒸。左寸洪数，心火刑金。左关弦数，木中火发。

【治疗】 喘息倚肩，不得仰卧，烦闷咳逆，葶苈泻肺汤合泻白散。胃火薰蒸，腹胀作痛，大便结者，枳桔大黄汤。心火刑金，泻心各半汤。木中火发，泻青各半汤。以上三方，家秘法也。

【方药】葶苈泻肺汤

葶苈子　大枣

泻白散

桑白皮　地骨皮　甘草

枳桔大黄汤　《家秘》治肠热肠结，诸腹胀大。

枳实　桔梗　大黄　大腹皮　桑白皮　广皮　甘草

泻心各半汤　《家秘》治心火刑金。

川黄连　甘草　桑白皮　地骨皮

泻青各半汤　《家秘》治肝火刑金。

胆草　黄芩　青黛　甘草　桑白皮　地骨皮

脾虚胀

【症象】食少身倦，脾虚不运，二便清利，言语轻微，心腹时胀时退，朝宽暮急。

【原因】脾气素虚，饮食难化，强食过饱，凝积肠胃，荣卫稽留。

【诊断】或见虚软，或见空大，或见细微，或见弦急，两手双弦，木乘土位。

【治疗】脾气不实者，参苓白术散。言语轻微者，四君子汤。心腹时胀，饮食难消者，加减枳术丸。

【方药】参苓白术散

人参　白术　广皮　白茯苓　白扁豆　甘草　泽泻　莲肉

四君子汤

人参　白术　茯苓　炙甘草

加减枳术丸

白术　枳实　人参　广皮　甘草　熟砂仁　白茯苓

脾实胀

【症象】眼目黄肿，夜不得卧，肚腹时热，小便赤色，大便或结或泻或时作痛，泻下黄沫，肛门热痛。

【原因】膏粱积热，湿热之气，聚于脾中而不散，湿热伤脾，不得转输。传道之令不行，中州之官失职，诸经凝窒，而脾实腹胀之症成矣。

【诊断】右脉滑大，或见洪数，或见沉实，或见洪长，或见沉急。

【治疗】眼目黄肿，龙胆泻肝汤。肚腹时热，川连戊己汤，川连枳壳汤。小便赤色，导赤各半汤。泻下黄沫，家秘泻黄散。肛门热，川连枳壳汤加黄柏、槐米。胸前满闷，栀连二陈汤，栀连平胃散加枳实以消痞满。

【方药】川连戊己汤

白芍药　甘草　川黄连

川连枳壳汤

川连　枳壳　木通　甘草　大腹皮　地骨皮

导赤各半汤

黄芩　黄连　甘草　犀角　麦冬　滑石　栀子　茯神　知母　人参

家秘泻黄散

川连　枳壳　苍术　厚朴　广皮　甘草

肝火胀

【症象】目睛黄，两胁痛，小腹胀急，或攻刺作痛，或左边胀甚，小便赤，夜不得寐。

【原因】或恼怒伤肝，肝气怫郁。或浩饮酒伤，热聚于胆，木火乘脾，则膈塞不利。

【诊断】左关弦数，或见沉弦，或见沉数，或见促止，或见模糊。沉细弦数，肝家之火。浮大弦数，胆经之热。

【治疗】轻者，清肝饮，未应，泻肝汤或左金丸。

【方药】清肝饮

柴胡　黄芩　山栀　连翘　桔梗　川芎　甘草

左金丸

川黄连　吴茱萸

肝肾虚胀

【症象】腰软作痛，痛连季胁，小便常涩，气怯消瘦，小腹胀冷。

【原因】真元不足，斫削太过。若肾之真阳虚，则开阖之关不利。肾之真阴虚，则封闭之司失权。若肝经虚损，则施泄之令不行。是以二便不得分晓。

【诊断】左关细小，肝经不足。左尺细小，肾经不足。若见沉迟，真阳不足。若见细数，真阴不足。

【治疗】腰软常痛，大造丸主之，溶化龟鹿二仙胶为丸。小便涩，小腹胀冷，金匮肾气丸主之。若真阴虚，脉数内热者，家秘肝肾丸。

【方药】大造丸

怀熟地　甘枸杞　菟丝子　厚杜仲　山药　白茯苓　紫河车

食积胀

【症象】肚腹胀急，按之实痛，或一条扛起，或见垒垒小块，或痛而欲利，利后稍减。

【原因】嗜食不谨，胃强能纳，脾弱不消，停滞脾胃之间。

【诊断】右关多滑，或见沉实，或见滑动，或见弦急。

【治疗】肚腹胀急，按之实痛，枳实散。一条扛起，痛而欲利，利后稍减者，枳朴大黄汤。

【方药】枳实散

陈枳实　莱菔子　麦芽　山楂肉

枳朴大黄汤

陈枳实　厚朴　广皮　甘草　大黄

虫积胀

【症象】肚大青筋，腹皮胀急，反能饮食。或面见白癍黑点，或喜食一物，或腹起块杠，大便偶见长虫。

【原因】脾气不足，强食伤脾，不能磨化，停积于中，湿热生虫。

【诊断】乍大乍小，乍数乍迟，或见沉滑，或见沉实，或见弦急，或见沉弦。

【治疗】追虫丸，万应丸，使君子丸。有块杠起，下虫积而愈。

【方药】追虫丸

黑丑　槟榔　雷丸　南木香

万应丸

黑丑　大黄　槟榔　雷丸　南木香　沉香

使君子丸

使君子　芜荑　鹤虱　槟榔　百部　苦楝根皮

血臌胀

【症象】腹胀不减，肚大紫筋，腿足或见血缕，小便反利，大便或黑。血在上则漱水多忘，血在下则小腹闷痛。

【原因】或因惊恐跌扑，或因恼怒悲哀，或因过食辛辣，血热妄行，错归故道，停积于中。

【诊断】脉多见芤，或时见涩，或见沉数，或见细微，或见沉伏，或见牢实。

【治疗】腹胀不减，紫筋血缕，在上者，红花桃仁汤。在下者，桃仁承气汤。小腹硬痛者，两方合用。

【方药】红花桃仁汤　治上焦蓄血。

红花　桃仁　当归　红曲　楂肉　丹皮　赤芍药　泽兰　郁金　青皮

桃仁承气汤　治下焦蓄血。

桃仁　桂枝　芒硝　甘草　大黄

脏寒胀

【症象】四肢常冷，小腹胀急，冷硬如冰，小便清利，大便时泻，不思饮食，唇口色白，言语轻微。《内经》所云正水，即脏寒生满病之症也。

【原因】真阳素虚，脏气不足，又因口食冷物，身得寒气，则身中之天地不交，阴寒痞塞。

【诊断】六脉沉迟，微细无力。左脉沉迟，肝肾虚寒。右脉沉迟，脾肺虚寒。

【治疗】肝肾虚寒，腹冷如冰，大便不实，八味丸。小便不利，金匮肾气丸①。脾肺虚，不思饮食，言语轻微，理中汤。手足厥冷，四逆汤。

---

① 金匮肾气丸：据药物组成，当为《济生》肾气丸，又名资生肾气丸，或名加味肾气丸。

【方药】金匮肾气丸即热[1]八味地黄丸加车前子、牛膝。

四逆汤

干姜　甘草　附子

六腑腹胀

【症象】胸前胀满，妨于饮食，胃胀也。肠鸣而痛濯濯有声，大肠胀也。小便时赤，小腹胀满，小肠胀也。气癃溺涩，少腹胀急，膀胱胀也。气满肤中，空空然响，三焦胀也。胁肋作痛，口苦太息，胆胀也。

【原因】饮食不节，失饥伤饱，每成胃胀。中州停滞，成痰成积，肺气不清，下遗大肠，则腹乃胀。心胃有热，下遗小肠，则腹亦胀。肺气怫郁，不能下输膀胱，则小腹胀。三焦主人身之气，大气周流，则无障碍，三焦壅滞，腹胀乃作。肝胆主木，最喜条达，不得疏通，胆胀乃成。

【治疗】胃胀者，平胃散加减治之。大肠胀者，枳壳化滞汤，导痰汤。小肠胀者，木通饮。膀胱胀者，五苓散。三焦胀者，枳壳青皮饮。胆胀者，柴胡清肝饮。

【方药】平胃散

苍术　厚朴　广皮　甘草

---

① 热：疑为衍文。

枳壳化滞汤

枳壳　厚朴　神曲　广皮　莱菔子　麦芽　砂仁

导痰汤①

南星　半夏　枳壳　橘红　甘草

木通饮

木通　陈皮　苏梗　甘草　生姜　红枣

五苓散

猪苓　泽泻　白术　白茯苓　肉桂

枳壳青皮饮

枳壳　青皮　大腹皮

柴胡清肝饮

柴胡　山栀　丹皮　青皮　苏梗　白芍药　钩藤

家秘消胀散②　治肠胃停滞，诸腹胀大。

半夏　厚朴　枳实　香附　麦芽　楂肉　苍术　槟榔　广皮　干葛　神曲　莱菔子　共为细末，木通、大腹皮各三钱煎汤调服

【杂论】肿症在表者多，胀症在表者少。肿症肿于遍身，现于皮肤，在外不在内。胀症胀于心腹，即《内经》所谓心腹满，旦食不能暮食也。是以其症当分，其治当别。然经络同者，症形治法亦无不同。例如外感之肿，与外感之胀，二者固自各异。至内伤五

---

① 导痰汤：前“食积痰”节中导痰汤有“茯苓”。

② 家秘消胀散：治疗内容中未提此方。

脏之肿，与内伤五脏之胀，则形症治法大抵相似也。

（十二）黄疸

黄汗

【症象】眼白黄，面皮黄，汗出染衣，如黄柏汁，发热而渴，状如风水，身疼烦重，小便不利。

【原因】脾胃素热，汗出逢风，或汗出入水，水渍汗孔，湿热内蒸，热气外现。

【诊断】脉来洪大者愈易，细涩者瘥难。

【治疗】《金匮》于水肿门，则立黄芪芍药桂酒汤，以治身重发热，两胫自冷，脉自沉之症。又立桂枝加黄芪汤，以治身发热，足胫热，盗汗，汗出反发热之症。又于黄疸门，亦立桂枝加黄芪汤，以治诸黄家脉浮当汗之症。与肿胀门，黄汗肿参看。

【方药】黄芪芍药桂酒汤　治身重发热，汗出而渴，黄汗染衣，脉自沉。

黄芪　芍药　桂枝

桂枝加黄芪汤　治黄疸脉浮，宜汗者。若腹满，欲呕吐懊憹，宜吐不宜汗。

桂枝　芍药　甘草　生姜　黄芪　大枣

正黄疸

【症象】食已即饥，遍身俱黄，小便或赤，或不利，憎寒壮热，身体如肿。

【原因】脏腑积热，并于脾胃之间。外因风湿相搏，闭郁腠理，湿热薰蒸，盦[①]而成黄。

【诊断】寸脉浮缓，缓则伤风。趺阳紧数，数则为热，紧则伤脾。尺脉本沉，浮则肾伤。阳明脉迟，迟则忌下。

【治疗】假令脉浮，当以汗解，桂枝黄芪汤。若寒热，胸满，烦呕，小柴胡汤。恶寒身痛，表不解者，麻黄醇酒汤。若腹满，小便不利而赤，自汗出，此表解里实热，宜下，大黄硝石汤，茵陈汤。小便不利，加减五苓散。胸满呕吐，小半夏汤。黄结上焦者，权用瓜蒂散吐之。然不若，吹鼻出黄水。

【方药】麻黄醇酒汤

用麻黄，冬月酒煮，春月水煮

大黄硝石汤

大黄　黄柏　硝石　栀子

茵陈大黄汤

茵陈　大黄　栀子

瓜蒂散

瓜蒂　赤小豆

小半夏汤

半夏　广皮　生姜

茵陈五苓散　即五苓散加茵陈。

---

① 盦（ān）：覆盖。

谷疸

【**症象**】食谷头眩，心中怫郁，胃中苦浊，小便不通，遍身俱黄。

【**原因**】脾胃有伤，不能运化水谷，谷气不消，胃中苦浊，浊气下流，小便不利，湿热内甚，则身体发黄。

【**诊断**】趺阳紧数，数则为热，紧即为寒。阳明脉迟，食难用饱。滑大者易治，弦紧者难痊。

【**治疗**】脉迟者不可下，茵陈汤治之。胃热血燥者，用猪膏发煎，润燥下利，能泄阳明之阴，以泄谷气之实。今推广茵陈平胃散，泄阳明之阳，以泄谷气之实。

【**方药**】猪膏发煎　泄阳明之阴。

猪膏　乱发　右二味煎至发消药成膏

茵陈平胃散　泄阳明之阳。

熟苍术　厚朴　广皮　山栀　茵陈　淡豆豉

酒疸

【**症象**】身目俱黄，心热足热，懊侬时时欲吐，小便赤，腹满，鼻燥胸中热痛，下之。久久为黑疸，目青面黑，心中如啖蒜状，大便黑，皮肤不仁。

【**原因**】其人以酒为事，或饥时浩饮，大醉当风，入水，兼以膏粱积热，互相蒸酿。

【诊断】其脉浮弱，或见洪大，或见浮数，或见沉数。

【治疗】心中热，欲呕者，吐之。或无热，神清腹满，欲吐先吐之。脉沉者，先下之。酒疸，心懊侬，或热痛，《金匮》栀子大黄汤。今推广身发热，口渴者，干葛汤治之。作呕，合平胃散。小便涩，加减五苓散。

【方药】《金匮》栀子大黄汤　治酒疸，心中懊侬，发热。

栀子　大黄　枳实　豆豉

推广干葛汤

干葛　山栀　豆豉　枳实　甘草

加减五苓散

猪苓　泽泻　白茯苓　白术　茵陈

女劳疸

【症象】发热恶寒，膀胱急，小腹满，身黄，额黑，足心热，大便或黑或溏，腹胀如水。

【原因】其人必数醉入房，热气聚于脾中，不得散，肾气日衰。夫醉饱入内，脾肾交伤，阴精耗而阳火亢。

【诊断】尺脉沉涩，阴精内竭。右关弦数，热聚脾中。尺弱关实，脾肾交伤。

【治疗】腹胀如水状，大便黑，血不行也，仲景硝矾散主之。愈后，以菟丝子丸调理。

【方药】硝矾散。

硝石　矾石

菟丝子丸

菟丝子　石莲肉　白茯苓　山药

阴黄

【症象】身无热，手足冷，大便滑，小便清白，黄不鲜明，饮食不进，口不烦渴。

【原因】或热病后，过用寒凉。或真阳素虚，太阴阴寒凝结，脾肾交伤。

【诊断】多见沉迟，或见沉细，或见微弱，或见空大。

【治疗】茵陈四逆汤，茵陈橘皮汤，八味丸。今为推广理中汤，治大便滑，饮食不进。

【方药】茵陈四逆汤

茵陈　炮姜　附子　甘草

茵陈橘皮汤　治身黄脉沉细，身热手足寒。

茵陈　橘皮　生姜　白术　半夏　茯苓

家秘保和散加茵陈山栀　名茵陈保和散。

半夏　熟苍术　厚朴　香附　神曲　麦芽　干葛　白豆蔻　广皮　连翘　莱菔子

【杂论】阴黄，阴证也，以其色黄而混名之。若疸症，皆生于热，胆火居多，是以清胆火为正治。然脾胃成疸者比比，故治疸而用清热，人人知之也。脾胃之积滞成疸，忌用寒凉，而应辛散消导，则有忽之者。家秘有加减保和散，以治积滞之谷疸。又立茵陈保和丸，以治积热之谷疸。实能以简驭繁，泄不传之秘。总之疸症要分热而无滞，热而有滞。无滞者，止须清热。有滞者，必要消散停滞，则热自解。此法不独治疸，凡治一切积热停滞之真诀也。

（十三）三消

燥火三消

【症象】即风消也，多饮，渴不止，唇口干裂，烦躁不宁，此燥火伤于肺，即上消证也。多食易饥，不为肌肉，此燥火伤于胃，即中消证也。小便频数，淋沥如膏如油，此燥火伤于小肠、膀胱，即下消之证也。

【原因】或赫羲之年，燥气从令。或干旱之岁，燥火行权。或秋令之月，燥气太过。燥火伤人，上则烦渴引饮，中则消谷易饥，下则小便频数。燥万物者莫熯乎火，而三消之证作矣。

【诊断】寸脉浮数，燥伤于上。关脉洪数，燥伤于中。尺脉沉数，燥伤于下。燥伤于气，脉见大数。燥伤于血，脉见细数。

【治疗】清燥为先，烦渴引饮，用知母石膏汤。多食易饥，人参白虎汤。小便频数，淋沥如膏，益元散导赤各半汤。

【方药】知母石膏汤

知母　石膏　葛根　甘草

益元散

滑石　甘草　辰砂

湿火三消

【症象】烦渴引饮，咳嗽面肿，此湿热伤肺，即上消证也。面黄身肿，消谷易饥，此湿热伤胃，即中消证也。小便频数，如膏如油，或如米泔，其味反咸为甘，此湿热伤于小肠、膀胱，即下消证也。

【原因】酒湿水饮之热，积于其内。时行湿热之气，蒸于其外。内外合受，郁久成热，湿热转燥，则三消乃作矣。

【诊断】脉见数大，寸大上消。关大中消，尺大下消。三部皆大，三消之脉也。

【治疗】宜流湿润燥，清肺饮，治上消也。加味清胃汤，治中消也。导赤各半汤益元汤，治下消也。

【方药】清肺饮　即甘露饮子。

石膏　桔梗　山栀　知母　连翘　川黄连　甘草麦冬　杏仁　枇杷叶

加味清胃汤

川连　升麻　丹皮　山栀　甘草　干葛

导赤各半汤

木通　生地　甘草　川黄连　麦门冬

积热三消

【症象】烦渴引饮，口臭消渴，上消证也。烦热多食，食下即饥，中消证也。小便频数，如膏如油，足心下部常热，下消证也。

【原因】膏粱厚味，时积于中，积湿成热，薰于肺则成上消。伤于胃则成中消。流于下则成下消。

【诊断】胃脉上朝于寸口，肺消也。气口滑大，胃消也。尺脉洪大，下消也。右脉数大，肠胃积热。左脉数大，肝胆积热。

【治疗】烦渴引饮，清肺饮。口臭易饥，清胃汤加干葛。如肺胃积热下流膀胱，八正散。若肝胆之热下流，龙胆泻肝丸。若肾之相火下流而成下消，凉八味丸，文蛤散。

【方药】清肺饮

清胃汤二方　见湿火三消。

文蛤散

文蛤

精虚三消

【症象】口干消渴，饮水不多，气怯喘咳，上消证也。时食时饥，饥不欲食，中消证也。小便频数，牵引作痛，如沥如膏，下消证也。

【原因】或悲哀伤肺，煎熬真阴。或思虑伤脾，脾阴伤损。或房劳伤肾，精日耗而亏损。

【诊断】右寸细数，肺燥液干。右关细数，脾经阴损。两尺细数，肾肝失精。

【治疗】生脉散，人参固本丸，治上消也。地黄膏，琼玉膏，治中消也。三才封髓丹，治下消也。先见小便过多，随乃多渴，此真阳失守，下泄无度，不能蒸动生津，金匮八味丸主之。

【方药】人参固本丸

人参　怀生地　大熟地　天门冬　麦门冬

地黄膏

生地　当归　丹皮　白芍药　甘枸杞　知母　人参　甘草　地骨皮

琼玉膏

人参　白蜜　生地黄　白茯苓

三才封髓丹　见肾痹。

【杂论】《内经》有风消之句，消必兼风言之也。厥阴传变二阳，则成三消。然消证多饥，仲景云：饥不欲食，则知消证亦有不欲食者。故能食而渴，全重二阳。饮一溲一，全重少阴。饥不欲食，气上冲心，则主厥阴矣。河间云：消渴之证，阴精极衰，燥热太过，治宜补肾水，泻心火，润肠胃之燥热，济身中之津液，使道路不结，津液不枯，气血不涩则病自已。

（十四）痿症

风湿痿

【症象】小筋弛长，手足瘫痪，痿弱不能举动，皮肤不仁，关节重痛。

【原因】或居处卑湿，或冒风雨留着经络，则纵缓不收。

【诊断】浮缓主风，浮濡主湿，浮缓而濡，乃是风湿。若见浮紧，乃是寒湿。若见浮数，风热而湿。洪数而浮，风湿在表。洪数而沉，湿热在里。

【治疗】身发热，脉浮紧，羌活胜湿汤。关节重痛，寒气胜，桂枝汤加苍术、防风、羌活、独活。热气胜，脉浮数者，荆防平胃散。脉沉数者，荆防二妙丸。皮肤不仁，脉浮缓者，苍防五皮饮。

【方药】羌活胜湿汤　见湿热肿。

家秘桂枝汤　治太阳经寒湿。

桂枝　麻黄　芍药　甘草　苍术　防风　羌活　独活

荆防平胃散　治阳明经上部风湿。

荆芥　防风　苍术　厚朴　广皮　甘草

荆防二妙丸　治阳明经下部湿热。

荆芥　防风　苍术　黄柏

苍防五皮饮　治风湿在表之方。

生姜皮　茯苓皮　桑白皮　五加皮　大腹皮　防

风　苍术

湿热痿

【症象】身体重着，走注疼痛，首如裹，面壅肿，小便黄赤，手足发热，小筋弛长。

【原因】时令之湿热加临，肥甘之湿热内积，或湿热中于皮肤，传舍经络，湿热伤筋，则弛长为痿矣。

【诊断】脉来浮濡沉数。濡主乎湿，数主乎热。浮濡主表，沉数主里，浮沉皆数，表里皆热。

【治疗】脉见浮数，湿热在表，羌活败毒散，太阳二妙丸。脉沉而数，积热在里者，川连枳壳汤，阳明二妙丸。表里见证者，二方加荆芥防风。

【方药】羌活败毒散

羌活　独活　柴胡　前胡　防风　荆芥　广皮　川芎　甘草

太阳二妙丸

黄柏　独活

阳明二妙丸

黄柏　苍术

川连枳壳汤

川黄连　枳壳　广皮　甘草

燥热痿

【症象】口燥唇焦，皮毛干揭，手足痿软，不能行动。

【原因】或赫羲之年，燥火行令。或秋燥之时，燥气烁人，阴血不能荣养宗筋。

【诊断】洪大数疾，燥火加临。右脉洪数，燥伤气分。左脉洪数，燥伤于血。

【治疗】燥火伤气，右脉洪数者，加减知母石膏汤合凉膈散。燥伤阴血，左脉洪数，滋燥养荣汤。

【方药】加减知母石膏汤　治燥火伤气分者。

知母　石膏　地骨皮　麦冬　天花粉　甘草

凉膈散

桔梗　连翘　天花粉　山栀　薄荷　黄芩　川连　甘草

滋燥养荣汤　治燥伤阴血者。

当归　生地　白芍药　秦艽　黄芩　荆芥　甘草　丹皮　犀角

肺热痿

【症象】皮毛干揭，上则喘咳，下则挛拳。

【原因】有志不遂，所求不得，郁而生火，火来克肺，肺热叶焦，清化不行，津液不输。

【诊断】寸脉浮数，浮则主肺，数则主热，浮数相兼，主乎肺热。

【治疗】肾火上炎，知柏天地煎，玄武胶为丸。肺中伏火，二母二冬汤合家秘泻白散。

【方药】知柏天地煎

知母　黄柏　天冬　地黄

二母二冬汤

川贝母　知母　天门冬　麦门冬

家秘泻白散

桑白皮　地骨皮　甘草　桔梗　石膏　川黄连　黄芩

心热痿

【症象】四肢关节，不能活动，足胫纵缓，不能收持，如枢纽之折而不能提挈，面颊常赤，意乱心烦。

【原因】内而欲心妄动，外而起居如惊，则心火上炎，三阴在下之脉，亦厥逆而上。火盛水衰，则阴血日损。

【诊断】脉多洪数。左寸尤甚，肝脉上朝，木火通明。两尺躁疾，水衰火旺。

【治疗】左寸洪数者，导赤各半汤。左关上朝者，泻青丸合龙胆泻肝汤。尺脉躁疾，水中火发，六味丸合丹溪大补丸。

【方药】导赤各半汤

生地　木通　川连　甘草　黄芩　山栀　犀角磨冲

六味丸合大补丸　即六味地黄丸加黄柏。

肝热痿

【症象】汁溢口苦，两胁攻刺作痛，筋膜干急，筋缩而挛。

【原因】恼怒伤肝，肝气怫郁，木燥火生，则筋膜干急。

【诊断】左关沉涩，肝胆郁结，或见沉数，肝胆里热。左寸洪数，木火通明。左尺洪数，木燥水竭。

【治疗】两胁刺痛，清肝顺气饮。筋膜干急，补阴丸。筋急挛蜷，舒筋活络丹。肝肾水虚火旺，家秘肝肾丸。

【方药】清肝顺气饮

柴胡　黄芩　山栀　苏梗　青皮　木通　枳壳　甘草

补阴丸

黄柏　知母　熟地　败龟板　白芍药　陈皮　牛膝　虎骨　当归　上为末羊肉为丸

舒筋活络丹

熟地黄　白芍药　当归　川芎　秦艽　木瓜　米仁　黄柏　水泛为丸

家秘肝肾丸

天门冬　生地黄　当归身　白芍药　知母　黄柏　上以天冬、生地二味煎三四次收为膏，以归芍知柏四味为细末打为丸

脾热痿

【症象】唇焦齿燥，口干作渴，肌肉不仁，身重不能转侧，纵缓不能举动。

【原因】或因水饮不谨，水积热生。或因膏粱积热，湿热伤脾。脾主肌肉，故常不仁。脾主四肢，故常痿软。

【诊断】六脉濡滞，湿气所伤。若见洪数，乃是湿热。右关主脾，脉弦乃病。弦而大数，脾胃有热。

【治疗】水湿生热者，栀连平胃散，栀连二陈汤。膏粱积热者，川连枳壳汤或泻黄散。

【方药】川连枳壳汤

泻黄散　上二方见脾实腹胀。

肾热痿

【症象】腰骨不举，尻以代踵，脊以代头，足不任地，骨痿不能起于床。

【原因】思想无穷，意淫于外。入房太甚，宗筋弛纵。又有远行劳倦，逢大热而渴，阳气内伐，水不胜火，水亏于下，则肾热而骨痿。

【诊断】尺脉大而虚，肾气不足。尺脉搏而急，肾经火发。尺脉细而疾，肾水干竭。

【治疗】尺脉大而虚，人参固本丸。尺脉搏而急，知柏天地煎。尺脉细而疾，坎离既济丸主之。

【方药】人参固本丸　见前精虚三消。

知柏天地煎　见前肺热痿。

坎离既济丸

熟地　当归　白芍药　牡丹皮　知母　天门冬　黄柏　麦门冬　右为细末玄武胶、鹿角胶为丸

筋挛

【症象】皮肤[1]干揭，遍身燥痒，手足难于举动，渐至肌肉黑瘦，筋脉挛缩，此肝经血少筋挛之症也。若两足拘紧不能伸，或左右换易作痛，渐至两臂皆缩，此阳明经湿热筋挛之症也。

【原因】《内经》云：脉弗荣则筋急。又云：肝主筋，肝气热，则筋膜干。筋膜干，则筋急而挛。又云：阳明主润宗筋，束骨而利机关。若湿热不攘，则大筋软[2]短，而筋缩而挛。

【诊断】左关细数，肝经血热。左关细涩，血海干枯。右关弦细，阳明血虚。右关数大，阳明湿热。

【治疗】肝经血热者，知柏四物汤。肝主风，血少风生者，补肝散合钩藤膏。血海干枯者，补阴丸。若阳明虚者，薏苡仁散合金银藤膏。阳明湿热甚者，四味舒筋汤。

---

① 肤：原脱，据明·秦景明《症因脉治》补。

② 软：收缩。“大筋软短，小筋弛长。”

【方药】知柏四物汤　治肝经血热筋挛。

知母　黄柏　当归　生地　川芎　白芍药

补肝散

当归　白芍药　羌活　秦艽

钩藤膏

钩藤　当归　川芎　生地　白芍药

补阴丸　见肝热痿。

薏苡仁散　治肺热痿痹筋挛，兼治阳明湿气。

薏苡仁焙研末水调服

金银藤膏　治阳明经湿热筋挛。

金银藤　秦艽　木瓜　苍术　黄柏

四味舒筋汤　治阳明经湿热筋挛。

秦艽　木瓜　苍术　黄柏

家秘舒筋丸

当归　白芍药　知母　黄柏　秦艽　木瓜　上六味研细末

金银藤　钩藤　天门冬　怀生地　威灵仙　何首乌　上六味水煎去渣收厚膏拌前末药打为丸

【杂论】《内经》论痿云：肺热叶焦，则生痿躄。心气热，则生脉痿，胫纵不能任地。肝气热，则筋膜干，筋急而挛。脾气热，则胃干而渴，发为肉痿。肾气热，则腰脊不举，发为骨痿。又缴上文曰：五脏因肺热相乘而发痿躄。痿皆主于大热，肺热者色白毛败，心热者色赤脉溢，肝热者色苍爪枯，脾热者色黄而肉动，肾热者色黑齿槁。又总结上文治痿之法曰：独取阳明。阳明者，五脏六腑之海，主润宗筋，主束骨而利机关。明明言阳明广纳水谷，饮食热物，必先受之。五脏六腑，皆禀气于胃，若肠胃有积热，则阳明受热，肺受火形，而成痿矣。《原病式》云：手足痿软，非外中于风，乃内热而生。因肺热而血液干燥，不能荣养百骸故也。子和云：痿因肺热相乘于四脏。若作寒治，是杀之也。丹溪云：治痿而得经旨者，千古来惟河间一人。刘宗厚云：痿症《内经》所论至详，奈后代方书，概多差谬，皆因手足瘫痿，有似中风。足躄难行，又似风痹。于是误以中风诸痹治之，遗祸至今。今按诸家之论，极为正当。但尚未发明《内经》论痿，以阳明积热相传于肺，治宜独取阳明，以澄其源，则不消烁血液，而主润宗筋，能束骨利机关。故下文缴明曰：阴阳总宗筋之会，会于气冲，而阳明为之长，属于带脉，而络于督脉。阳明病，则宗筋热而纵，带脉不引而足痿矣。此言膏粱积热，内伤成痿之症，必当独取阳明，而为治痿下手真诀。夫《内经》治病，独详于针灸，而针法则曰：虚者当补，实者当泻。今言独取阳明者，以痿症乃阳明实热致病耳。然亦不特专务用药，即针取阳明，是亦一法也。再考《生气通天论》云：因于湿，湿热不攘，大筋软短，小筋弛张。此言痿挛之症，不独内伤，亦有外感于湿。若不攘夺而去之，则湿久变热，热久变燥，燥伤血液，亦成痿挛。申明湿热未变燥热，可用祛湿清热之法。若已成痿挛，亦宜清热润燥，主润宗筋，若误投燥湿，则违悖主润宗筋之经旨。《内经》又云：膏粱之变，足生大疔。又有能食而渴，则发脑疽。又云：土太过，令人四肢不举，此真膏粱积热，非肝肾经虚。细按诸条，皆互发生疔发毒，手足不举，足躄痿挛，皆因膏粱积热而起。须要清肠胃之积热，无论禁忌燥热之药，即专用滋阴降火，亦非肝肾经虚，而不对病者也。但清肠胃积热，不比他经，他经之热易清，膏粱积热，随清随起。若纵肆口腹，则饮酒焉，酒热上熏于肺矣。厚味焉，膏粱积热矣。即盐从火化，咸味太多，亦能发渴发热。骆龙吉①云：药中肯綮②，若不淡薄滋味，虽日进清热，而积热日生，一寒十暴。吾知其不能万全也。夫膏粱积热，乃油腻荤腥之湿热。若见湿热下泻，则不生疔发毒。若湿热不得下泄，则壅肿而发毒矣。若日久变燥，二便阻涩，则为土太过，手足不举矣。故清除积热，则二便如常，脾胃清和，输化水谷，生精养血，主润宗筋，而利机关。

---

① 骆龙吉：宋代医家，著《内经拾遗方论》4卷，注解《内经》所记疾病62种，明刘浴德等又续补88个病症，改名为《增补内经拾遗方论》。

② 綮（qìng）：筋骨结合处；比喻事物的关键。

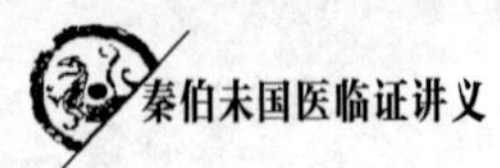

（十五）痹症

风痹

【症象】走注疼痛，上下左右，行而不定，故亦名行痹。

【原因】或元气不充，或病后体虚，或饥饿劳役，风邪乘之。

【诊断】脉见浮缓，外受风邪。或见浮数，乃是风热。或见浮紧，风寒之别。浮濡而涩，乃是风湿。

【治疗】风寒攻痛，防风汤。表里有邪者，防风通圣散，和血散痛汤，大秦艽汤。风热痛者，四物二妙丸。风湿之邪，苍防二妙汤。

【方药】防风汤

防风　当归　赤茯苓　杏仁　秦艽　羌活　桂枝　甘草

防风通圣散

防风　川芎　当归　白芍药　大黄　薄荷　麻黄　连翘　芒硝　苦桔梗　石膏　黄芩　飞滑石　生甘草　荆芥穗　野白术　山栀　生姜

和血散痛汤

羌活　升麻　麻黄　桃仁　柴胡　红花　当归　防风　甘草　独活　猪苓　黄柏　防己　知母　黄连

大秦艽汤

羌活　升麻　独活　苍术　防风　威灵仙　茯苓

当归　泽泻　秦艽①

四物二妙丸　治风热攻走作痛。

苍术　黄柏　羌活　白芍　威灵仙　陈皮

苍防二妙汤　治风湿攻走作痛。

苍术　防风

寒痹

【症象】疼痛苦楚，手足拘紧，得热稍减，得寒愈甚，亦曰痛痹。

【原因】营气不足，卫外之阳不固，皮毛空疏，腠理不充，或冲寒冒雨，露卧当风，寒邪袭之。

【诊断】脉多浮紧，或见沉迟，或见浮弦，脉若见数，寒郁成热。

【治疗】寒伤太阳，在营分无汗，麻黄续命汤。伤卫有汗，桂枝续命汤。寒伤阳明，干葛续命汤。在少阳，柴胡续命汤。今制十味羌活汤通治之。

【方药】麻黄续命汤　即本方倍加麻黄。

桂枝续命汤　即本方倍加桂枝。

干葛续命汤　即本方倍加干葛。

柴胡续命汤　即本方倍加柴胡。

家秘羌活汤　通治风寒湿三气痛痹。

羌活　防风　秦艽　柴胡　葛根　独活　川芎

---

① 秦艽：原无，据“大秦艽汤”中应有“秦艽”补。

苏梗　木通　钩藤

湿痹

【症象】或一处麻痹不仁，或四肢手足不举，或半身不能转侧，或湿变为热，热变为燥，收引拘挛作痛，蜷缩难伸，亦曰着痹。

【原因】或身居卑湿，湿气袭人。或冲风冒雨，湿留肌肉，内传经脉。或雨湿之年，起居不慎。

【诊断】脉见浮濡，乃是风湿。脉见浮紧，乃是寒湿。脉洪而数，湿热之诊。

【治疗】发汗，羌活除湿汤。胸满闷，茯苓汤。风湿，苍防二妙汤。寒湿，术附汤。湿热，苍柏二妙丸。

【方药】羌活除湿汤　通治风寒湿热，四气成痹。

羌活　防风　柴胡　独活　苍术　茯苓　泽泻　猪苓　甘草　陈皮　黄连　黄柏　川芎　升麻

茯苓汤　即枳桔二陈汤易赤茯苓。

术附汤　治寒湿成痹。

苍术　熟附子

热痹

【症象】肌肉热极，唇口干燥，筋骨痛不可按，体上如鼠走状，此《内经》所云阳气多，阴气少，阳独盛，故为热痹之症。

【原因】阴血不足，阳气偏旺，原因热极见寒，风寒外束。《内经》云：炅气相薄，则脉满而痛。

【诊断】浮大而数，热在经络。沉大而数，热已深入。大数属气，细数者血。寸脉数大，热在于上。尺脉数大，热在于下。

【治疗】热在经络者，舒筋丸。热已深入，潜行散。气分有热者，苍柏二妙丸。热在血分者，虎潜丸。

【方药】舒筋丸　治腿足肿痛，脚筋挛缩。

独活　当归　黄柏　苍术

潜行散　滋阴补肾，壮骨健行，此方独胜。

黄柏一味炒研水泛丸

虎潜丸　治湿热入血分者。

龟板胶　黄柏　知母　川牛膝　熟地黄　白芍药　当归　虎骨骱

上为细末玄武胶溶化为丸

肺痹

【症象】即皮痹也。烦满喘呕，逆气上冲，右胁刺痛，牵引缺盆，右臂不举，痛引腋下。

【原因】或形寒饮冷，或形热饮热，肺为华盖，恶热恶寒，或悲哀动中，肺气受损。

【诊断】寸口脉涩，责之在肺。或见迟弦，寒饮所伤。或见洪数，乃是伤热。浮迟肺寒，沉数里热。

【治疗】火热伤肺者，家秘泻白散。肺气受损，肺虚液少，生脉散加二冬二母。气虚上逆，参橘煎，人参平肺散。

【方药】家秘泻白散

桑白皮　地骨皮　甘草　黄芩　石膏　川连

人参平肺散

人参　桑白皮　肥知母　天门冬　橘红　甘草　地骨皮

心痹

【症象】即脉痹也。脉闭不通，心下鼓暴，嗌干善噫，厥气上则恐，心下痛，夜卧不安。

【原因】或焦思劳心，心气受伤。或心火妄动，心血亏损。

【诊断】左寸沉数。沉为心痛，数为心热。或散而大。散则失志，大为失血。

【治疗】心火盛者，导赤各半汤。心神失守者，安神丸。虚弱人，归脾汤。虚火旺者，天王补心丹。

【方药】导赤各半汤

川黄连　甘草　生地　木通　麦冬

朱砂安神丸

朱砂　川连　生地　当归

天王补心丹

人参　玄参　丹参　桔梗　远志肉　酸枣仁　柏子仁　天冬　麦冬　五味　当归　生地　茯神　川连

肝痹

【症象】即筋痹也。夜卧则惊，多饮数小便，腹大如怀物，左胁凝结作痛。

【原因】逆春气，则肝气怫郁。恼怒伤肝，则肝气逆乱。惊动魂魄，则肝气不宁。

【诊断】左关弦数，肝家有热。或见沉滞，肝家郁结。或见虚弦，肝家少血。

【治疗】左关弦数者，泻青丸或泻肝汤。左关沉滞者，柴胡疏肝散。左关虚弦，逍遥散或补肝散。

【方药】泻青丸

当归　龙胆草　川芎　栀子　大黄　羌活　防风

柴胡疏肝散

柴胡　陈皮　川芎　芍药　枳壳　香附　甘草

逍遥散

白术　白芍药　当归　甘草　柴胡　广皮

补肝散

山茱萸　当归　北五味　山药　黄芪　枣仁　川芎　木瓜　熟地　白术　独活

肾痹

【症象】即骨痹也。善胀，腰痛，遗精，小便时时变色，足挛不能伸，骨痿不能起。

【原因】《内经》云：或远行劳倦，逢大热而渴，水不胜火，则骨枯而髓虚。或不慎房劳，精竭血燥，则筋骨失养，腰痛不举。

【诊断】两尺细数，或见浮大。肾脉本沉，今反躁疾，水衰火动，肾痹之脉。

【治疗】远行劳倦者，坎离丸。房劳精竭者，河车封髓丹。肾火上炎者，家秘滋肾丸。真阳不足者，八味丸料溶鹿龟二胶为丸。真阴不足者，家秘天地煎。

【方药】河车封髓丹

天门冬　熟地黄　人参　河车

家秘滋肾丸

黄柏　知母　肉桂

共为细末玄武胶为丸。

家秘天地煎

天门冬　怀地黄　知母　黄柏　四味同煎三次去渣，冲玄武胶收膏服。

脾痹

【症象】即肌痹也。四肢怠惰，中州痞塞，隐隐而痛，大便时泻，面黄足肿，不能饮食，肌肉痹而不仁。

【原因】脾为胃行津液，权主磨化。若饮食过多，饥饱失节，则脾气受损，失其健运。

【诊断】脉见弦滑，脾虚停滞。若见空大，脾胃损伤。若见虚细，脾弱多痢。

【治疗】脾虚不能磨化，枳术消痞丸。脾有停滞者，保和丸。脾虚失健运之机，四君子汤。大便不实，异功散，参苓白术散。

【方药】保和丸

山楂　神曲　半夏　白茯苓　莱菔子　广皮　连翘

肠痹

【症象】数饮而小便不出，气窒小腹，中气喘争，时发飧泄。

【原因】或饮水太过，或饮食有伤，中气乖张，壅塞闭逆，不得下顺，返而上冲，则喘争小便不利，水谷混于大肠，则飧泄。

【诊断】六脉多弦。寸口脉弦，病在于肺。尺脉弦数，下部有热。左关沉弦，小腹气结。右关沉弦，病在中焦。寸沉尺浮，大肠飧泄。六脉沉迟，真阳内竭。

【治疗】数饮病在上，当清肺，知母石膏汤。小便不出，五苓散。气窒小腹，病在下，青皮饮。中气喘争，枳壳汤。若有飧泄，当分利阴阳，四苓车前散。飧泄脉迟，异功散合八味肾气丸。

【方药】青皮饮

青皮　大腹皮　木通　枳壳　广皮　白芍药　甘草

枳壳汤

枳壳　苏梗　桔梗　广皮　甘草

胞痹

【症象】即膀胱痹也。小腹胀闭，按之内痛，若沃以汤，清涕上出，小便下涩，膀胱胀急。

【原因】膀胱者州都之官，津液藏焉，气化则能出矣。其人若上伤肺气，清化之令不及州都，下伤肾气，开阖之关不利。

【诊断】或见沉数，胞中热结。或见沉涩，虚中之热。或见细涩，气化不及。或见沉迟，阳虚阴结。

【治疗】脉沉而数者，八正散去大黄。脉虚而数，清心莲子饮。津液干竭，生脉散。气化不及，补中益气汤。脉沉迟者，金匮肾气丸。

【方药】清心莲子饮

黄芩　麦冬　地骨皮　车前子　石莲肉　人参　黄芪　白茯苓　甘草

胸痹

【症象】胸前满闷，凝结不行，食入即痛，不得下咽，或时作呕。

【原因】饮食不节，饥饱损伤，痰凝血滞，中焦混浊，则闭食闷痛之症作矣。

【诊断】《金匮》云：阳微阴弦。又云：寸口脉沉而迟，乃言阳微也。关上小紧数，乃阴弦也。

【治疗】《金匮》以喘息咳唾，胸背痛，短气，瓜蒌薤白白酒汤主之。加以不得卧，心痹彻背者，瓜蒌薤白半夏汤主之。若心中痛，留气结在胸，胸满，兼以胁下逆抢心，枳实薤白桂枝汤，后以人参汤补气。若甚而胸中气塞，加以短气，茯苓杏仁甘草汤，后以橘枳生姜汤。胸痹，肢节之筋有缓有急，米仁附子汤。心中痛痞逆，桂枝生姜枳实汤。以上《金匮》以寒因主治之法，若热因诸胸痹，则栀连二陈汤，小陷胸汤，川连枳橘汤，加味二陈汤，可以选用也。

【方药】瓜蒌薤白白酒汤

瓜蒌实　薤白　白酒

瓜蒌薤白半夏汤

瓜蒌实　薤白　半夏　白酒

枳实薤白桂枝汤

枳实　薤白　桂枝　厚朴

人参汤

人参　白术　干姜　炙甘草

茯苓杏仁甘草汤

茯苓　杏仁　甘草

橘枳生姜汤

橘皮　枳实　生姜

薏苡附子汤

薏苡仁　熟附子

桂枝生姜枳实汤

桂枝　生姜　枳实

栀连二陈汤　即二陈汤加山栀、黄连。

小陷胸汤

瓜蒌实　半夏　川黄连

川连枳桔汤　即枳桔汤加川连、橘皮又名川连枳橘汤。

加味二陈汤　陶氏治痰结胸痛。

熟半夏　白茯苓　广皮　甘草　枳实　桔梗　川黄连　瓜蒌仁　杏仁

【杂论】胸痹与胃痛有别。胸痹不因饮食亦痛，胃痛不食无恙，饮食则痛，而不能下。若论病因，同是阳寒虚盛，痰饮死血，酒食损伤，忧思郁结，究其轻重，则胸痹为重。以胃痛实证居多，实者易平。胸痹起于日久，损伤难治耳。但胃痛亦有虚候，胸痹正多实证，所贵在临诊时细核之。

（十六）不卧

表热不卧

【症象】发热身痛，无汗烦热，不得卧，太阳经表热证也。目痛鼻干，身大热不得卧，阳明经表热证也。时寒时热，寒热往来，不得卧，少阳经表热证也。

【原因】风寒伤于太阳，郁而发热，则烦热不得卧。风寒伤于阳明，郁而发热，则烦躁不得卧。风寒伤于少阳，郁而发热，则懊侬不得卧。

【诊断】人迎浮紧，太阳表热。右关洪长，阳明表热。左关浮弦，少阳表热。

【治疗】太阳表热，不得卧而无汗者，羌活汤。阳明表热不得卧，干葛升麻汤。少阳表热不得卧，小柴胡汤。

【方药】羌活汤　治无汗发热，与麻黄汤同功。

羌活　独活　柴胡　前胡　防风　荆芥　甘草　川芎

干葛升麻汤

干葛　升麻　桂枝　芍药　甘草

里热不卧

【症象】身热汗出，渴而引饮，小便不利，太阳经里热也。烦渴消水，口燥唇焦，大便坚结，阳明经里热也。寒热口苦，胁痛干呕，少阳经里热也。

【原因】太阳失用解表，则传膀胱之本。阳明失用解表，则传阳明之里。少阳失用解表，则传少阳之里。邪热传里，则烦躁不得卧矣。

【诊断】左尺沉数，太阳里热。右关沉数，阳明里热。左关弦数，少阳里热。

【治疗】太阳里热，五苓散，家秘用木通羌活汤。阳明里热，白虎汤。有下症者，承气汤下之。少阳里热，家秘黄芩汤。

【方药】五苓散

猪苓　泽泻　白术　肉桂　白茯苓

白虎汤

知母　石膏　粳米　甘草

家秘木通羌活汤

木通　桔梗　羌活　荆芥

家秘黄芩汤

黄芩　山栀　柴胡　甘草

血热不卧

【症象】昼则了了，夜则发热，睡中盗汗，心烦惊起，此血伏邪热之证也。

【原因】阳邪陷入血分，则阴被阳乘，正所谓血中伏火，阴分不宁。

【诊断】脉多沉数。左关沉数，少阳血热。左尺沉数，太阳血热。右关沉数，阳明血热。

【治疗】清阴中伏火，丹溪有知柏四物汤。左尺沉数，加羌活、独活。左关沉数，加柴胡、山栀。右关沉数，加升麻、葛根。睡中盗汗，时时惊醒，当归六黄汤。

【方药】当归六黄汤

当归　黄连　黄芩　黄柏　黄芪　生地黄　熟地黄

气热不卧

【症象】昼则发热，夜则身凉，是阳气伤于阳分而不得卧也。昼则发热烦躁，夜亦发热烦躁，是气受邪热，重阳无阴而不得卧也。

【原因】春温夏热，阳火炽盛，气分受邪，则发热闷乱，烦躁不宁。

【诊断】脉多浮数。左脉浮数，太阳有热。左关弦数，少阳有热。气口浮数，阳明有热。

【治疗】左脉浮数，羌活败毒散加黄柏、知母。左关数大，柴胡饮子。右关洪数，白虎汤。骨节烦热，地骨皮散。

【方药】羌活散　即败毒散加黄柏、知母。

柴胡引子

柴胡　黄芩　广皮　人参　甘草　大黄

地骨皮散

地骨皮　柴胡　知母　黄芩　人参　甘草

余热不卧

【症象】表汗已出，表邪已退，身不发热，但睡中盗汗，小便色黄，夜多烦躁，口苦舌干，不得安睡。

【原因】热病时，或出汗未彻，邪留经络，或热气未除，得谷太早，补其邪热，则生烦躁，而夜不得安卧矣。

【诊断】脉见细数，或见沉数。左尺数者，太阳余热。左关数者，少阳余热。右关数者，阳明余热。

【治疗】太阳余热，五苓散，木通羌活汤下。少阳有热，栀子柴胡汤。阳明有热，竹叶石膏汤。

【方药】木通羌活汤　见前里热不卧。

栀子柴胡汤

山栀　柴胡　黄芩　竹茹　知母　甘草

竹叶石膏汤

知母　石膏　竹叶　甘草

虚烦不卧

【症象】身表已凉，口虽作渴，不能消水，二便清利，神气懒怯，时时欲睡，时时惊醒。

【原因】或发汗太过，亡其津液。或误下伤里，中气受伤。或妄用吐法，重伤上焦氤氲之气。

【诊断】脉多虚软，或见虚涩。若见空大，中气衰极。若见细数，精血已竭。若见迟缓，真阳不足。

【治疗】脉见空大者，补中益气汤加黄柏、知母。脉见细数者，生脉散合凉天地煎。真阳不足，心神失守者，枣仁远志汤，甚则八味肾气丸。

【方药】补中益气汤

人参　白术　当归　黄芪　广皮　甘草　升麻　柴胡

凉天地煎　见痿症。

枣仁远志汤

枣仁　远志　当归　白茯神　白芍药　麦冬　龙眼肉

肝火不卧

【症象】胁肋时胀，夜卧常惊，口渴多饮，腹大如怀，小腹季胁，牵引作痛，痛连阴器。

【原因】或因恼怒伤肝，肝气怫郁。或尽力谋虑，肝血有伤。肝主藏血，阳火扰动血室，则夜卧不宁矣。

【诊断】左关独大，或见弦数，或见弦滑。寸关洪大，木火通明。寸关沉数，木燥火生。关大连尺，龙雷火升。

【治疗】恼怒伤肝，肝火拂逆，疏肝散。谋虑伤肝者，四物汤加山栀、川连。木燥火生者，龙胆泻肝汤。左尺脉大，家秘肝肾丸。

【方药】疏肝散

柴胡　苏梗　青皮　钩藤　山栀　白芍药　广皮　甘草

胆火不卧

【症象】膈塞不利，胁肋胀满，胆火乘脾也。心烦躁乱，恍惚不宁，胆涎沃心也。甚则目黄目赤，夜不能寐。

【原因】或因肝胆怫郁，木不条达。或酒食不节，湿热聚于胆家。或恼怒伤肝，胆气上逆，煅炼胃汁，成痰成饮，则夜不得卧矣。

【诊断】右关弦大，胆火乘脾。左关弦数，胆火不宁。寸关弦滑，胆涎沃心。

【治疗】胆火乘脾者，清胆竹茹汤。左关独大，龙胆泻肝汤加胆星。胆涎沃心者，胆星汤合泻心汤，牛黄清心丸。

【方药】清胆竹茹汤

柴胡　黄芩　半夏　陈皮　甘草　竹茹

胆星汤

陈胆星　橘红　苏子　钩藤　石菖蒲　甘草

泻心汤　见前肺热肿。

牛黄清心丸

真牛黄　犀角　羚羊角　辰砂　胆星　天竺黄　麝香　薄荷叶　雄黄　防风　冰片

肺壅不卧

【症象】喘咳气逆，时吐痰涎，右胁缺盆牵引作痛。甚则喘息倚肩，卧下气逆。

【原因】或肺素有热，金被火刑。或肺家有痰，肺气闭塞。或肺燥液干，肺热焦满。或肺家有寒，肺气不利。

【诊断】右寸数大，金被火刑。若见沉滑，肺痰内停。寸口细数，肺液干枯。寸脉沉迟，肺受寒凝。

【治疗】肺素有热者，家秘泻白散。痰壅肺窍者，苏子杏子汤加半夏、瓜蒌仁。肺燥液干者，家秘润肺饮。肺有寒者，家秘温肺汤。

【方药】家秘泻白散

桑白皮　地骨皮　甘草　黄芩　山栀　川黄连

苏子杏子汤

苏子　杏仁　半夏　瓜蒌仁　枳壳　桔梗

家秘润肺饮

米仁　百合　杏仁　人参　天门冬　麦冬　知母　五味子

家秘温肺汤

款冬花　生姜　广皮　百部　苏子　桔梗

胃实不卧

【症象】胸前满闷，不思饮食，嗳气吞酸，恶心呕吐。或头眩眼黑，睡则气逆，盖胃不和卧不安之症也。

【原因】胃强多食，脾弱不能运化，停滞胃家，成饮成痰。中脘之气室塞不舒，阳明之脉逆而不下。

【诊断】右关滑大，痰多火少。滑而若数，火痰相兼。滑大沉实，胃中食滞。

【治疗】右关滑不大数，二陈平胃散加石菖蒲、海石最佳。滑大数实，二陈平胃散加栀连。若大便坚结，导痰汤。胃脘作痛者，方可用滚痰丸下之。甚则小胃丹。但不可多服。

【方药】 导痰汤

胆星　橘红　半夏　枳壳　甘草　白茯苓

滚痰丸

青礞石　大黄　黄芩　沉香

小胃丹

芫花　甘遂　大戟　大黄　黄柏

血虚不卧

【症象】 心烦躁乱，夜卧惊起，口燥舌干，五心烦热。此心血不足，心火太旺之证也。

【原因】 曲运神机，心血耗尽。阳火旺于阴中，则神明内扰，而心神不宁。

【诊断】 左寸细数，沉按多疾。若见钩洪，心火旺极。肝脉若数，木火通明。尺脉若数，水竭火盛。

【治疗】 阴虚则阳必旺，故心血不足，皆是火证，宜壮水之主以制阳光。治宜滋阴降火，用归芍天地煎，黄连安神丸。虚人，天王补心丹。

【方药】 归芍天地煎　即天地煎加当归、白芍。

黄连安神丸

天王补心丹　二方见心痹。

气虚不卧

【症象】 二便时滑，目漫神清，气怯倦怠，心战胆寒，时时欲睡，睡中自醒，喜热恶冷。

【原因】真阳素乏，木不生火。心气虚，则心主无威，心神失守，而夜卧不安。

【诊断】左寸浮散，按之无神。左关无力，木不生火。肝肾脉迟，水中无火。肝肾脉浮，真阳无根。

【治疗】脉散无神，人参养荣汤，归脾汤。肝肾脉迟者，八味丸。左关脉弱者，补肝散。脉若带数，即非心气虚，乃心血不足。不得妄引此条。

【方药】人参养荣汤

人参　白芍药　陈皮　黄芪　桂心　当归　白术　甘草　熟地　茯苓　五味　远志

归脾汤

当归　白术　人参　甘草　白茯苓　木香　远志　黄芪　枣仁　龙眼肉

补肝散　见肝痹。

【杂论】不得卧之症，诸经皆有，主热者多。在外感门，有表热，里热，半表半里热，有气分热，血分热，有余热未尽，汗下太过诸条。在杂症门，则里热多而无表热者也。以此为辨。

（十七）头痛

外感头痛

【症象】初起不因内伤，忽尔头额作痛，沿门多病，大小传染，此外感岁运之气，所谓天行症也。若起居不谨，睡卧当风，冲寒冒雪，不因传染，而病头痛，此外感六淫之邪，所谓人自感冒症也。若恶寒发热，头项巅脑发际作痛，太阳证也。咳唠烦心，痞满，额前作痛，阳明证也。时寒时热，鬓边作痛，少阳证也。心疼烦闷头痛，痛连胲①骨，少阴证也。干呕吐涎沫，痛在巅顶，厥阴证也。若头旋发热，有汗者，风痛也。恶寒发热，无汗者，寒痛也。夏令头痛，发热汗多口渴者，暑痛也。头重而痛，天阴则发，湿痛也。口干唇裂，烦躁便闭，燥痛也。暴厥昏倒，烦热不卧，火邪痛也。

【原因】经云：少阳之政，风胜乃摇，候乃大燥，病头痛。又云：阳明之复，咳唠烦心，病在膈中，头乃痛。太阳之胜，热反上行，头项脑户中痛。太阳之复，心痛痞满，头痛。太阳之政，腰脊头顶痛。又云：在泉湿淫所胜，病冲头痛，目似脱，项似拔。凡此皆岁运之加临，人在气交之中，潜受其气，抟②于经络之中，则成天行头痛之症矣。若不因天行司政之气，自觉起居不慎，坐卧当风，风寒暑湿，入于经络，则成自感六淫之头痛也。

【诊断】脉必浮大。浮缓伤风，浮紧伤寒。虚数者暑，洪数者热。寸大易愈，尺实难脱。

---

① 胲（hǎi）：出自《症因脉治·头痛论》："心疼烦闷，头痛，通连胲骨，少阴证也。"

② 抟（tuán）：把东西揉弄成球形。

【治疗】宜详天行自感，属何经所主。若在太阳经者，选奇方。在阳明经，清震汤，石膏散。在少阳经，清空膏。在少阴经，独活细辛汤。在太阴经，苍术除湿汤。在厥阴经，头痛吐涎沫者，吴茱萸汤主之。因于风者，加风药。因于寒者，加热药。因于暑湿者，加凉燥之药。因于燥热者，加清润之药。运气加临，须详运气用药。又少阳头痛，耳前后脉涌有热，宜刺出其血。

【方药】选奇方

防风　羌活　黄芩　甘草

清震汤

升麻　苍术　干葛　甘草　鲜荷叶

石膏散

石膏　川芎　白芷　葛根

清空膏

柴胡　黄芩　黄连　甘草　川芎　羌活　防风

独活细辛汤

独活　细辛　川芎　秦艽　生地　羌活　防风　甘草

苍术除湿汤

苍术　白术　厚朴　白茯苓　陈皮　甘草　半夏曲

吴茱萸汤

吴茱萸　人参　大枣　生姜

内伤头痛

【症象】或在半边，或在两边，或痛二三日，或痛七八日，甚则数日之外。痛止，仍如平人。偶一触犯，则痛立至。如气怯神衰，遇劳即痛，痛连鱼尾，此气虚痛也。五心烦热，时常牵引刺痛，此血虚痛也。口渴唇焦，二便赤涩，此积热痛也。恶心呕吐，此痰饮痛也。恼怒即发，痛引胁下，此肝火攻冲痛也。

【原因】或元气虚寒，遇劳即发。或血分不足，阴火攻冲。或积热不得外泄，或积痰留饮，或食滞中焦，或七情恼怒，肝胆火郁，皆能上冲头角作痛。

【诊断】空大乏神的是气虚。若见细涩，方是血亏。或见洪数，膏粱积热。或见滑大，痰饮内结。两寸洪大，上焦有火。左关弦数，肝胆郁结。

【治疗】若气虚者，家秘和中汤。血亏者，家秘芎归汤。膏粱积热者，栀连平胃散。酒湿上冲，葛根解酲①汤。积痰留饮者，半夏天麻汤，导痰汤。食积作痛者，平胃保和汤。肝胆有火者，柴胡清肝饮，泻青汤。

【方药】家秘和中汤

人参　当归　黄芪　白术　广皮　甘草　升麻　柴胡　川芎　细辛

---

① 酲（chéng）：喝醉了神志不清。

家秘芎归汤

当归　川芎　生地　连翘　细辛　蔓荆子

栀连平胃散

苍术　厚朴　广皮　甘草　山栀　黄连

葛根解酲汤

葛根　葛花　砂仁　木香　陈皮　白茯苓　猪苓　泽泻　人参　神曲　白术　白豆蔻　青皮　川黄连

天麻二陈汤

半夏　白茯苓　广皮　甘草　天麻

导痰汤

南星　枳壳　半夏　白茯苓　广皮　甘草

平胃保和汤

苍术　厚朴　广皮　甘草　莱菔子　山楂　麦芽　神曲　连翘

柴胡清肝饮

柴胡　白芍药　山栀　黄芩　丹皮　当归　青皮　钩藤　甘草

泻青汤　家秘清肝胆风热。

当归　龙胆草　川芎　山栀　羌活　防风　黄芩

大头瘟

【症象】身发寒热，头面肿，赤色红，蹇害言语，此三阳经湿热为患。若大小传染，沿门相似，此天行湿毒症。若无传染，独一人自病，此起居不慎，偶触湿热之气，人自感冒，《内经》所谓湿上甚为热，正此症也。

【原因】太阴司天，湿淫所胜。少阳司天，火淫所胜。阳明之胜，上行头目。湿胜则肿，热胜则痛。湿热上甚，则头面肿。

【诊断】脉见浮洪。湿胜则浮，热胜则数。浮数宜汗，沉数宜清，浮大易愈，沉伏难医。

【治疗】宜羌活败毒散，以散天气之邪。次用普济消毒饮加酒煮大黄，以清散热毒。浮肿红赤，外用砭刺出血，以去在表壅滞。大抵时行之症，先宜发汗，出血亦发汗之意也。

【方药】羌独败毒散

羌活　独活　柴胡　前胡　桔梗　枳壳　川芎

普济消毒饮

升麻　柴胡　陈皮　甘草　人参　黄连　黄芩　桔梗　玄参　连翘　马勃　大力子　僵蚕　板蓝根

【杂论】头痛虽有气血虚者，然痛鲜补法。以但虚无邪，必不作痛。即气虚头痛，必是虚而冒寒，然后作痛。血虚头痛，必是血虚有火，然后攻冲而痛。凡治病必先治其痛。如气虚冒风寒，荆防芎苏饮，内服外薰。痛愈，以四君子汤补气。血虚有火，知柏四物汤。痛止，服当归补血汤。然头痛第一要详审胃家无滞者，可用上二法。若胸次欠适，即为痰饮凝滞，又要平胃化滞。以头痛皆因胸前凝滞而起，胸前凝滞，则胃阳不能上布，易于感邪，故平胃保和散，治头痛要着，无论内伤头痛，即外感之痛，亦用之。以外感表邪，必要宣通胃阳，方能作汗外解。故疏散胃滞，为发汗散邪妙诀。夫发汗散邪，人人知之。欲散外邪，先散胃滞，使胃阳敷布作汗，人所不知也。

（十八）齿痛

外感齿痛

【症象】身发寒热，痛连头目，甚则攻注牙龈，肿痛作脓。

【原因】齿痛属阳明少阳二经者多。胃家有热，胆经有火，外被风寒所束。二经之热，不能发越，则郁而攻注作痛矣。

【诊断】右关浮数，阳明风热。右关沉数，肠胃积热。左关浮紧，少阳风寒。左关沉实，肝胆之火。

【治疗】阳明风热者，葛根防风汤。阳明积热者，外刺合谷穴，内服葛根清胃汤。少阳风寒者，柴胡防风汤。少阳风热者，柴胡清肝饮。肝胆积热者，龙胆泻肝汤。头痛，恶寒，太阳风寒外束，羌活汤。齿痛属阳明少阳者多，或有太阳证，故并列之。

【方药】干葛防风汤

干葛　防风　石膏　甘草

干葛清胃汤

升麻　甘草　生地　丹皮　山栀　干葛　川黄连

柴胡防风汤

柴胡　防风　羌活　川芎　青皮　甘草

柴胡清肝饮

柴胡　白芍　山栀　黄芩　当归　丹皮　青皮　甘草　钩藤

羌活汤

羌活　防风　川芎　白芷　苍术　甘草

内伤齿痛

【症象】或齿豁，或动而长，或浮痒燥黑，时常作痛，此内伤之症也。若右上盘痛，属胃与大肠。右下盘痛，属肺胃二经。左上盘痛，属胆经。左下盘痛，属肝经。上正门痛，属心经。下正门痛，属肾经。上左右二虎牙痛，属胃经。下左右二虎牙痛，属脾经。

【原因】齿豁而浮者，肾衰。齿动而长者，胃热。痒为血热，痛为火烁，黑则虫蚀。

【诊断】尺脉虚大，肾水有亏。若见洪数，阴火妄动。左关弦急，肝胆之火。右关洪滑，痰火内烁。

【治疗】肾虚阴火者，凉八味，玄武胶为丸，或知柏天地煎。左关弦急，龙胆泻肝汤。右关洪滑，化痰汤。应下者，三黄丸。大凡牙痛症，寒者少，热者多，故内伤门都用凉剂。若劳倦而胃虚齿浮者，又当用补中益气汤。不可拘痛无补法矣。

【方药】知柏天地煎

黄柏　知母　天门冬　生地黄　同煎三四次，冲玄武胶收膏

化痰汤

贝母　枳实　黄芩　黄连　花粉　桔梗　元参　升麻　甘草

家秘三黄丸

黄芩　黄连　大黄　甘草　广皮

补中益气汤

人参　黄芪　当归　白术　广皮　升麻　柴胡　甘草

【杂论】齿痛虽有各经虚实不同，然阳明积热者多。故清胃汤，治齿痛总司。然尚有分别，若膏粱食气已化，惟存积热，所谓热而无滞，可用清胃汤，苦寒直折。若积热虽重，厚味尚未化尽。所谓热而有滞，若以苦寒直折，则滞气凝遏而热愈甚。例如郁火症，用苦寒则火愈郁，服升阳散火汤则愈。东垣以清胃汤加砂仁、香附，更名清胃散。散者，散也。家秘加白豆蔻、黑山楂末，同是此意。以肠胃积热，大抵酒肉食滞，蒸酿而成，故化散胃滞，积热自清。余以平胃保和散，治口疮、齿痛及疳火、疳积俱获奇效。此深得清积热根本。故疮癣齿痛之人，不能淡薄滋味，必缠绵难愈。

（十九）胸痛

外感胸痛

【症象】初起表邪未散，下早闷痛，此伤寒门结胸症也。胸痛胀满，咳嗽气逆，不能仰卧，此六淫之邪，伤于肺经。方书所谓肺胀胸痛也。若胸痛寒热，咳吐腥秽，又是肺痈之症。

【原因】伤寒表邪未散，下之太早，内陷胸中。盖胸主半表半里，外邪内陷，与水饮互相盘结，则成结胸之症。若六淫之邪伤肺，肺热焦满，怫郁不宣，胸亦为之作痛。盖胸为心肺之室也。

【诊断】沉紧而劲，下后作痛，结胸之证。脉来浮大，胸痛身热，支结之别。寸口浮大，风热肺逆。寸口脉实，肺痈之疾。

【治疗】伤寒误下，已成结胸者，宜大小陷胸汤出入加减。若未成结胸者，宜枳壳汤治之。若肺壅风热者，加味泻白散。肺气壅塞，枳桔二母汤。肺痈作痛，桔梗汤①，瓜蒌汤。

【方药】大陷胸汤

大黄　芒硝　甘遂

小陷胸汤

---

① 桔梗汤：原为“桔汤”，脱“梗”。据后文“方药”中的处方，补“梗”，改为“桔梗汤”。

黄连　半夏　瓜蒌

加味泻白散　治风热伤肺。

桑白皮　地骨皮　甘草　防风　荆芥

枳桔二母汤　清理气，兼消痰火。

枳壳　知母　川贝母　瓜蒌仁　苏子　桔梗

枳梗汤　治肺痈肺痿。

川贝母　薏苡仁　桑白皮　地骨皮　葶苈子　枳壳　桔梗　杏仁　甘草

瓜蒌汤　通治肺胃之痈。

瓜蒌仁一个，去皮炒黑研，甘草同煎服。

内伤胸痛

【症象】不因外感，胸中隐隐作痛。其痛缓，其来渐，久久不愈，饮食渐少，此内伤胸痛也。若见咳嗽寒热，吐痰腥秽，是则肺痈[①]之症，而非胸痛也。

【原因】七情六欲，动其心火，刑及肺金，或怫郁气逆，伤其肺道，则痰凝气结。或过饮辛热，伤其上焦，则血积于内，而闷闭胸痛矣。

【诊断】滑大主痰，洪数主火。左寸洪数，心火刑金。左关弦数，肝胆有热。右寸沉结，气滞上焦。寸脉芤涩，上部蓄血。

【治疗】气不清痰，瓜蒌仁汤加青黛、海石。兼

① 痈：原作“痿”，据文义改。

火者，栀连二陈汤，心火乘金，泻心汤。救肺，清肺饮。烦恼郁结者，加味柴胡散。气滞上焦者，四七汤。血积上焦者，红花当归汤加桃仁、牡丹皮。有热，加炒山栀、郁金。

【方药】清肺饮

地骨皮　桑白皮　桔梗　知母　黄芩　玄参　薄荷　甘草

加味柴胡汤

柴胡　黄芩　广皮　甘草　山栀

四七汤

半夏　厚朴　茯苓　紫苏　姜　枣

红花当归汤

红花　当归　红曲　赤芍药　牡丹皮　青皮　桃仁　郁金　楂肉　泽兰叶　黑山栀

【杂论】胸痛上焦气分病，当理肺气。要分肺管胃管。若胃气有伤，胃脘气逆，亦多胸痛。其中分别，若饮食自如，而见气逆咳喘作痛，病不在胃而在于肺，当和肺气。若无喘咳气逆，而见饮食阻滞，病不在肺而在于胃，当调胃气。若二经皆病，当审其何经先起。如先见喘咳气满作痛，后见妨碍饮食者，此肺病遗祸于胃也，当治其肺，兼治其胃。若先见饮食妨碍，后见喘咳气逆，此胃病遗祸于肺也，当平其胃，兼治其肺。此从肿胀门，辨脾肺相传法中，化出辨肺胃二经之胸痛。又有语言即痛，饮食不痛者，病在于肺。饮食即痛，语言不痛者，病在于胃。此从辨喉痛症中，化出辨肺胃之胸痛也。

（二十）胁痛

感冒胁痛

【症象】并无时行传染，因自冒风寒，先见恶寒发热，胁痛耳聋，呕而口苦，此伤寒少阳经胁痛症也。若寒热已除，后乃胁痛，干呕，此表解里未和，热邪痰饮之症。二者皆感冒之症也。

【原因】起居不慎，感冒外邪。或初感即中少阳，或传变而入少阳，邪居半表半里。

【诊断】脉来多弦。弦紧宜汗，弦细宜和，弦数为热，弦促为结。

【治疗】风邪在表，柴胡羌活汤。热邪在半表半里，小柴胡汤。热邪在里，小柴胡加山栀、青皮、枳壳。表已散，里气不和作痛，审知是燥痰结饮，轻则瓜蒌仁汤，重则十枣汤。若肝胆郁火成痰，家秘胆星汤主之。

【方药】柴胡羌活汤

柴胡　羌活　防风　枳壳　桔梗　青皮　苏梗

加减小柴胡汤

柴胡　黄芩　广皮　甘草　山栀　青皮　桔梗　枳壳

瓜蒌汤

瓜蒌仁　枳壳　青皮　苏梗　桔梗

十枣汤

芫花　甘遂　大戟　大枣

家秘胆星汤　治胆火成痰，胁肋作痛。

陈胆星　柴胡　黄芩　广皮　甘草　青黛　海石

内伤胁痛

【症象】并无外感之邪，或左或右，胁肋作痛。或左右皆痛，或左右攻冲，或时痛时止，或常痛不休，此内伤胁痛也。

【原因】或痰饮悬饮，凝结两胁。或死血停滞胁肋，或恼怒郁结，肝火攻冲。或肾水不足，龙雷之火上冲。或肾阳不足，虚阳上浮。

【诊断】右关滑大，肠胃有痰。两关俱大，膈有悬饮。两关芤涩，乃是死血。左关数大，肝胆火冲。尺脉沉数，肾水不足。尺脉浮大，虚阳上越。

【治疗】痰饮聚于中脘，攻注两胁者，导痰汤加竹沥。悬饮凝结，咳逆胁痛，十枣汤。死血作痛，红花桃仁汤。恼怒伤肝，肝经郁火者，柴胡清肝饮，栀连柴胡汤。肝血不足，肝气不调，家秘补肝汤。肝肾真阴不足，龙雷之火上冲，家秘肝肾丸。若肝肾真阳不足，无根之火失守上炎，八味丸治之。

【方药】导痰汤

南星　橘红　白茯苓　半夏　甘草　枳壳

红花桃仁汤

大黄　枳壳　厚朴　桃仁　红花　赤芍药　当归尾

柴胡清肝饮

柴胡　黄芩　山栀　白芍药　青皮　枳壳

栀连柴胡汤

柴胡　黄芩　广皮　甘草　山栀　川黄连

家秘补肝汤

当归　白芍药　生地　川芎　青皮　香附　木通　苏梗　钩藤

家秘肝肾丸　治肝肾真阴不足，龙雷之火上炎，当滋阴降火。

天门冬　生地　当归　白芍药　黄柏　知母

【杂论】胁痛者，左右两肋痛也。胁之下尽处，名季胁。若痛在胁之上，名腋痛。痛在季胁之后，名腰痛。二者皆非胁痛也。夫腋痛者，肺症也。腰痛者，肾与膀胱症也。凡胁痛多火，皆肝胆症也。上胁痛属肝，下胁痛属胆。或有肺气怫郁，金邪乘木，亦令胁痛，名肺胁痛，最利害，金乘木为贼邪，故也。

（二十一）胃脘痛

外感胃脘痛

【症象】向无此症。偶值时令暴寒，心下闷痛，恶厥冷，二便清利，口吐冷沫，此寒邪入胃，凝结痰饮食积，卒然暴痛之症也。若时令暴热，心下忽绞痛，手足虽冷，头额多汗，身虽恶寒，口燥舌干，大便虽泻，溺色黄赤，此湿热所伤之症也。

【原因】其人中气向寒，偶触时令之寒，则寒凝胃口而痛。若内有积热，外遇湿热，两热蒸酿，则热壅胃口，亦成胃痛之症。

【诊断】脉见浮紧，寒邪在表。或见沉弦，寒邪入里。或见浮数，表有热邪。或见沉①数，里有热结。

【治疗】宜分寒热二条。寒痛者，先用五积散，兼散外寒，后用温胃汤，以温内寒。热痛者，先用神术平胃散，以清外热，后用清中汤，以清里热。言寒则风亦在焉，言热则暑湿燥火皆在焉。

【方药】五积散

白茯苓　陈皮　半夏　甘草　川芎　白芷　枳壳　厚朴　苍术　麻黄　干姜　肉桂　桔梗

温胃汤

厚朴　砂仁　甘草　陈皮　干姜　白豆蔻　黄芪　人参　姜黄　益智仁

神术平胃散

苍术　防风　甘草　石膏　知母　厚朴　广皮

清中汤

黄连　山栀　草豆蔻　半夏　陈皮　白茯苓　甘草

---

① 沉：原作“浮”，据文义改。

内伤胃脘痛

【症象】不因外感六淫，偶或伤于饮食，填塞太仓，胸前闷痛，此食积症也。痛极应背，背心一片如水，恶心呕吐，吐出涎痰稍缓，此痰饮症也。时作时止，口渴唇燥，痛则多汗，此积热症也。二便清利，手足逆冷，口吐涎沫，得寒饮则甚，此积冷症也。遇气即发，或攻注作痛，或凝结作胀，此气滞症也。日轻夜重，或唧唧作声得寒则痛，得热暂缓，此死血痛也。呕吐清水，面上白斑，唇红能食，时或吐蛔，此虫积症也。内伤之痛凡七。

【原因】饮食不节，伤其胃口，太阴升降之令，凝结壅闭，则食积之痛作矣。脾胃素弱，日饮水谷，不能消受，停积中脘，则成痰饮而痛。七情六欲之火，时动于中，膏粱炙煿之热，日积于内，热久成燥，积热之痛作矣。胃阳不足，冷饮内伤，阴寒凝结，则积冷之痛作矣。怒则气上，思则气结，忧思日积，气不宣行，则气滞而成痛。血分素热，又喜辛辣之物，以伤其阴血，则停积于中，而成死血之痛。湿土主生生之令，饮食不谨，湿热内生，则虫积而成痛矣。

【诊断】沉实有食，沉滑多痰，数大为热，迟缓主寒，气滞脉沉，死血涩结，乍大乍小，虫积使然。

【治疗】宜用平胃散，出入主治。若食积痛，用三棱丸治之。痰饮痛者，二陈汤，导痰汤。痛甚，滚痰丸。积热作痛者，栀连清胃汤。有下症，神芎丸。积冷作痛者，豆蔻丸。气滞而痛者，苏子降气汤。死血作痛，红花桃仁汤。有下症，桃仁承气汤。虫积痛，万应丸治之。

【方药】平胃散

苍术　厚朴　广皮　甘草

三棱丸

京三棱　枳壳　厚朴　广皮　甘草

清胃汤　见齿痛。

神芎汤

大黄　黄芩　黑牵牛　滑石　薄荷　川芎

豆蔻丸

草豆蔻　吴茱萸　益智仁　青皮　姜黄　麦芽　神曲　半夏　甘草

苏子降气汤

紫苏子　半夏　前胡　厚朴　甘草　陈皮　沉香　当归

红花桃仁汤

红花　桃仁　当归尾　泽兰叶　楂肉　丹皮　山栀

桃仁承气汤

桃仁　大黄　甘草　桂枝　芒硝　枳壳　归尾

万应丸

麦芽　神曲　雷丸　陈皮　甘草　京三棱　莪术

槟榔　芜荑　鹤虱　使君子

家秘保和散

苍术　厚朴　半夏　广皮　枳壳　鲜麦芽　楂肉　香附　槟榔　干葛　莱菔子共为细末，多冲萝卜汁、竹沥拌湿晒干，研细末白汤调服

家秘消坚散

三棱　莪术　槟榔　枳实　香附　海石

【杂论】胃痛要分别常痛不常痛二条。又要细详若何痛重，若何痛缓，以定治疗之标准。且见痛症，须防发毒，无论胸胁腰背，皆要按其痛处，若按之愈痛，每夜发热，要防内痈。

（二十二）腰痛

风湿腰痛

【症象】发热恶风，自汗身重，腰背重痛，不能转侧。

【原因】或雨湿之年，风湿袭人肌表，或冲风冒雨，风湿感人。或以水为事，水含皮肤。

【诊断】脉多浮涩，左尺浮涩，太阳风湿。左尺细涩，少阴风湿。左关浮涩，少阳风湿。左关细涩，厥阴风湿。右关浮涩，阳明风湿。右关细涩，太阴风湿。

【治疗】《内经》云：腰痛引项脊尻背，太阳经也，宜羌独败毒散加白芷、苍术。腰痛引脊内廉，少

阴经痛也，宜独活秦艽汤。腰痛如锥刺皮中，少阳经痛也，宜柴胡独活汤。腰痛如张弓弦，厥阴痛也，宜柴胡芍药汤。腰痛不可顾，如有见善悲者，阳明经痛也，白芷独活汤。腰以下如横木居其中，太阴经痛也，苍独肾着汤。

【方药】羌独败毒散

羌活　独活　防风　荆芥　川芎　柴胡　前胡　甘草　苍术　白芷

独活秦艽汤

独活　秦艽　防风　川芎　苍术

柴胡独活汤

柴胡　独活　防风　川芎　苍术　青皮　甘草

芍药柴胡汤

白芍药　独活　防风　川芎　苍术　青皮　钩藤

白芷独活汤

白芷　独活　防风　苍术　秦艽　干葛

苍独肾着汤

白术　白茯苓　干葛　苍术　独活　防风

寒湿腰痛

【症象】头痛身痛无汗，拘紧腰痛，不能转侧。

【原因】或寒湿之年，阴寒司令。或冲寒冒雨，阴寒雨湿之邪致痛。

【诊断】脉多沉紧。左尺沉紧，太阳寒湿。左尺细紧，少阴寒湿。左关沉紧，少阳寒湿。左关细紧，厥阴寒湿。右关沉紧，阳明寒湿。右关细紧，太阴寒湿。

【治疗】太阳寒湿，羌活败毒散加苍术。少阴寒湿，独活苍术汤。少阳寒湿，柴胡苍术汤。厥阴寒湿，四逆汤加柴胡、独活。阳明寒湿，苍术白芷汤。太阴寒湿，济生术附汤，渗湿汤，未效，用五苓散分利小便。

【方药】羌活败毒散

羌活　独活　前胡　川芎　防风　荆芥　甘草　苍术

独活苍术汤

独活　苍术　防风　细辛　川芎　甘草

柴胡苍术汤

柴胡　苍术　川芎　防风　广皮　甘草　独活

四逆汤

干姜　熟附子　炙甘草　柴胡　独活

苍术白芷汤

苍术　白芷　防风　干葛　升麻　干姜　甘草　独活

济生术附汤

白术　熟附子　杜仲　干姜

渗湿汤

白术　苍术　干姜　白茯苓　橘红　丁香　甘草

五苓散

白茯苓　猪苓　泽泻　白术　肉桂

湿热腰痛

【症象】内热烦热，自汗口渴，二便赤涩，酸痛沉重。

【原因】或湿火之年，湿热行令。或形役阳亢，外冒湿热之邪。

【诊断】脉多沉数。左尺沉数，太阳湿热。左尺细数，少阴湿热。左关沉数，少阳湿热。左关细数，厥阴湿热。右关沉数，少阳湿热。右关细数，太阴湿热。

【治疗】左尺沉数者，羌独冲和汤。左尺细数者，独活二妙丸。左关沉数者，柴独苍术汤。左关细数者，柴胡芍药汤。右关沉数者，芷葛二妙丸。右关细数者，防独神术汤。

【方药】羌独冲和汤

羌活　黄芩　川芎　白芷　防风　细辛　苍术　广皮　甘草　独活

独活二妙丸

独活　黄柏

柴独苍术汤

柴胡　独活　苍术　防风　黄柏　黄芩

柴胡芍药汤

柴胡　白芍药　青皮　钩藤　香附　山栀　乌药　独活

芷葛二妙丸

苍术　黄柏　白芷　葛根　秦艽　独活

防独神术汤

白术　黄柏　防风　独活

内伤腰痛

【症象】日轻夜重，痛定一处，不能转侧，此瘀血停蓄之症。胁肋气胀，遇怒愈甚，此怒气郁结之症。腰间重滞，一片如水，得热稍减，得寒愈甚，此痰注作痛之症。时常怕冷，手足不暖，凡遇寒气，腰背节痛，此真火不足，阳虚之证也。五心烦热，足心如火，痛如锥刺，此阴虚火旺之证也。

【原因】挫闪跌扑，劳动损伤，则腰腹作痛。七情恼怒，忧思郁结，则腰胁疼痛。脾湿不运，水饮凝结，则为痰注腰痛。先天不足，真阳亏损，则为阳虚腰痛。真水不足，复损阴精，则肾虚火旺而腰痛。

【诊断】尺脉芤涩，瘀血之诊。尺脉沉结，怒气所伤。尺滑尺伏，皆主痰涎。空大微迟，真阳不足。细数躁疾，火旺水干。

【治疗】瘀血停滞者，调荣活络饮，四物桃仁汤，红花桃仁汤。血虚者，四物艽活汤。怒气郁结者，柴胡清肝饮加木香、独活。痰涎停注者，南星二陈汤加海石、香附。真阳不足者，金匮肾气丸，河车膏。阴虚火旺者，知柏天地煎，知柏地黄丸，加玄武胶、阿胶为丸。

【方药】调荣活络饮

当归尾　红花　桃仁　赤芍药　独活　牛膝　秦艽　桂枝　大黄

四物桃仁汤

当归尾　赤芍药　川芎　怀生地　桃仁　独活　香附

红花桃仁汤

红花　桃仁　赤芍药　当归尾　秦艽　独活

四物艽活汤

当归　白芍药　川芎　生地　秦艽　独活

【杂论】《内经》论腰痛，诸条不一。其曰：太阳所至为腰痛，少阳腰痛如针刺，阳明腰痛不可顾。此数者，乃论外感腰痛也。其曰：用力举重，入房过度，转摇不能，肾将惫矣，此论内伤腰痛也。入手务须分明，不可以腰为肾府，遽施补剂，酿成痼疾为要。

（二十三）腹痛

风气腹痛

【症象】风冷着腹，即患腹痛。或发寒热，腹中攻注。或腹中作响，大便作泻。

【原因】偶值衣被太薄，外又风气所伤，风与寒常相因，风气入于肠胃，传于太阴，则腹痛作矣。

【诊断】浮缓不数，乃是风冷。或见沉缓，风邪内伏。左关浮弦，风入肝胆。右关浮数，风伤肠胃。

【治疗】脉浮缓者，祛风。脉沉弦者，和里。寒热脉浮，防风汤。腹中作响，大便作泻，平胃五苓散加防风。脉迟者，建中汤加防风。左脉浮，柴胡汤，右脉浮，干葛汤。

【方药】防风汤

防风　葛根　柴胡　桂枝　甘草　白芍药

建中汤

桂枝　饴糖　甘草　生姜　白芍药

寒气腹痛

【症象】面黄唇白，手足多冷，恶寒不热，二便清利，腹中绵绵作痛。

【原因】腹主太阴，其人阳气不足，又冒外寒。《内经》云：寒气入经，卒然而痛。

【诊断】脉多沉伏，或见微弱，或见弦紧，或见迟弦。

【治疗】左关弦紧者，宜散寒，桂枝芍药汤。右关迟弦，加味建中汤。六脉沉伏，四肢冷，四逆汤。六脉微弱，中气虚寒，理中汤。

【方药】桂枝芍药汤

桂枝　广皮　甘草　生姜　白芍药

加味建中汤

桂枝　生姜　芍药　甘草　饴糖　大枣　广皮　砂仁

四逆汤

甘草　干姜　附子

暑湿腹痛

【症象】热令当权，忽尔风中作痛，肠中作响，痛泻交作，此暑湿霍乱之类也。

【原因】夏令暑湿之邪，与肠胃水谷，互相混乱，暑热不得发越，食气不得运化，而诸腹作痛之症成矣。

【诊断】伤暑脉虚，腹痛脉大。虚大弦数，暑热之痛。滑大而数，暑食所伤。痛极郁遏，脉反沉伏。

【治疗】脉洪大者，黄连香薷散。脉弦数者，清热胜湿汤。痛一阵，泻一阵，平胃散煎汤调六一散。寒热脉伏，或寒热脉浮大，皆宜发表，败毒散。大便结，厚朴三物汤。腹痛呕吐，藿香正气散。

【方药】黄连香薷散

川黄连　香薷　白扁豆　厚朴

清热胜湿汤

黄柏　黄连　泽泻　苍术　厚朴　白茯苓　广皮　甘草

平胃散

厚朴　广皮　甘草　熟苍术

败毒散

羌活　独活　川芎　荆芥　防风　前胡　柴胡　桔梗　广皮　甘草

厚朴三物汤

厚朴　枳壳　大黄

藿香正气散

厚朴　广皮　苍术　甘草　半夏　藿香　腹皮　神曲　紫苏

燥火腹痛

【症象】满腹刺痛，攻注胁肋，口渴身热，烦躁不寐，小便黄赤，不吐不泻。

【原因】或令值燥热，或燥金司政，燥气伤人，肠胃干涸，不得流利，不通则痛。

【诊断】脉见躁疾，躁则为燥，疾则为热，躁疾兼见，则为燥热。

【治疗】脉数应下者，芍药黄连汤。攻刺胁肋者，柴胡清肝饮。目黄便赤，痛连小腹，龙胆泻肝汤。口干脉数者，葛根石膏汤。小便赤涩，木通汤调益元散。大便结，四顺饮合本事凉膈散。

【方药】芍药黄连汤

当归　川连　大黄　甘草　赤芍药

柴胡清肝饮　治肝胆有热。

柴胡　青皮　枳壳　山栀　木通　钩藤　苏梗

黄芩　知母　甘草

龙胆泻肝汤

黄芩　山栀　知母　天冬　麦冬　龙胆草　黄连　柴胡　人参　甘草

葛根石膏汤

干葛　石膏　知母　粳米

四顺饮

当归　大黄　白芍药　怀生地

本事凉膈散

芍药　连翘　薄荷　大黄　桔梗　山栀仁　葛根

热积腹痛

【症象】身热腹热，烦躁不寐，时作时止，痛则汗出，或寐而作声，或痛而一泛即欲下痢，一利即止。

【原因】或膏粱酒热，日积于中。或心肝火动，煎熬于内。或多食过饱，停积发热。

【诊断】右关滑数，肠胃积热。左关弦急，肝胆有火。热积内伏，脉反沉伏，按之良久，应指劈劈。

【治疗】膏粱厚味者，枳壳川连汤。痛而欲痢，痢后稍减，片时复痛，承气汤选用。酒热成积者，栀连平胃散加枳葛。食积热者，保和丸加枳连。右关洪数者，清胃汤。左关洪数者，家秘龙胆泻肝汤。

【方药】枳壳川连汤

枳壳　川黄连

栀连平胃散

厚朴　广皮　甘草　山栀　葛根　熟苍术　川连　枳壳

保和丸

山楂　神曲　半夏　白茯苓　莱菔子　广皮　连翘

清胃汤

升麻　山栀　甘草　丹皮　川黄连

家秘龙胆泻肝汤

柴胡　山栀　知母　天冬　麦冬　胆草　人参　甘草　川黄连

寒积腹痛

【症象】绵绵而痛，无增减，得热稍止，得寒更甚，身无热，小便清利，痛则下利。

【原因】真阳不足，身受寒邪，口伤生冷，胃阳不能腐熟消化，则寒积凝滞，不得宣行，而腹痛矣。

【诊断】脉多沉迟，或见沉紧，或见沉弦，或见沉涩。寒冷太甚，脉至沉伏。

【治疗】脉沉迟，理中汤。脉沉紧者，豆蔻丸。脉沉弦者，建中汤。脉沉涩者，宜宣通中气，治中汤。

【方药】理中汤

人参　白术　炮姜　炙甘草

豆蔻丸

青皮　半夏　麦芽　神曲　草豆蔻　吴茱萸　甘草　益智仁

食积腹痛

【症象】胸腹胀满，痛不欲食，嗳气作酸，痛而欲利，利后稍减。或一条扛起，手按则痛。

【原因】饮食不节，或饥饱伤损，或饱时强食，或气食相凝，或临卧多食。

【诊断】右关滑大，或见沉实。迟缓主寒，实数主热。食填太仓，脉乃促结。饮食下肠胃，脉必数实。

【治疗】胸胀腹痛，不能饮食，枳壳化滞汤。一条扛起，痛而欲利，承气汤选用。食在上脘，宜消不宜下，保和丸，枳术丸。热积应下，三承气汤。寒积应下，煮黄丸。

【方药】枳壳化滞汤

枳壳　厚朴　神曲　广皮　麦芽　莱菔子　砂仁

酒积腹痛

【症象】痛而欲利，利下黄沫，天明即发，饮酒痛甚，小便赤涩。

【原因】其人浩饮无度，谷肉留滞于中，热气聚积于内，湿热伤脾。

【诊断】脉见洪大。洪数主热，实大主积。滑大洪数，酒湿之积。酒积内伏，脉反弦结。

【治疗】 痛而欲利，脉沉数者，枳壳大黄汤。口苦舌干，干葛清胃汤。利下黄沫，栀连平胃散加枳壳。小便赤涩，益元散。

【方药】 枳壳大黄汤

枳壳　大黄　广皮　木通　葛根　厚朴　甘草

干葛清胃汤

升麻　葛根　甘草　川黄连

虫积腹痛

【症象】 腹中有块，块或耕起，痛而能食，时吐清水，或下长虫，面见白点，唇无血色，或爱食一物，肚大青筋。

【原因】 脾为太阴，专主于腹，喜燥恶湿。若脾胃湿热，则水谷停留，湿热化生，虫积易成。

【诊断】 乍大乍小，乍急乍缓①。或见沉滑，或见沉涩，虫积牢固，其脉沉实。

【治疗】 腹中有块，秘方万应丸。时下长虫，追虫丸。平居调理，宜用健脾消积之药。

【方药】 秘方万应丸

三棱　莪术　槟榔　橘红　芜荑　雷丸　鹤虱　干漆　砂仁　神曲　使君子　麦芽　木香　胡黄连　炙甘草

---

① 乍急乍缓：原作“乍缓乍缓”，据文义改。

追虫丸

黑丑　槟榔　雷丸　南木香　使君子　苦楝根皮

血滞腹痛

【症象】不作胀，不饱满，饮水作呃，遇夜更痛，痛于一处，定而不移。服行气消化之药，不应。以热物熨之，稍减。

【原因】气血通流，人乃不病。若恼怒伤肝，思虑伤脾，焦劳伤心，甚至跌扑伤损，辛辣不禁，血乃凝滞，腹乃痛矣。

【诊断】多见芤涩，或见沉细，血滞停淤。或亦牢实，停蓄发热，脉亦数疾。

【治疗】饮水作呃，脉见芤涩，桃仁当归汤。大便硬痛，桃仁承气汤。脉数疾者，去桂枝。血行之后腹仍痛者，戊己汤，加广皮以和其气。

【方药】桃仁当归汤

桃仁　当归　丹皮　郁金　泽兰叶　楂肉　红花　山栀　红曲　赤芍药

桃仁承气汤

桃仁　大黄　芒硝　甘草　桂枝

家秘戊巳汤　治血虚腹痛，加广皮，并治气滞。

白芍　甘草

血虚腹痛

【症象】偎偎作痛，如细筋牵引，下引小腹，上引肋梢，肢体瘦弱，面色萎黄，腹虽痛而不饱闷，痛无定处。

【原因】或瘦人多火，阴血日涸。或去血过多，阴分日亏。或忧思过度，煎熬真阴，则诸经凝泣而腹痛矣。

【诊断】脉见细涩，或见虚微。阴虚阳旺，乃见细疾。气离血散，弦细而极。

【治疗】痛引小腹，牵引肋梢，脉见细涩，戊巳汤，补肝散，逍遥散。阴虚阳旺，脉见细数，知柏四物汤，归芎地黄丸。

【方药】补肝散　《家秘》治血虚诸痛。

当归　川芎　秦艽　羌活　熟地黄　白芍药

逍遥散

茯苓　柴胡　白术　广皮　甘草　当归身　白芍药

知柏四物汤

当归　川芎　知母　黄柏　白芍药　熟地黄

气结腹痛

【症象】胸腹胀满，痛应心背，失气则痛减，气闭则痛甚。服破气之药，稍减。服补气之药，则愈痛。

【原因】怒则气逆，思则气结，若人忧愁思虑，恼怒悲哀，皆能郁结成病。或气食相凝，用力劳动，起居不慎，则气亦伤结而痛作矣。

【诊断】下手脉沉，便知是气。沉迟气寒，沉数气热，沉伏气凝，沉涩气结。

【治疗】心腹胀者，枳朴香砂汤。痛应背心，气结痰凝者，二陈四七汤。痛攻胁肋者，枳壳青皮饮。气食相凝脾家，中气郁结，调气散。恼怒伤肝，木气不得条达，柴胡清肝饮。气结便实，脉数应下者，厚朴大黄汤。脉迟应下者，煮黄丸。气寒而结，当归散。气热而结，宜清解。

【方药】枳朴香砂汤

枳壳　厚朴　香附　砂仁

二陈四七汤

茯苓　广皮　甘草　苏梗　厚朴　制半夏

枳壳青皮饮

枳壳　青皮　木通　苏梗

调气散

沉香　木香　藿香　苏梗　砂仁　白豆蔻　甘草　白檀香

柴胡清肝饮

柴胡　山栀　丹皮　青皮　苏梗　白芍药　钩藤

煮黄丸　治腹痛脉迟应下之症。

雄黄　巴豆霜

气虚腹痛

【症象】面色萎黄，言语轻微，饮食减少，时时腹痛，劳动则甚，按之稍减。

【原因】或久病汗下，久泻伤元，劳形气散，饥饿损伤，或急于奔走，或勉强行房，气道虚损。

【诊断】脉见微弱，或见空大，或见细涩，元气虚惫，脉反动急。

【治疗】气怯神倦，脉见微细，四君子汤。遇劳痛甚，脉大无力，补中益气汤。饮食减少，香砂六君子汤。

【方药】补中益气汤　治气血两亏，元气下陷之证。

人参　白术　当归　黄芪　广皮　柴胡　甘草　升麻

香砂六君子汤

人参　白术　广皮　白茯苓　熟半夏　藿香　砂仁　炙甘草

【杂论】凡作痛于内，即防内痈。以其外不现形，最能误人。如咳嗽胸痛之肺痈，胁痛寒热之肝胆痈，能食胃痛夜间寒热之胃痈，腰痛之腰注，推之身痛寒热，未发之流注，腿痛内溃之附骨疽，皆宜注意及之。

（二十四）小便不利

热结小便不利

【症象】咳喘面肿，气逆胸满，此肺与肠胃有热，而小便不利。烦热闷躁，舌赤便闭，此心与小肠有热，而小便不利。腰痛骨蒸，两足心热，此肾与膀胱有热，而小便不利。

【原因】肺主通调水道，肠胃主传化水谷。上焦失清化之令，则不能下输膀胱，而小便不利。心与小肠为表里，心移热于小肠，则小便不利。肾与膀胱主下部，司小便，二经有热，则下焦热结，而小便不利矣。

【诊断】右寸洪数，肺经有热。寸数连尺，大肠之热。寸数连关，肺胃皆热。左寸细数，心经之火。左寸大数，小肠之热。左尺细数，肾火之诊。左尺大数，膀胱结热。

【治疗】肺经有热者，清肺饮，黄芩泻白散。大肠有热，黄连枳壳汤。胃热不清者，清胃汤。心经有火，泻心汤。小肠有热，导赤各半汤。肾经有火，知柏地黄丸。膀胱结热，车前木通汤。

【方药】清肺饮

桔梗　黄芩　山栀　连翘　天花粉　玄参　甘草

黄芩泻白散

黄芩　桑白皮　地骨皮　甘草

黄连枳壳汤　见湿热痢。

车前木通汤

车前子　木通

偏渗小便不利

【症象】泄泻不止，水谷不分，腹[①]中漉漉有声，或痛或不痛，小水全无，此水液偏渗于大肠也。

【原因】胃为仓廪之官，司纳水谷。小肠为受盛之官，化物出焉。然必藉脾气冲和，乃能运行分利。苟脾元失职，则胃中水谷，不得消磨，小肠水谷，混浊不化，于是阑门之泌别不清，水谷偏走大肠，为小便不利矣。

【诊断】右关弦大，胃家之病。右关弦细，脾气有损。左寸偏弦，小肠之诊。

【治疗】胃有痰饮者，二陈平胃散。胃火不清者，清胃汤。胃寒不能磨化者，理中汤。小肠有热者，导赤各半汤。小肠气滞者，木通枳壳汤。脾虚不能运化水谷，四君子汤。脾寒不能腐熟水谷，理中汤。中气衰弱，不能升降阴阳，补中益气汤。脾家有热，不能分清降浊者，黄连戊己汤合泻黄散。

【方药】二陈平胃散

白茯苓　半夏　熟苍术　厚朴　广皮　甘草

---

① 腹：原作“水”，据文义改。

木通枳壳汤

木通　枳壳

泻黄散

防风　藿香　山栀　石膏　甘草

气虚小便不利

【症象】气怯神离，面色萎黄，言语轻微，里无热候，唇不焦，口不渴，欲便而不能。

【原因】或元气素虚，或汗下太过，或病久气弱，或劳形气伤，或起居如惊，三焦气乱。

【诊断】右寸脉弱，肺气不足。右关脉弱，中气不足。左尺脉细，膀胱气弱。

【治疗】肺气不足者，生脉散。中气不足者，补中益气汤。膀胱气弱，不及州都者，人参车前汤。

【方药】人参车前汤

人参　车前子

阴虚小便不利

【症象】内热神衰，肌肉黑瘦，下午咳嗽，小水不通。

【原因】肺主生水，肺阴不足，则化源失令，而小便不利。肝主施泄，肝阴不足，则亢阳癃闭，而小便不利。肾主关门，肾阴不足，则水竭于下。

【诊断】脉多细数。右脉细数，肺阴不足。左脉细数，肝肾阴虚。

【治疗】肺阴不足，生脉散，人参固本丸。肝阴不足，海藏四物汤。肾阴不足，知柏天地煎加玄武。肝肾俱虚，肝肾丸。

【方药】人参固本丸

人参　怀生地　怀熟地　天门冬　麦门冬

海藏四物汤

当归身　白芍药　生地黄　牡丹皮

阳虚小便不利

【症象】憎寒喜暖，手足逆冷，小腹如冰，心胃无热。

【原因】肝主施泄，肾主开阖，肝之真阳虚，则施泄无权。肾之真阳虚，则关门不利。此聚水生病，而小便不利之因也。

【诊断】左关沉迟，肝阳不足。两尺沉迟，肾阳不足。六脉沉迟，诸阳亏损。

【治疗】乙癸同源，肝肾同治，以金匮肾气丸，八味丸主之。各经阳虚者，佐以理中汤。

【方药】金匮肾气丸　即八味丸加牛膝、车前子。

【杂论】小便不利，真阳不足者，用肾气丸。真阴不足者，用滋肾丸，知柏地黄丸。热结膀胱者，用五苓散，车前木通汤。心移热于小肠者，用导赤散。此分经用方之大法也，然临证用治，又宜化出法外之法。例如家秘用导赤散，以利小便，有三等用法。一加黄芩以清上焦之肺，遵利小便，莫如清肺之法也。一加川连以清上焦之心，遵清心火，则小便自利之法也。一加黄柏以清下焦肾经之火，遵热结膀胱，当清下焦之法也。又如家秘用清肺饮，以利小便，亦有几等用法。左关脉数，肝胆有火，加青黛、柴胡。左寸脉数，心经有火，加川连、木通。右关脉数，阳明有火，加干葛、石膏。两尺脉数，肾与膀胱有火，加车前子、黄柏。又如用泻白散以利小便，亦有各条用法。若左关脉数，肝胆见症，加柴胡、黄芩。左寸脉数，心经见症，加木通、川连。右关脉数，肠胃有热，加黄连、大黄。左尺脉数，肾部有火，加黄柏、知母。膀胱有热，加车前子、滑石。按经照脉，对症用药，方能见效，殊难借笔墨尽宣也。

（二十五）大便闭结

积热便结

【症象】内热烦躁，口苦舌干，小便赤涩，夜卧不宁，腹中胀闷，胸前苦浊，大便不行。

【原因】或膏粱积热，热气聚于脾中而不散。或过服温热，热气伏于大肠而干结，皆能令大便闭结也。

【诊断】右寸细数，肺热下遗。右寸大数，大肠积热。右关细数，脾家之热。右尺沉数，亦大肠热。

【治疗】肺热下遗大肠，清肺饮。大肠积热者，黄连枳壳汤。脾家积热者，黄连戊巳汤。

【方药】清肺饮　见前小便不利。

黄连枳壳汤

川黄连　枳壳

气秘便结

【症象】心腹胀满，胁肋刺痛，欲便而不得便，此气实壅滞之证也。若质弱形弱，言语力怯，神思倦怠，大便不出，此气虚不振之证也。

【原因】怒则气上，思则气结，忧愁思虑，诸气怫郁，则气壅大肠，而大便乃结。若元气不足，肺气不能下达，则大肠不得传道之令，而大便亦结矣。

【诊断】盛则沉实，虚则细微。右寸沉实，肺气郁结。右关沉实，脾气郁结。左关沉实，肝胆气结。右寸细微，肺气不足。右关微细，脾气不足。

【治疗】肝气壅盛者，枳桔泻白散。脾胃郁结者，平胃二陈汤。肝胆气结者，清肝饮。大肠气结者，枳桔汤。元气不足者，四君子汤。肺虚不能下达，生脉散合参橘煎。

【方药】枳桔泻白散

枳壳　桔梗　桑白皮　地骨皮　甘草

清肝饮　见腹痛。

参橘煎

人参　橘皮

血枯便结

【症象】形弱神衰，肌肉消瘦，内无实热，大便秘结，此阴血不足，精竭血燥之虚症也。若内热烦热，或夜间发热，睡中盗汗，此阴中伏火煎熬血干之症也。

【原因】或久病伤阴，阴血亏损，高年阴耗，血燥津竭，则大便干而秘结。若血中伏火，煎熬真阴，阴血燥热，则大便亦为之闭结。

【诊断】六脉沉数，血液干枯，细小而数，阴血不足，滑大而数，血中伏火。

【治疗】久痛伤阴，脉细而数者，四物麻仁丸。高年阴耗，血燥津竭者，生脉散，天地煎。血中伏火，滋血润肠汤，脾约丸。

【方药】四物麻仁丸

当归　白芍药　生地黄　川芎　麻仁　生何首乌

天地煎

天门冬　生地黄

滋血润肠汤

当归　白芍药　生地　大黄　红花　麻仁

【杂论】大凡去病，止有毛窍二便，三条去路。故伤寒身热不减，首重发汗解肌。里热不解，又重于清利二便。《内经》治肿胀，惟立开鬼门，洁净府，内外分消。开鬼门者，发汗解肌也。洁净府者，清利二便也。按此三条，初学无有不知，究其下手真诀，则白首皆不知矣。故医学一道，只能授人以规矩大法，而尤以内科为难，非随机应变，心灵手敏不可。

妇科学讲义

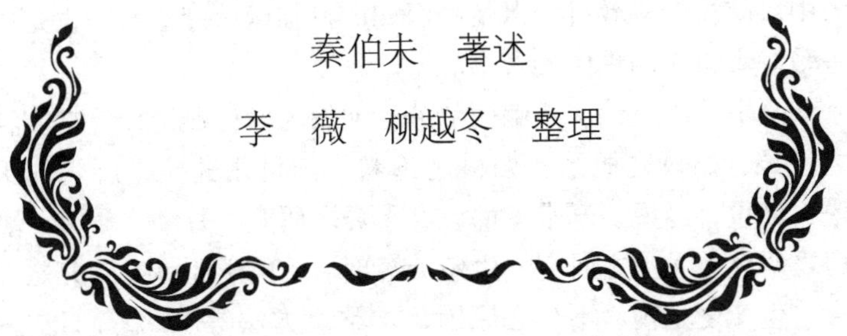

秦伯未　著述

李　薇　柳越冬　整理

内容提要

《妇科学讲义》由秦伯未著，现存 1930 年上海秦氏同学会铅印本。本书系秦氏所编《国医讲义六种》之一。可以作为中医院校专科教材，以及中医妇产科临床诊疗参考，也是中医爱好者自学的重要参考书。

全书分为上编、下编两部分。上编为妇科概论，包括妇科之特异、妇科之概治、妇科之诊断、妇科之药法、肝为先天说、治重奇经说、气常多郁说、天癸之研究、月经之研究、乳房之研究、骨盘之研究、生殖器解剖、胎生学原理、胎儿之发育、生产之正规、不孕之原因、求孕之方法等 18 个篇目。内容以中医理论为主，结合现代医学理论，概述了妇女之生理、病理、病因、治则，以及胎产生育的基本知识。下编分述月经、带下、胎产以及杂病等四个篇目，包括月经、崩漏、带下、白淫、不孕、胎前、小产、临产、产后、乳疾、隐疾、积聚等 10 大类，96 种妇产科常见病，每病均列出症象、病因、诊断、治疗以及方药。每一大类之后，均以“杂论”方式对该类病的辨证论治做了综合分析。全书条理清晰，言简意赅，颇有独到见解。

秦伯未（1901—1969 年），现代中医学家，字之济，别号又辛、谦斋，上海市上海县陈行镇人。秦氏治学严谨，著作颇丰，主要有《内经类证》《内经知要浅解》《清代名医医案精华》《中医基础学说》《中医临证备要》《谦斋医学讲稿》等数十部，皆能深入浅出，具有较高的中医学术水平。

此次据 1930 年上海秦氏同学会铅印本为底本进行点校整理。

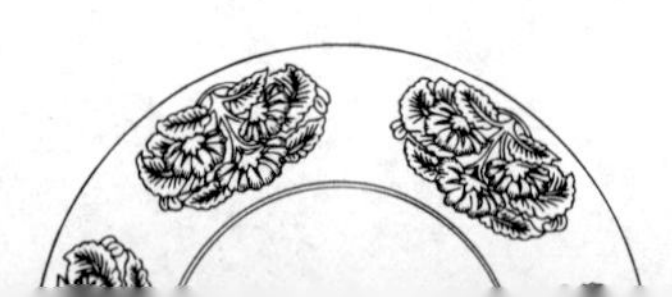

目录

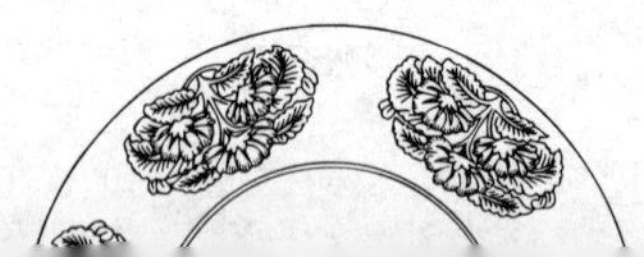

上编　妇科概论

上海秦之济伯未　述
吉林辛瑞锋
福建杨忠信
吉林高仲山
浙江朱启后　参订

一、妇科之特异

妇人病之不同于男子者，惟经带胎产乳阴等数项而已。《医宗金鉴》所谓男、妇两科同一治，所异调经崩带癥，嗣育胎前并产后，前阴乳疾不相同是也。其他外感饮食劳倦等伤，率与男子同治。然则研究妇科者，仅习此数项已足耶，是又不然。盖外感饮食劳倦等伤而不涉于经带胎产数项，则可依男子治。倘外感而适值经临经断胎前产后，则其治即变易。如经行外感，用桂枝四物汤或麻黄四物汤，以祛邪调经。产后外感，用黄芪建中汤，以扶正祛邪，与通常之仅用麻黄桂枝者大异。故妇科之专病有限，而妇科之变化无涯。即妇科虽属专科，不可不明内科之一切方法。今人以为妇科可以独立，不免如坐井观天，蠡管测海，其所见不广，奚能尽变化之能事乎。至若《金匮》于月经胎产之外，列为三十六病。曰三痼，一羸瘦不生肌肉，二绝产乳，三经水闭塞。曰五伤，一两胁支满痛，二心痛引胁，三气结不通，四邪思泄利，五前后痛冷。曰七害，一窍孔痛不利，二中寒热痛，三小腹急坚痛，四脏不仁，五子门不端引背痛，六月浣乍多乍少，七害吐。曰九痛，一阴中痛伤，二阴中淋漓痛，三小便即痛，四寒冷痛，五经来腹痛，六气满痛，七汁出阴中如虫啮痛，八胁下痛，九腰胯痛。曰十二癥，一所下之物如膏，二如黑血，三如紫汁，四如赤肉，五如浓痂，六如豆汁，七如葵羹，八如凝血，九如清水，十如米泔，十一如月浣，十二如经度不应期。凡此三十六种，《千金》俱有方治可稽也。

二、妇科之概治

妇科中有数种肯定之训诫，如经事前期为热，后期为寒，又胎前宜凉，产后宜温等等，最足误事。夫医家难于识病，正以病症复杂，苟能如此规定，只须检方投服，何必诊断耶。考其以经前为热，经后为寒者，因血得热则妄行，血得寒则凝冱也。以胎前宜凉，产后宜温者，以胎火易动，产虚中寒也。宁知气虚不能摄血，经亦先期，可用清凉乎。血枯不能流溢，经亦后期，可用辛热乎。胎前受寒，能守凉之训乎，产后病热，能守温之诫乎。倘初学时印象太深，临诊时必受拘束，虽有识见，亦必疑迟而不敢放胆用药，罔论不能成名医，抑且不能医一病，此最不可从者也。更有怀孕受病，相戒胎坠，下恐伤胎，消亦恐伤胎，热恐伤胎，温亦恐伤胎，以至任何方法不敢用，惟选轻浅平淡之药与之，卒至药不能伤胎，亦不能去疾。《内经》云：妇人重身，毒之何如，有故无殒，亦无殒也，大积大聚，其故可犯也，衰其大半而止，过则死。其云过则死者，即大毒治病，十去其六之旨。云有故无殒者，即有病病受之意，未尝言胎病以轻浅平淡为合格也。尤有拘执者，以带下为湿热入于带脉，竟用黄柏、乌鲗骨等。不复知脾虚而带脉弛缓者，非用参术升麻不可。肝郁而带脉失和者，非用归芍柴胡不可。火盛者可用黄连大黄之凉泄，虚甚者可用金樱芡实之固摄。卒至带下之病，鲜见痊愈，且视为十女九带，无关重要，亦有以威喜丸为珍品者，其丸用茯苓黄蜡合成，正所谓味同嚼蜡耳。

三、妇科之诊断

妇科诊断，妊娠为难。妊娠之脉，前后非一，若为分别，约有三期。一者胎初结时，其气未盛，血供其求，阴因受蚀，故阴脉比阳脉小弱，而见涩滞之象。《金匮》曰：妇人得平脉，阴脉小弱，名妊娠。于法六十日，当有此证。李濒湖论涩脉曰：妇人非孕即无经。涩为血少，即仲景小弱之义，此妊娠初期之脉也。

三四月以后，经血因蓄久而渐充，向之弱者，今则转为强矣，阴脉既强，遂呈搏动之象。《素问》所谓妇人手少阴脉动甚者，任子也。又阴搏阳别，谓之有子，皆属此期。《千金方》所谓三月脉数是矣，此妊娠中期之脉也，胎既成熟，脉又转平。《素问》曰：何以知怀子之且生，身有病而无邪脉也。曰无邪脉，其脉之调和可知。夫阴阳调和，而胎落子出，亦犹天地交泰，而云腾雨施矣，此妊娠末期之脉也。至于三者之中，中末二期最易别，初期最难辨，盖妇人见涩脉，主有孕，亦主不月。故脉法云：孕为胎病，无孕血竭。滑伯仁云：女人有孕为胎痛，无孕为败血。又云：尺涩女人月事虚败，若有孕主胎漏不安。史载之曰：肝脉涩而不绝，尺脉微陷，心脉滑，是孕。若肝脉涩而尺脉急长，为败血，为积血，非孕。由是以观，前人对于妇人涩脉，固明明有两说，学者遇此，务须体认。

四、妇科之药法

用药有一定之法程，而实无一定之规则，贵能随机变化，逢症权宜。近世治妇科者，执几纸调理血分之方，即谓能操宰妇女各病，甚有以当归为妇女必要之药，四物汤为妇女必用之方。岂知妇女虽以血为先天，当归虽习用于经病，而血枯经闭，内热烦渴，能用当归之辛窜否？血崩欲脱，眼目昏暗，能收四物补益之效否？亦有以为妇女善郁，一见胸闷腹胀，即许为肝气，浪用沉香、郁金、枳壳、青皮之属。焉知理气之品，俱能耗气燥血，气未必舒，水木先槁，积而久之，委成不治，皆不从内科基本上作整个之研究故也。虽然，若习内科而见吐血则一味凉腻，见遗精则一味填涩，其流弊正五十步与百步，尚何道哉！

五、肝为先天说

妇女之所以异于男子者，不仅生殖机能之各别，其内分泌之作用，亦自有不同之处。故《内经》谓男女皆有天癸，男子天癸至，则肾气盛，精气溢泻。女子天癸至，则任通冲盛，月事以时下。是男子之作用在肾，固已明矣。若女子之任脉隶属于肝，冲脉隶属于胃，虽曰胃为生化之源，而其作用实由于肝之疏泄。惟其疏泄有权，则阳明胃中所生之血，能由冲脉而下注于胞中，故中医以任主胞宫，又以胞宫属肝。西医以肝之内分泌，有关于女子之生殖器。凡在经水下行之时，其肝脏必致充血，然则女子自二七天癸至，七七天癸竭，固无时不以肝为用。此其所以以肝为先天也，矧月经胎产，妇女之所不能免，唯其不能免，故妇科病中月经病与胎产病占大部分。纵病情各个不同，要无不伤其血液，何则月经胎产，在在与血液有关，而直接受其影响者，厥惟肝脏。因其亏，故肝不得养，肝阴不足，肝阳有余，发为头晕目眩，筋挛胁痛，气上逆，胃不和，甚则痉厥。此从病理上推究，不仅肝为先天，且妇科以肝病为多，亦不言可喻矣。

六、治重奇经说

傅青主治妇科，主重奇经八脉，故方多特效。然在实际上考察，亦惟任冲二脉，最有关系。盖任脉者，即植物性神经也，主内脏之营运，为阴脉之总司。女子属阴，任主阴液，成熟之卵珠，全赖任脉以资营运。故女子生理，输卵管上口接连于卵巢，下口直达于子宫，如无任脉以通之，则输卵管不自输也。不然，女子未届发育之时，输卵管固已早具，其无月事时下者，任脉未通故也。任脉何以通，因青春腺之自然发育而使之通。故经曰：天癸至，任脉通。非任脉通，而天癸至焉，益见生理发育，循序而进。苟其不通，任脉为病，为带下瘕聚。故善调经者，必先治带治瘕，而任脉自通也。冲脉者，即大动脉及大静脉也。冲为血脉之海，起自胞中，上丽于胃，胃主纳谷，上以奉心而生血，血液有余，则由冲脉导引而下。冲脉者，是自下而上，复由上而下，取名曰冲，冲动也，故西医称之曰大动脉也。冲为血海，静血所汇，故又称之曰大静脉，是其体为阴，故曰血海。其用为阳，阳主动，女子年届二七，正血旺之时也，冲脉当盛。脱不然者，虽有青春腺促进发育，植物性之任脉输送卵珠，苟无体用兼备之冲脉以为之荣，则月事仍不能以时而下，故曰女子以血为荣。又曰女子血胜于气，其即太冲脉盛之谓欤。太冲脉盛，上行助血液之生化，下行养卵珠之成熟，此女子之所以一届发育年龄，即具有生理上之自然变化也。

七、血常有余说

女子有余于血之说，本自月事时下，不知月事之来，乃卵巢成熟之一种现象，非五脏之血有余而排泄于外。否则女子之吐血血崩，将认为不足虑，亦将无补血之药剂矣。探究其源，不免蒙阴阳之影响。盖男阳女阴，对待之称，非真女子不足于阳而有余于阴，亦非女子可专重于阴，而不重于阳。扼要言之，气血为立命之根，阴阳为相生之机。孤阳不生，独阴不长，气少不运，血竭不荣，岂有一体之内，可以偏颇耶？更有因男子肾为先天，女子肝为先天，遂以女子之经，与男子之精，相提并论，亦属大谬。夫男子之精，为结成胎儿之要素，女子之经，乃子宫排泄之废物。纯粹之血，为营养全身之资料，月经之血，为废弃无用之恶物。故经血必须按月而下，否则当泻不泻，即有血癥石瘕之患，非如吐血遗精，必须制止。进言之，人身之血，生化于心，总统于脾，收藏于肝，宣布于肺，施泄于肾，灌溉各处，奉养生身，外而四肢五官，内而五脏六腑，无不赖以滋荣，一泻已不堪支，岂可一月一行。是则血常有余之说，其不可信明甚，而比拟于精，尤属不类了然矣。

八、气常多郁说

女子工愁善郁，气分结滞，此为气常多郁说之导源。其所谓气，多属于肝，以肝为腺体，功用綦大。其外分泌腺液，能制造胆酸盐质，以助消化器之蠕动。内分泌腺液，能感动回血管，以助循环器之营行。若因情志抑郁，必致腺体阻滞，消化因而迟钝，循环因而窒塞，轻乃胀闷不舒，饮食减少，重乃痛不止，形体瘦削。或见呕吐，或结癥瘕，或传为虚劳，或变成臌膈，今人所称肝气者是也。治之之法，初则理气解郁，宣络解郁，降逆平肝，和中平肝。继而营血暗亏，郁而化火，则养血柔肝，滋水柔肝，清火解郁，泻火解郁，诸法尽之矣。因此之故，遂谓妇科以调经为先，调经以理气为先，良由气为十二经脉之引导，内外百体之主宰。经所谓百病多生于气，况女子以血为主，以气为用，气和则血亦和，气滞则血亦滞，其言殊可味也。

九、天癸之研究

天癸非月经也。《内经》曰：女子二七而天癸至，任脉通，太冲脉盛，月事以时下。男子二八肾气盛，天癸至，精气溢泻，阴阳和，故有子。其天癸与月事并举，且男子亦有天癸，则天癸非月经，不得混称。

审矣，盖女阴之内部，子宫之两侧，有物如囊，色呈苍白，左右各一，而为繁①殖器最要之部分者，卵巢也。女子一届妙龄，身体成熟，卵巢中之格拉夫氏胞，不绝产生卵种，产生既庶，胞乃破裂。所有卵种，由喇叭管输于子宫，苟逢精虫，凝结成胎。不遇精虫，与子宫之积血黏液，排泄体外，新陈代谢，四周一次，即为月经。更查男子，年达二八，内部组织已臻丰固，睾丸中之精液细胞，遂源源酿造精液，经输精管而储于精囊，备生殖之用。然当交媾射出时，尚有摄护液、哥啤儿氏液与之混和也。综上所述而比较之，女性之卵巢，犹男性之睾丸，以其同为制造之所也；女性之卵种，犹男性之精液，以其同为结胎之要素也；女性之喇叭管，犹男性之输精管，以其同为输运之道也；女性之子宫，犹男性之精囊，以其同为贮藏之器也；女性卵种内之胚珠，犹男性精液内之精虫，以其同具生活力也；女性之月事，为血液、黏液、卵种所混合，犹男性之精，为摄护液、哥啤儿氏液、精液所融和。两性生理，纤微悉同，然则天癸，为男女所共有，与精经而并举，其当为精液与卵种无疑。

十、月经之研究

女子届成熟之年龄，行经乃其主要之特征，一如

① 繁：原作“蕃”，据文义改。

草木之开花结实，所以表示其长成也。经者，由子宫或兼输卵管按时所排出之黏液与血也。女子时届二七，任脉通，太冲脉盛，肾气充，情窦开，经血渐盈，应时而下。通常以二十八日一次者为多，每次三日至七日，其量四两至六两，在此期内，名曰行经期。经之初至，大率始自成年，迟早因地而异，南方早于北方。居温带之人，约十四岁始行，居乡村者，较居城邑者为迟。当其来潮之时，卵巢及子宫，均发生变化，起于卵巢之变化，即卵巢少少充血，格拉夫氏胞破裂而排出其中之卵子。格拉夫氏胞破裂之状况，因此胞含有胞液之内壁，具有细胞之颗粒膜，其细胞之一侧，包有卵子而为丘状，名之为卵阜。胞液之量，随于时期之进而渐次增加。其胞始为椭圆形，至后变而为圆形，渐渐向卵巢之表面而进，终乃其一部突出于表面，其突出之部分，抵抗较少，故内容逐渐增大，遂至由此部破裂。及既破裂，遂排出胞液及卵子，而当胞欲破裂之时，输卵管之剪采部近接于卵巢而为拥抱之状，承受其排出之肥液卵子等，悉纳于输卵管内。输卵管内之细毛，更为自动的运动，而送于子宫中。卵子如得妊娠，则即留于子宫内而渐次发育，否则即排出体外。其起于子宫之变化，即子宫少少柔软，子宫黏膜肿胀而粗松，其上皮剥脱，子宫黏膜所有之黏液腺起脂肪变化，黏膜充血，小血管破裂。或即不破裂，其血管壁亦必发生变化，而血液微微溢出，此月经出血之原因。故月经时之血液，常为涓滴之泌出，不至迸射而下也。至若月经之起，其目的在于欲使卵子易附着于子宫之黏膜面，而格拉夫氏胞将破裂时，子宫黏膜正在充血，及胞既破裂，而卵子将来子宫之顷，子宫黏膜之表层剥离而成为创面，俾卵子易于附着其上，故妇女之受孕，亦多以月经方净后为最易也。

十一、乳房之研究

乳房为分泌乳汁之器，在于女子，与生殖器有极大之关系。乳房发育之状态，于幼稚之时，男女虽无大差，然年龄渐进，至近于春机发动时，则大生差别。盖女子有妊娠育儿之务，故乳房发育极盛，而为钟状。其膨大之部，称之为乳体，乳体顶上之一块，称为乳嘴，其周围稍稍着色之部，称为乳晕。乳体之内部，含有多数葡萄状之分泌腺，称之为乳腺，乳腺为脂肪组织所缠络，又由葡萄状腺而发生之输乳管，其功用为分泌乳汁，而开口于乳嘴。此乳房之构造也。

十二、骨盘之研究

骨盘在躯干之下部，略为漏斗形，由无名骨、荐骨、尾骶骨及第五腰椎互相结合而成。其腔名为骨盘腔，腔内藏生殖器、泌尿器及肠。男子之骨盘少少狭长，女子则宽大而短，盖以女子此部当安置妊娠子宫，且须分娩故也。骨盘既大，则腰之周围亦随而俱大。

故骨盘大者，其分娩较易，骨盘小者，则颇不利于妇人也。

十三、生殖器解剖

女子生殖器之解剖，已见于《生理学讲义》中，兹述其发育之状态，以补未备。凡健康之女子，通常至十四龄以上，则生殖系发生种种之变化，即子宫与阴道增大，乳房渐渐膨隆，骨盘及胸廓日益增广，全身肥满，皮肤美丽而色泽益增。此外尚有为春机发动之特征者，即每月有多量黏液之血液，自生殖器内排泄而出。排出之量，有多有寡，排泄之时间，大约三日至七日，即所谓月经是也。春机发动之迟早，因人种气候营养特性而各异。故热带地方之女子，十岁已有经行，情窦早开。及都会之女子，又较乡居者为易，即春机之发动亦较早。然月经之初潮，除因于疾病之外，以稍迟为良。盖于月经未潮之前，可使体格及知识为充分之发达。若来潮过早，则身体及知识均未发育而中止，是春机发动过早者，无论男女，为害均甚大也。

十四、胎生学原理

人类之生存，初不能免于天地间新陈代谢之通规。故其生存期中，岌岌焉惟图造出新生体，以为异日代替之地，此新生体之造出，通常谓之生育。然生育之原，原于妊娠，妊娠云者，乃男女于发育完全无缺之时代，经交接以后，始有妊娠之机会。故妊娠虽似属于女子，然使男子而生殖器有所缺损，则亦不能使对方之女子有妊娠之机会。即或男女生殖器并皆发育良好，而精虫与卵子，无相值之机会，亦不能妊娠，此胎生学之研究，所以不容忽略也。

考妊娠之机会，普通皆由于男女两性之爱悦，经过交接之后，而男子起射精之作用，因精虫之内进而与卵巢之卵子相会合，即为受孕。然妊娠初不全限于适当之交接，譬如以男子射出之精，经人工之注射，施于女子阴道之内，亦能受孕。或乃强奸之类，亦能受孕。盖其必要条件，在于精虫与卵子之会合，初不必全持交接也。但须制造良好之胎儿，要以适当之交接为最佳。盖不行适当之交接而成之胎儿，其胎儿非身体孱弱，即性情不良也。

其次妊娠之通规，一属于年龄方面者，《内经》以女子二七而有子，丈夫二八而有子，是发育之标准年龄。女为十四，而男为十六岁也，至此年龄，则能生殖，然此不过就吾中土而言，非可一概而论也。以气候之变迁言，则热带之人，较寒带为早，故热带之地，往往十龄以上之女子，即已抱子，而寒带之人迄十五岁以上，犹未发育者。以体格之强弱言，则体强之人，较体弱者为早，故强者十五六已能生殖，而弱者则十五六犹未发育者。凡未发育者，决不可强行交

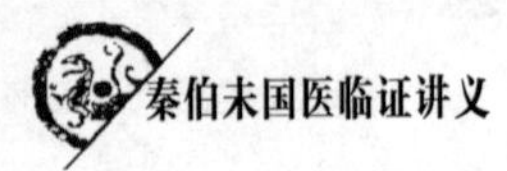

接，设有犯此者，将来必发育不全，酿为终身之病。至于男女有终身不发育者，则终身不能生殖，此则具有隐病，非可语于上例者也。二属于交接方面者，《易》有之曰，男女构精，万物化生。交接之目的，既为生殖，故交接一道，不能不加以注意。夫男女当交接之时，其生活力完全集注于生殖系统，胎既受于此，遗传性亦即受于此。故交接时必须充分预备体力，务使十分尽兴，中途毫无疲劳之感觉，则生儿必强。他若其心旁骛，或半途受惊，或半途力疲，皆足以造成不良之胎儿。至于醉后饱后，劳力之后，操心之后，皆非交接之时期也。三属于器官方面者，大凡男女交接，男子美感达于极度，则将由睾丸中制出之精液急速由输精管盘旋上行，达于精囊，由精囊传至射精管，然后由射精管直迸而出，泄于女子阴道之内。其迸出之势，大都急速而有力。而女子此时，亦多阴唇微膨，阴道中之筋肉呈收缩之作用，凡此皆所以使精虫之内进也。精虫由阴道内行，更进而达于输卵管，而卵子因格拉夫氏胞之破裂出卵巢，经输卵管而来于子宫。于此经过中，卵始与精虫相会，方而受胎焉。然卵子与精虫会合处，非有一定，通常皆在子宫之内，或则于输卵管相会合或竟通过喇叭管而直达于卵巢也。

再言妊娠之经过，精虫与卵子会合，谓之成孕。然卵子成熟之期，未会之先，已起一定之变化，即其判然胚胞，已全不分明。更经过一定之时。则现纺锤形之物质于两端，内容之颗粒，为放线状而并列，是即为胚胞所发生变化之结果也。逾时而后，此纺锤状物分裂，半出卵外，半为圆形，而存于中央，称之为女性前核。起此变化而后，与精虫会合，则精虫之头部入于卵内，尾部在于外部而渐渐消失。精虫之头部，有类似于核之性质，入于卵内，为圆形而现出此精虫之头，称为男性前核。此核渐渐来于中央，与女性前核相合，成为一新核。其周围有多数之小颗粒，迨新成之核，次第显分裂之现象，称之为分裂核。此核最初分而为二，继乃由二而四而八，顺次以倍数而分裂，同时而分裂核以外之内容，亦并行分裂。故内容之全部次第增加，卵黄亦膨胀，由于如斯之分裂而生多数之球状物，称之为分裂球。旋有若干迅速之变化，堆积而成为厚层，继乃分为三层。上层名为上叶，中层名为中叶，下层名为下叶。人身之各部分，与包裹之膜，均由此而发生焉。成孕之卵，平常附着于子宫底之黏膜上，于时子宫黏膜，大为肥厚，由卵子之周围延长，遂至包被卵子，称为蜕落膜。就中在卵子与子宫壁之间之部分，称之为床蜕落膜。子宫黏膜面最肥厚之部，称为真蜕落膜。翻转蜕落膜之内面，生胚胎膜，以围拥卵子。胚胎膜之中与床蜕落膜一致之部分，称为丛状胚胎膜，有分歧为树枝状之绒毛，成为胎儿胎盘，嵌入于母体胎盘之内面，而生真正之胎盘。其他各部，皆称为平滑胚胎膜。胚胎膜之内面，有名为羊膜者，成一大囊，而包裹胎儿。其内羊水充满，胎儿浮游于羊水中，及娠妊之时期日远，则羊膜渐渐膨大，遂充盈于子宫腔，子宫腔亦随娠妊时期之经过而增大。而阴道斯时，黏液之分泌甚盛，外阴部则稍变呈紫色云。

娠妊之后，子宫逐月有变化，而乳房于妊后二月，即渐次膨大，温度增高，别成一种之性质。故驯熟之产科医士，对于娠妊之决定，恒于二三月内检视乳房即知。至第四第五月，则膨大益甚，乳嘴晕变为茶褐色，压迫之则分泌透明水样之液。若关于全身状态之变化，其最著者则下腹颇见膨脝，及渐近于娠妊之末期，则全腹部皆向前方膨出。故孕妇上体，常反向于后，以维全体之权衡。又腰部臀部上体等均较平时肥短，而呼吸亦为之稍速。下腹之中央，生紫褐色之纵线，皮下则生多数之瘢痕样线。以上诸变化之外，尚有为下列之变化者，此变化若起于非娠妊之人，则为疾病无疑，而在于孕妇，则决非病征，且恒于短时日之间，即就消失，盖通常所谓恶阻之类是也。其有短时间不能消失者，则于分娩后直即消失之。一神经系发生变化，有齿痛、头痛、腰痛等，时时觉身体发热，又有夜盲，弱视重听，脑部充血，睡眠不安等现象。感情变易，往往悲从中末，不知涕泗之何从，记忆力锐减，心志忧郁种种现象。竟有与平时迥殊者，至全无变化，活泼自然者，恒居少数。二消化器亦起变化，发呕吐恶心，平时对于饮食物之嗜好，至是忽尔相反，或有嗜生米土炭等物者，唾津分泌甚多，而易起便秘。三泌尿器频催尿意。四血液之循行，亦起变化，故发眩晕、衄血、恐怖、胸内苦闷、心悸、亢进等。

十五、胎儿之发育

胎儿之发育，初为胚皮，形成上下二叶，二叶中央，发生元线而成中叶，此三叶即为胎儿成形之起点。盖上叶渐渐变化，则构成脑髓脊髓神经，身体之表皮，及爪甲、毛发、汗腺、脂腺、口内之唾液腺等。下叶渐渐变化，则构成肠之上皮，及腺质脏器，及肺、膀胱之上皮。中叶渐渐变化，则构成骨筋末梢神经，及血管、泌尿器、生殖器。由中叶而生之血管，则构成脐带而连于胎盘，胎儿之血液，与母体之血液，因之流通而营吸养排炭之作用，恰如生后与肺脏之作用相似，胎儿一切之营养，皆取于此而发育焉。兹再将胎儿逐月之变化略记于下：第一月，娠妊之卵子大如鸠卵，胎儿之头与体同大，眼为暗黑色之斑点，鼻稍突出，四肢为阔叶状，脐带之初征，业已发现，全体之重，约只一钱；第二月，胎儿大如鸡卵，脐带延长，外阴部亦稍稍具形，可与其他动物之胎儿稍相区别，四肢之关节①，略略分明；第三月，胎儿大如鹅卵，

① 节：原作“即”，据文义改。

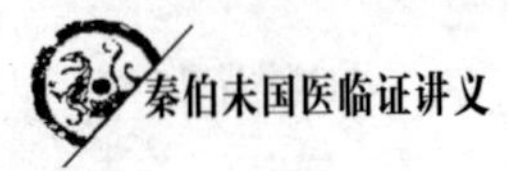

重约五六钱，其时处处生柔软之骨，外阴部渐现男女之区别，口裂亦已成形；第四月，男女之区别，已颇分明，重量骤增至三四两许，毛发始行发生，身体稍能运动；第五月，胎儿头生毛发，指爪硬固；第六月，胎儿两眼可使开张，四肢可稍稍运动，重量增至一斤以上；第七月，胎儿皮肤成赤色，重约二斤余。于此月末分娩之胎儿，四肢可为稍强之运动，发微弱之声而啼泣，然大抵经数时或一二日后即死，间有能发育者，则由专家医生以特种方法培护之；第八月，胎儿重约三斤，皮肤尚呈赤色，若于此月分娩者，往往可以长成；第九月之末，胎儿重约三斤半，鼻耳之软骨，可以触知，于此时期分娩者，固多能长成。然比之成熟儿，死亡较易；至第十月，则为正规分娩之时期，胎儿之长，达于极度，重量亦约在四斤左右。故娠妊之持续，大率十月，每月作二十八日计，大约以二百八十五日为标准也。

十六、生产之正规

胎儿成熟之期，约为十个月。至十个月即须生产，是为正产。若未及期而产，未满三月者，谓之流产。未满六月者谓之小产，小产不特儿不能育，且于孕妇尤多危害，打胎者其险尤甚。其有八九月而生者，谓之未及期分娩。未及期分娩，婴儿间有能育者，然大都体弱。今言正产，正产者乃瓜熟蒂落之候，本甚自然，毫无危害，惟有种种关系，不免令人疑惧者。一则以儿将分娩，势必先与母体脱离，当脱离之时，则蜕膜与子宫剥离。其中血管神经一齐牵动，剧痛至不可耐，有令产母难忍者。二则以偌大之胎儿，通出于些小之产门，频频作势，下垂如脱，有令产母乏力者，然此皆不足为患也。所可患者，或母体盘骨狭小，或体弱交骨难开，则恒致难产，宜产科专家施用手术，方为可恃。又或产后子宫收缩过迟，被细菌侵入血液，亦为危机。又或身体过弱，临产无力支持。又或子宫外娠妊，须剖腹取胎，皆属棘手，此外无所谓危事也。至生产之经过，初则孕妇达月，腹中随时有动意，此谓试胎。试胎逾日或逾旬日之后，陡然腹中阵痛，愈痛愈剧，此胎儿方在胎离母体，尚非真正产候也。迨后剧痛或逾二三小时，或逾十数小时，阴中有水下注，名曰胞浆。胞浆破裂之后忽觉阵阵作涨，腹痛较差而腰痛增剧，此胎儿下移也。如是者十数阵或数十阵之后，愈涨愈急，腰痛如折，此真将产也。迨至一阵猛涨，觉大小便一齐俱急，儿即落地矣。胎通出后，胎盘即与子宫壁分离，稍后亦与破裂已空之囊，一同通出。此时胎盘位置，空虚出血，因胎盘虽脱，血窦仍开，惟子宫若收缩完善，则闭合甚速。故产母产后，宜使子宫收缩完善，以免多量出血，或传染细菌也。生产之后，真蜕落膜与翻转蜕落膜，变软而分裂，与从里面渗出之血，同由子宫而出，是为恶露。此项溢液，初为红紫色，及后较薄，则为浆液性恶露。最后分裂之组织，逐渐恢复，则其分裂之组织细胞中，及白血球中，使排出之液，呈乳白色，亦泄于体外，有名之为白恶露者。生产之后，乳腺乃大为胀大，其涨大之故，乃由供给乳腺之血液增加。考乳腺居胸中之两边，在胸膛前面两层脂膜之间，系小管组成。其里层为泌乳之细胞，团合成细叶结合而藏于脂肪之内，此项细叶，又组合而成十八至二十叶，每一叶自有一管，因以组织成一定之腺。此十八至二十之输乳管，行近乳头，即于其顶开孔，当产后供给乳腺之血液增加，而泌乳之细胞乃得从容由血中吸取质料制成乳汁，送入输乳管，取以排出乳外，为育儿之需。又最初之乳，其色略黄，含有轻泻剂，俾婴儿吸之，得以排泄毒物。其后即无此质，故有特立名称，称之为初乳。

十七、不孕之原因

不孕之症，有属于天赋畸形者，殊难人力为之挽回，即非药石所能奏效。综其原因，凡有五端：一曰骡症，妇人有交骨如环，不能开坼者，以其与骡之交骨相类，亦如骡之不能孕育，故名骡症。即西医所谓胎盘畸形，如漏斗形者是也。由于先天之肾阴不足，不能长大骨骼也，重则不能交合，轻则不能受孕，间或受孕，必有难产之忧。二曰纹症，若女子膣腔痉挛，或子宫转位，以致阴道屈曲如骡纹之盘旋者，是谓纹症。既致交合有碍，亦使精子难入，然所以痉挛转位之故，实由先天之阳气不充。经曰阳气者，精则养神，柔则养筋。阳气不能煦养于膣腔，则膣腔为之痉挛，阳气不能托正其子宫，故子宫为之转位也。三曰鼓症，妇人有处女膜坚韧如鼓皮者，谓之鼓症。西医谓之处女膜闭锁症。其间仅有小窍，只可通溺，不能交合，更且难以受胎，且使月经停蓄于内，成为癥块，西医名为血肿瘤。有时因受癥块之压力，或受药力之攻冲，其膜骤然破裂，而为血崩。血崩之后，便易受孕矣。四曰角症，女子阴核过大，欲性一至，亦能自举，状如阴中有角，故以角症名之。又名半阴阳，俗称雌雄人。因其不能交合，故难受孕。至其阴核何以过大，乃其生殖腺发育太过之故也。更有左右大阴唇一部分连合，尿生殖窦开口于阴核下面，一见宛如男子阴道下裂之阴茎，然其中仍具女性生殖腺及卵巢，只可称为假性半阴阳。若兼有男性生殖腺及睾丸，则可谓真性半阴阳矣。五曰脉症，此指月经终身不来者而言，因其经脉不通，故名脉症，又名暗经。由于子宫血脉管之构造特异，不能容留回血，或卵巢输卵管之构造畸形，不能产生卵珠，或子宫闭锁，皆能使月事不来，且亦难于受孕也。

十八、求孕之方法

种子求嗣，非妇人一方面事，而相沿归于妇科。

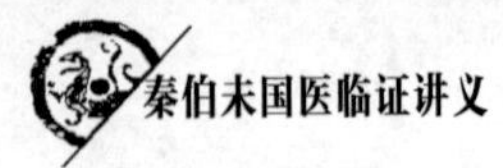

兹姑以妇人言，除天赋畸形外，有属身瘦而子宫干涩者，有因身肥而子宫脂塞者，有因怯弱者，有因虚寒者，有因症瘕者，有因嫉妒者。月经之来，多不调和，治之者但须诛其因，调其经，故曰种子以调经为先。余尝诊数妇人，专治其病，不顾种子，结果均能得嗣。人以为余有秘方，岂真余有仙丹哉！盖譬之种田，田内蔓草延绵，砂石错杂，虽有佳种，日夜培植，必难生长。去其芜杂，即成沃壤，沃壤之区，自然繁茂。近人咸以不孕为虚，或峻补精血，或浪投辛热，无异施肥料于蔓草砂石之中，安望能收美果乎。余掌教中医专校妇科，数年于兹，惟于此等处，反复研究，学者颇能心领神会，自谓比之专议方，专议药者，稍高一筹，而治妇科善恶逆顺之机，穷于斯矣。

下编　妇科分论

一、月经

（一）月经

月经先期

【症象】月经先期，色赤而多，或只有数点，犹如残红，别无兼症。

【原因】多者由于肾中水火交旺，少者由于肾火旺而水亏。以先期乃火盛之征，多寡则水分之验也。

【诊断】尺脉洪滑，水火有余，若见细数，水亏火旺。

【治疗】水火有余，但清其热，不必泄水，清经散。水亏火旺，但补其水，不必泄火，两地汤。

【方药】清经散

丹皮　地骨皮　酒炒白芍　熟地　青蒿　云茯苓　黄柏

两地汤

生地　元参　白芍　麦冬　地骨皮　阿胶

月经后期

【症象】月经后期，涩滞而少，色泽不鲜，或见沉黑。

【原因】后期多属虚寒不足之象，亦有阴火内烁，血热而过期者，则由水亏血少，燥涩使然。

【诊断】脉来微细，或沉或弦，或迟或涩，责之无火。若见虚数，责之火燥。

【治疗】无火者，温养气血，通经四物汤，或温经摄血汤。火燥者，清火滋阴，知柏八味丸。

【方药】通经四物汤　月经过期不行，血虚有寒。

当归　熟地　白芍　香附　蓬术　苏木　木通　川芎　肉桂　甘草　红花　桃仁

温经摄血汤

熟地　白芍　川芎　白术　柴胡　五味子　肉桂　续断

知柏八味丸

熟地　山萸　丹皮　山药　泽泻　云苓　知母　黄柏

月经或先或后

【症象】经来断续，或前或后，并无定期。

【原因】肝气郁结不舒，肝郁则肾亦郁，子母俱病也。

【诊断】左关脉弦，肝气之结。尺脉沉涩，肾气亦郁。

【治疗】舒肝之郁，即舒肾之郁，宜定经汤。

【方药】定经汤

菟丝子　白芍　当归　熟地　山药　云苓　黑荆芥　柴胡

月经忽来忽断

【症象】月经忽来忽断，时疼时止，寒热往来。

【原因】行经之际，风吹寒袭，肝气闭塞，腠理经络，各为不宣，此感之轻者也。甚则有热入血室，而变为如狂之症者。

【诊断】脉浮而弦，外感气郁。若见弦数，热入血室。

【治疗】补肝之血，通其郁而散其风，方用加味四物汤。热入血室，用加减小柴胡汤，伤寒更有刺期门之法。

【方药】加味四物汤

熟地　白芍　当归　川芎　白术　丹皮　玄胡　甘草　柴胡

加减小柴胡汤

柴胡　黄芩　甘草　桃仁　丹皮　丹参　白芍　红花

经行腹痛

【症象】经前腹痛数日，而后行经，经多紫黑块。或行经之后，少腹疼痛。

【原因】或由冲任受寒，或由肝火不宣，或由肝气郁滞。

【诊断】脉沉而迟，寒邪内聚。脉弦而数，火气内郁。脉弦不滑，肝气之滞。

【治疗】寒宜温经，大温经汤。火宜清泄，宣郁通经汤。气宜疏肝，调肝汤。

【方药】大温经汤　治冲任虚损，月候不调，或产后瘀血停留，少腹急痛。

吴茱萸　丹皮　白芍　肉桂　人参　当归　川芎　阿胶　炙甘草　麦冬　半夏

宣郁通经汤

白芍　当归　丹皮　山栀　白芥子　柴胡　香附　川郁金　黄芩　生甘草

调肝汤

山药　阿胶　当归　白芍　山萸肉　巴戟　甘草

月经过多

【症象】经水过多，行后复行，面色萎黄，身体倦怠，困乏更甚。

【原因】血虚不能归经，遂使再行而不胜困乏。

亦有血热妄行，不能驾驭者。

【诊断】软弱无力，血虚不摄，左关数动，血热流溢。

【治疗】大补气血，引之归经，加减四物汤。清经平火，洁其源流，补阴丸。

【方药】加减四物汤

熟地　白芍　当归　川芎　白术　黑芥穗　山萸　续断　甘草

补阴丸

熟地　黄柏　知母　龟板　天冬　枸杞　白芍　五味子

月经过少

【症象】经行极少，点滴而来，或一日即止，经色淡而不浓。

【原因】血虚不充，不足之象也。

【诊断】脉来虚细，或涩或迟。

【治疗】但宜培养，慎毋通利，滋阴至宝汤。

【方药】滋阴至宝汤　治经水不调，及因郁生劳，潮热、咳嗽、盗汗等症。

当归　白术　白芍　茯苓　陈皮　贝母　知母　香附　地骨皮　麦门冬　柴胡　甘草

年老经水复行

【症象】年在五十外，或六七十岁，经忽复行，或下紫血块，或如红血淋。

【原因】妇人七七之外，月经已竭，其复来者，非精过泄而动命门之火，即气郁甚而发龙雷之炎，二火交发，血乃驶溢，乃血崩之渐，不可不慎。

【诊断】右尺细弱，肾阴不足。右尺滑数，相火不伏。

【治疗】大补肝脾之气血，安老汤主之。

【方药】安老汤

人参　黄芪　熟地　白术　当归　山萸　阿胶　黑芥穗　甘草　香附　木耳炭

年未老经先断

【症象】年未七七，经水先断。

【原因】或为血枯而源流告竭，或为心肝脾三脏之气郁。

【诊断】脉细血虚，脉弦气阻，虚中见弦，气血同病。

【治疗】血虚者濡养之，柏子仁丸。气阻者疏畅之，益经汤。

【方药】柏子仁丸　治室女经闭成痨。

柏子仁　牛膝　卷柏　泽兰叶　续断　熟地黄

益经汤

熟地　柴胡　当归　白术　山药　白芍　枣仁　丹皮　沙参　杜仲　人参

经前泄水

【症象】经未来前，先泄水三日，而后行经。

【原因】脾属湿土，脾虚则土不实，土不实则湿更甚，故经水将动，而脾先不固也。

【诊断】左关脉濡，气虚湿盛。

【治疗】不在先治其水，而在先补其气，宜健固汤。

【方药】健固汤

人参　白术　白茯苓　巴戟　薏苡仁

经前便血

【症象】经行前一日，大便先出血。

【原因】心肾不交，胞胎之血，两无所归，流于大肠。

【诊断】左寸涩小，心营不足，尺部涩小，肾阴不足。

【治疗】大补心肾，顺经两安汤主之。

【方药】顺经两安汤

当归　白芍　熟地　山萸肉　人参　白术　麦冬　黑芥穗　巴戟　升麻

经行发热

【症象】经行身体发热，或恶风，或不恶风。

【原因】或由感邪，或由内热，或由经后血虚。

【诊断】脉来浮缓，表邪外客，或数或细，血虚内热。

【治疗】表邪，桂枝四物汤发之。内热，加味地骨皮饮清之。血虚内热，六神汤补而凉之。

【方药】桂枝四物汤

桂枝　当归　川芎　芍药　熟地

加味地骨皮饮

当归　生地　白芍　丹皮　地骨皮　川芎　胡黄连

六神汤

黄芪　地骨皮　当归　川芎　生地　芍药

经行吐衄

【症象】经行或吐血或衄血。

【原因】经前吐衄，为内热迫涌其血。经后吐衄，为血虚热扰于内。

【诊断】脉象俱数，或数兼洪，或数兼细。

【治疗】经前宜三黄四物汤泻之，经后宜犀角地黄汤清之。

【方药】三黄四物汤　即四物汤加大黄、黄芩、黄连。

犀角地黄汤

犀角　生地　赤芍　丹皮

【杂论】月经之病，不外或前或后，乍多乍少，时发疼痛等候为最多，总名之曰月经不调。夫经者常也，一月一行，循乎常道，以象月盈则亏，不调则反常而灾殄至矣。方书或以趱前为热，退后为寒，其理近是，实则不可尽拘。假如脏腑空虚，经水淋沥不断，频频数见，未可便断为热。又如内热血枯，经脉迟滞不来，未可便断为寒。必须察其见症，审系脉数内热，唇焦口燥，畏热喜冷，斯为有热。脉迟腹冷，舌淡口和，喜热畏冷，斯为有寒。阳脏阴脏，于斯而别。再问其经来，血多色鲜者，血有余也，血少色淡者，血不足也。将行而腹痛拒按者，气滞血凝也，既行而腹痛喜手按者，气虚血少也。然后选方投药，应手自效。而其间血枯血滞，虚实对峙，治法水火，尤当体认。盖滞者阻滞也，有血在内而不通也。枯者，枯竭也，无血在内而不通也。阻滞者，因邪气之结塞，血有所逆也。枯竭者，因冲任之亏耗，源断其流也。凡妇女病损，至旬月半载之后，未有不闭经者。正因阴竭，所以血枯。故或以羸弱，或以困倦，或以咳嗽，或以血热，或以饮食减少，或以亡血失血，及一切无胀无痛，无阻无滞，而经有不至者，无非血枯经闭之候。欲其不枯，莫如养营，欲使其通，无如充之。但视雪消则春水自来，血盈则经脉自至，源流汩汩，熟能阻之哉。若不论有滞无滞，浪用开导之药，其有甚者，专以桃仁红花之类，快利为事，岂知血滞者可通，血枯者不可通。血既枯矣，而复通之，则枯者愈枯，其与榨干汁无异，皆不辨枯滞虚实之故也。又妇人经闭，其治较易，室女经闭，其治较难。胎产乳子之后，血气空虚，经水一时不至，俟其气血渐回，经脉自通。室女乃浑全之人，气血正旺，不应阻塞，其闭也，若非血海枯竭，则经脉逆转。血海枯则内热咳嗽，鬓发焦而成怯症，经脉逆转，则失其顺行之常，而为吐为衄，此又调经中所恒宜省察者也。

（二）崩漏

血崩昏晕

【症象】一时血崩，两目黑暗，昏晕倒地，不省人事。

【原因】冲任虚损，劳役过度，大气下陷，不能收摄，崩不止则脱绝而死。

【诊断】脉来微细，气血并虚，急疾者死，浮大亦危。

【治疗】大补元气，参以补阴，不专恃涩，而自无不止，固本止崩汤。

【方药】固本止崩汤

熟地　白术　黄芪　当归　黑姜　人参

郁结血崩

【症象】怀抱郁结，口干舌渴，呕吐吞酸，血液下注崩放。

【原因】郁怒伤肝，肝性急，气结则其急更甚，故血不藏而忽然暴下。

【诊断】脉弦而大，弦数为火，大芤为虚。

【治疗】审为郁结之病，固以开郁为主，然徒开其郁而不知平肝，则肝气大开，肝火更炽，崩反难止，用平肝开郁止血汤。

【方药】平肝开郁止血汤

白芍　柴胡　白术　黑芥穗　丹皮　生地　当归　三七根　甘草

闪跌血崩

【症象】闪挫跌仆，恶血下行，有如血崩，腹痛按之益甚，久则面色萎黄，形容枯槁。

【原因】操作不慎，升高坠落，或闪挫受伤，以致血不能藏。

【诊断】脉来沉弦，郁结不扬。

【治疗】行血以去瘀，活血以定痛，逐瘀止血汤。

【方药】逐瘀止血汤

生地　大黄　赤芍　丹皮　当归尾　枳壳　龟板　桃仁

血热血崩

【症象】每遇交合，经水即来，一如血崩。

【原因】相火不静，冲动血海，血海沸腾，不能固摄。

【诊断】脉来虚弦，阴伤火盛。

【治疗】滋阴降火，以清血海而和子宫，用清海丸。

【方药】清海丸

熟地　山萸　山药　麦冬肉　北五味　丹皮　白术　白芍　地骨皮　龙骨　元参　霜叶　沙参　石斛

年老血崩

【症象】妇人年老血崩，昏晕欲脱。

【原因】气血两亏，房帏不节，血室大开，崩决而坠。

【诊断】尺脉细数，左关虚弦。

【治疗】两补气血，加减当归补血汤。

【方药】加减当归补血汤

当归　生黄芪　三七根　桑叶　白术　熟地　山药　麦冬　北五味

【杂论】崩漏之疾，本乎一证，轻者谓之漏下，甚者谓之崩中。平居妇人，经脉调适，冲任二脉，互相滋养，阴阳二气，不相偏胜，则月事以时下。倘若将理失宜，喜怒不节，疲极过度，大伤于肝。肝为血之府，喜怒劳役，一或伤之，肝不能藏血于宫，宫不能传血于海，所以崩中漏下。漏下者，淋漓不断是也。崩中者，忽然暴下，乃漏证之甚者也。其状或如猪肝，或如泔如涕，如烂瓜汁，又或如豆羹汁，如蓝锭色，至有黑如干血相杂，亦有纯下瘀血者，此皆冲任虚损，喜怒劳役之过，致伤于肝而然也。又久不止，面黄肌瘦，虚烦口干，脐腹冷痛，吐逆不食，四肢虚困，甚则为胀为肿。治之之法，调养冲任，镇注血海。血海温和，归于有用，内养百脉，外为月事，自无崩中漏下之患矣。又年少之人，火炽血热，房事过多，经行时而有交感，俱致斯疾。大都凉血固涩，升气益荣，自可愈也。中年已上人，及高年嫠妇，多是忧虑过度，气血俱虚，此为难治。必须大补气血，养脾升胃固血，庶保十之二三。斯疾若不早治，则如将圮之厦，斜倒倾欹，势难支撑而使之正。又如苗槁而后灌溉，何可使之秀耶。又崩漏之病，有暴崩者，有久崩者。暴崩者，其来骤，其治亦易。久崩者，其患深，其治亦难。且血因崩去，势必渐少，少而不止，病则为漏。此等证候，未有不由忧思郁怒，先损脾胃，决及冲任而然者。崩漏既久，真阴日亏，多致寒热咳嗽，脉见弦数或豁大等证，此乃元气亏损。阴虚假热之脉，尤当用参地归术甘温之属，以峻培本源，庶可望生。但得胃气未败，受补可救。若不能受补，而日事清凉以苟延目前，则终非吉兆也。

二、带下

（一）带下

白带

【症象】下流白物，如涕如吐，其气秽腥，绵绵不绝。

【原因】带下之病，皆由于肝郁乘脾，损伤带脉，不能约束，或受风冷，或停湿热。

【诊断】右关脉紧，或濡而软。紧则伤冷，濡软积湿。

【治疗】补脾化湿，完带汤。温寒逐湿，补真润肠汤。清热祛湿，樗皮丸。

【方药】完带汤　通治体虚带下。

白术　山药　人参　白芍　车前子　苍术　甘草　陈皮　柴胡　黑芥穗

补真润肠汤　治白带下，阴户中痛，控心而急痛，身黄皮缓，身重如山，阴中如水。

柴胡　良姜　白葵花　防风　郁李仁　干姜　甘草　陈皮　黄芩

樗皮丸　治赤白带下，有湿热者。

芍药　良姜　黄柏　椿根皮

青带

【症象】带下色青，如绿豆汁，或如青泥，稠粘不断，其气腥臭。

【原因】肝经湿热，蓄积不清，热轻者色青，热重者色绿，皆肝木之化也。

【诊断】脉象弦数，湿热肝郁。若见细数，阴分亦伤。

【治疗】解肝木之火，利膀胱之水，加减逍遥散。

【方药】加减逍遥散

茯苓　白芍　甘草　柴胡　陈皮　茵陈　栀子

黄带

【症象】带下色黄，宛如浓茶汁，其气秽腥触鼻。

【原因】水色黑，火色红，湿热混合，化红而不能，返黑而不得，煎熬成汁，遂变黅色，盖不从水火之化，而从湿化也。

【诊断】脉来濡数，或缓或弱。

【治疗】补任脉之虚，而清肾火之炎，易黄汤主之。

【方药】易黄汤

山药　芡实　白果　黄柏　车前子

黑带

【症象】 带下色黑，甚则如黑豆汁，其气腥秽，腹中疼痛，小便时如刀刺，阴门发肿，面色发红，日久黄瘦，饮食兼人，口渴欲饮。

【原因】 胃火太旺，与命门膀胱三焦之火合而煎熬，变为灰色，乃火极似水之象。

【诊断】 脉来洪数，细涩无力。

【治疗】 泄火为主，用利火汤，使黑转为白，则渐愈矣。

【方药】 利火汤

黄连　石膏　栀子　刘寄奴　知母　大黄　白术　王不留行　茯苓　车前子

赤带

【症象】 带下色赤，似血非血，淋漓不断。

【原因】 忧思伤脾，郁怒伤肝，肝经火炽，下克脾土，脾不运化，湿热之气，陷于带脉之间，而肝不藏血，亦渗于带脉之内，故有似血非血之色。

【诊断】 右关弦数，木横侮土。

【治疗】 清肝火，扶脾气，清肝止淋汤，茅花散。

【方药】 清肝止淋汤

当归　白芍　生地　阿胶　丹皮　黄柏　香附　牛膝　红枣　小黑豆

茅花散　治赤白带下，似血非血。

茅花　棕树皮　嫩茶叶　甘草节

【杂论】傅青主曰：带下俱是湿症，以带名者，因带脉不能约束，而有此病，故以名之。盖带脉通于任督，任督病而带脉始病。带脉者，所以约束胞胎之系也。带脉无力，则难以提系，必然胞胎不固。故曰：带弱则胎易坠，带伤则胎不牢。然而带脉之伤，非独跌闪挫气已也。或行房而放纵，或饮酒而颠狂，虽无疼痛之苦，而有暗耗之害，则气不能化，经水反变为带病矣。故带病者，惟尼僧、寡妇、出嫁之女多有之，而在室之女则少也。况加以脾气之虚，肝气之郁，湿气之侵，热气之逼，安得不成带下之病哉。今按带下之证有三：未嫁之女，月经初下，止而即浴之以冷水，或热而扇，或当风，此室女病带下之由也。有家之妇，阴阳过多，即伤胞络，风邪乘虚而入，胞经触冷，遂使秽液，与血水相连而下。产后带下，由亡血失气，伤动胞络，门开而外风袭，肌体虚而冷风入，风与热气相连，故成液而下。冷则多白，热则多赤，冷热相交，则赤白俱下。带下久而枯涸者则濡之，凡大补气血，皆所以濡之。如以四物汤为末，炼蜜丸梧子大，空心，米饮下三四十丸，以疗年高妇人白带良验，皆润剂也。凡脉微食少，及久病曾经攻下者，俱作虚治，有热用凉补，无热用温补。

（二）白淫

白淫

【症象】阴中时流白液，小腹急痛冤热。

【原因】《内经》云：思想无穷，所愿不得，意淫于外，入房太甚，发为白淫。盖邪热内结，真精不守，则白物游淫而出。

【诊断】左关弦数，肝火内郁。右关濡数，脾火不宣。

【治疗】清肝脾而化湿热，加味逍遥散。久不愈者，白龙丸固涩之。

【方药】加味逍遥散　即逍遥散加丹皮、山栀。

白龙丸

鹿角霜　牡蛎　生龙骨

白崩

【症象】阴中下流白物，如清米泔，或如粘胶。

【原因】忧思过度，肝脾损伤。

【诊断】脉象虚数，或弦或滑。

【治疗】清肝和脾，佐以镇心，平补正心丹。

【方药】平补正心丹

龙齿　远志　人参　茯神　酸枣仁　柏子仁　当归身　石菖蒲　生地　肉桂　山药　五味子麦门冬　朱砂

【杂论】白淫之病，得之肝火脾湿，久则真阴耗竭，面黄肌瘦，饮食呆钝，不入于劳，即入于损。与梦交之症，异流同源，而女子多羞怯不肯宣，卒至不治，可慨也。

三、胎　产

（一）不孕

身瘦不孕

【症象】身躯瘦怯，久不孕育，偶一交合，病卧终朝。

【原因】瘦弱之人，性躁多火，经水不调，子宫干涩，血虚故也。

【诊断】脉象微涩，精血两虚。

【治疗】大补肾水，而平肝木，水旺则血旺，血旺则火消，便成坎离既济之象，养精种玉汤，三月当身健受孕。

【方药】养精种玉汤

熟地　山萸肉　当归　白芍

体肥不孕

【症象】身体肥胖，痰涎甚多，不能受孕。

【原因】肥盛之妇，除脂膜闭塞子宫，不能受精，而难于受孕外，多由气虚湿盛，不能化精，反化为涎，浸润胞胎，日积月累，酿成汪洋水窟。

【诊断】脉象沉软，濡而无力。

【治疗】补脾胃以壮阳气，化痰水以去闭塞，加味补中益气汤。

【方药】加味补中益气汤

人参　黄芪　白术　当归　甘草　柴胡　升麻　陈皮　茯苓　半夏

怯弱不孕

【症象】气祛力弱，饮食少进，怠倦思睡，久不受孕。

【原因】妇人多气多郁，气多则为火，郁多则血滞，脾胃虚损，不能营养冲任，以致肾气不足，胃气不升，不能化生精微。

【诊断】右关弦细，脾胃受剥。右寸微涩，元气不足。

【治疗】补肾命而调脾胃，并提汤。

【方药】并提汤

熟地　山萸肉　巴戟肉　枸杞　白术　人参　黄芪　柴胡

嫉妒不孕

【症象】怀抱素恶，遇事嫉妒，不能受孕。

【原因】肝气郁结，下克脾土，任带两伤，胞胎闭塞。

【诊断】脉多沉郁。左寸沉郁，心气不和。右关沉郁，脾气不和。尺部沉郁，肾气不和。左关沉郁，肝气不和。

【治疗】解肝郁，以通心脾肾三经之气，则气血调而胞胎之门开，不特治嫉妒已也，开郁种玉汤。

【方药】开郁种玉汤

当归　白芍　白术　丹皮　天花粉　香附

脾虚不孕

【症象】饮食少则平和，多则难受，或作呕泄，胸膈胀满，久不受孕。

【原因】心肾火衰，脾胃虚寒，土失生气，不能消水谷以运化精微，自无津液以灌溉胞胎，矧其脾胃不健，则带脉必然无力，即能受孕，亦易堕落。

【诊断】右关脉弱，脾胃虚寒。

【治疗】补肾命之火，以温脾胃，使母旺子不弱，母富子不贫，此子病治母之义，温土毓麟汤。

【方药】温土毓麟汤

巴戟肉　怀山药　覆盆子　白术　人参　神曲

肾热不孕

【症象】骨蒸夜热，遍体火焦，口干舌燥，咳嗽吐沫，难于生子。

【原因】骨髓之热由于肾，肾热而胞胎亦热，譬之干旱之田，岂能长养。

【诊断】两尺细数，或见洪大。

【治疗】补肾阴而清骨热，壮坎水以制阳光，用清骨滋肾汤。

【方药】清骨滋肾汤

地骨皮　丹皮　石斛　麦冬　元参　沙参　五味子　白术

命门虚寒不孕

【症象】下身冰冷，非火不暖，交合之时，阴中绝无温热之气，不能受孕。

【原因】胞胎居心肾之间，心肾二火衰微，势必寒冷不温，冱寒之地，不生草木，重阴之渊，不长鱼龙，胞胎既寒，何能化育。

【诊断】左关沉细，尺脉沉紧，沉细为月水不利，沉紧为子宫寒极。

【治疗】补心肾之火，以暖子宫。法春日温煦之气，使之絪缊化成，方用温胞汤。

【方药】温胞汤

白术　巴戟肉　人参　山药　芡实　附子　杜仲　补骨脂　菟丝子　肉桂

膀胱不化不孕

【症象】小水艰涩，腹胀脚肿，不能受孕。

【原因】肾命阳虚，膀胱不化，水湿渗入胞胎。

【诊断】尺脉微涩，命火式微。

【治疗】益火蠲湿，化水种子汤。

【方药】化水种子汤

巴戟　白术　人参　菟丝子　芡实　茯苓　车前　肉桂

督脉下坠不孕

【症象】腰背酸楚，胸满腹胀，倦怠欲卧，求嗣不得。

【原因】任脉虚，督脉伤，任脉行身之前，督脉行身之后，皆从带脉而上下行也。任脉虚则带坠于前，督脉虚则带坠于后，势成疝瘕之病，外障胞胎，不能受孕。

【诊断】尺脉微细，或缓或涩。

【治疗】升补任、督，而固带脉，升带汤。

【方药】升带汤

白术　人参　半夏　神曲　沙参　肉桂　茯苓　荸荠粉　鳖甲

带脉拘急不孕

【症象】少腹之间，自觉紧迫之状，急而不舒，不能生育。

【原因】带脉系乎腰脐之间，宜舒不宜急。脾胃之气不足，则腰脐之气不利，所以带脉拘急，遂致牵动胞胎，不能受孕。

【诊断】右关濡弱，脾虚带急。

【治疗】补脾胃之气血，使带脉有维系之力，宽带汤。

【方药】宽带汤

人参　麦冬　莲子　熟地　当归　白芍　杜仲　巴戟肉　白术　补骨脂　肉苁蓉　五味子

【杂论】不孕之症，不能专责妇人，然居妇科立论，妇人亦自有不孕之道，上举十候，大要已尽矣。程鸣谦云：褚澄氏曰：男女交合，阴血先至，阳精后冲，而男形成。阳精先入，阴血后参，而女形成。信斯言也，人有精先泄而生男，精后泄而生女者，独何欤？东垣曰：经水才断，一二日血海始净，感者成男。四五日血脉已旺，感者成女。至于六七日后，则虽交感，亦不成胎。信斯言也，人有经始断，交合生女，经久断，交合生男者。亦有四五日以前，交合无孕，八九日以后，交合有孕者，独何欤？俞子木撰《广嗣要略》，著方立图，谓实阳能入虚阴，实阴不能受阳，即东垣之故见也。又谓微阳不能射阴，弱阴不能摄阳。信斯言也，世有尫羸之夫，怯弱之妇，屡屡受胎，虽欲止之而不能止者。亦有血气方刚，精力过人，顾乃艰于育嗣而莫之救者，独何欤？朱丹溪论治专以妇人经水为主，然富贵之家，侍妾已多，其中宁无月水当期者乎？而已经前夫频频生育，而娶此以图其易者，顾亦不能得胎，更与他人，又转盼生男矣，岂不能受孕于此，而能受孕于彼乎？愚以为父母之生子，如天地之生物。《易》曰：坤道其顺乎，承天而时行。夫知地之生物，不过顺承乎天，则知母之生子，亦不过顺承乎父而已。知母之顺承乎父，其种子者，果以妇人为主乎？以男子为主乎！然所谓主于男子者，不拘老少，不拘强弱，不拘康宁病患，不拘精易泄难泄，只以交感之时，百脉齐到为善耳。交感而百脉齐到，虽老虽弱，虽病患，虽易泄，亦可以成胎。交感而百脉参差，虽少虽强，虽康宁，虽难泄，亦难以成胎矣。妇人所构之血，固由于百脉合聚，较之男子之精，不能无轻重之分也。孔子赞乾元资始曰大，赞坤元资生曰至，得无意乎？若男女之辨，又不以精血先后为拘，不以经尽几日为拘，不以夜半前后交感为拘，不以父强母弱，母强父弱为拘，只以精血各由百脉之齐到者，别胜负耳。是故精之百脉齐到，有以胜乎血，则成男矣。血之百脉齐到，有以胜乎精，则成女矣。至于既孕而小产者，有产而不育，有育而不寿者，有寿而黄耆无疆者，则亦精血之坚脆，分为修短耳。世人不察其精血之坚脆，已定于禀受之初，乃以小产专责之母，以不育专付之儿，以寿夭专诿之数，不亦谬乎。

（二）胎前

恶阻

【症象】怀娠之后，恶心呕吐，思酸解渴，见食憎恶，困倦欲卧，精神不振。

【原因】胞门闭塞，脏气内阻，挟胎气上逆于胃，或脾胃素虚，肝急痰逆。

【诊断】左关弦滑，气阻肝逆。右关濡滑，胃虚痰恋。

【治疗】轻者过期自愈，胎逆者保生汤，痰逆者加味六君汤，气逆者顺肝益气汤。

【方药】保生汤

砂仁　白术　香附　乌药　陈皮　甘草

加味六君汤

人参　白术　云苓　甘草　陈皮　半夏　枇杷叶　藿香　旋覆花　砂仁　枳壳

顺肝益气汤

人参　白术　茯苓　熟地　当归　白芍　麦冬　陈皮　砂仁　苏子　神曲

妊娠口干

【症象】妊娠三四月，自觉口干舌燥，咽喉微痛，无津以润，以至胎动不安，甚则血流如经水。

【原因】胎本精血相合而成，逐月养胎，虽分经络，其实均不离肾水之养。肾水亏则火动，火动则现熯燥而胎动等象矣。

【诊断】尺脉细数，阴虚火旺。

【治疗】滋肾清热，润燥安胎汤。

【方药】润燥安胎汤

熟地　生地　山萸肉　麦冬　五味　阿胶　黄芩　益母草

妊娠霍乱

【症象】妊娠上吐下泻，胎动欲堕，腹痛难忍，急不可缓。

【原因】脾胃虚损，则胞胎无力，况上吐下泻，脾胃之气益虚，失治则胎堕矣。

【诊断】六脉沉伏，气血悖乱。

【治疗】急救脾胃，以维元气，援土固胎汤。

【方药】援土固胎汤

人参　白术　山药　山萸肉　枸杞　菟丝子　杜仲　续断　炙草　砂仁　制附子　肉桂

胞阻

【症象】妊娠少腹作痛，胎动不安，如有下堕之状。

【原因】痛在心腹之间，多属食滞，下在腰腹之间，多属胎气不安。若在少腹之间，多属胞血受寒。

【诊断】脉滑食滞，脉濡胎动，脉迟胞寒。

【治疗】食滞，加味平胃散。胎动，安奠二天汤。胞寒，加味芎归汤。

【方药】加味平胃散

陈皮　厚朴　苍术　甘草　草果　枳壳　神曲

安奠二天汤

人参　白术　扁豆　炙草　熟地　山药　萸肉　杜仲　枸杞

加味芎归汤

人参　吴茱萸　阿胶　蕲艾　炙甘草　当归　川芎

子肿

【症象】妊娠四五月，肢体倦怠，饮食无味，先两足肿，渐至遍身俱肿，甚则喘而难卧。

【原因】脾胃气虚，水饮不化，湿气淫溢，外攻形体。

【诊断】脉象沉濡，脾虚湿阻。

【治疗】补脾之血，益肺之气，不必渗利，其湿自除，加减补中益气汤。

【方药】加减补中益气汤

人参　黄芪　柴胡　甘草　当归　白术　茯苓　升麻　陈皮

妊娠发狂

【症象】妊娠有口渴汗出，大饮冷水，烦躁发狂，腰腹疼痛，胎若欲堕。

【原因】胃火炎炽，煎熬胞胎之水，胞中水涸，胎失所养。

【诊断】左尺细数，右关洪大，细数水涸，洪大热炽。

【治疗】滋水泄火，使真水得旺，壮火得平，息焚安胎汤。

【方药】息焚安胎汤

生地　青蒿　白术　茯苓　人参　知母　花粉

子悬

【症象】妊妇怀抱忧郁，以致胎动不安，胸膈胀满，两胁疼痛，如弓上弦。

【原因】肝气忧郁闭塞，胎儿不得血荫。

【诊断】左关脉弦，肝气郁结，尺脉沉涩，胞胎难固。

【治疗】开肝气之郁结，补肝血之燥干，解郁汤主之。

【方药】解郁汤

人参　白术　白茯苓　当归　白芍　枳壳　砂仁　山栀　薄荷

子鸣

【症象】妊娠七八月，忽然儿啼腹中，腰间隐隐作痛。

【原因】儿在胞胎，全凭母气以化成，母呼儿亦呼，母吸儿亦吸，七八月间母气必虚，儿不能随母气呼吸，则啼于腹中。

【诊断】寸口无力，肺气不充，若见数动，胎中蓄热。

【治疗】大补其气，用扶气止啼汤。

【方药】扶气止啼汤

人参　黄芪　麦冬　当归　橘红　甘草　花粉

妊娠溲血

【症象】妊娠有胎不动，腹不疼，小便中时常流血，名曰胎漏。

【原因】气虚血无凭依，因而燥急生热。凡血寒则静，血热则动，动则外出而莫能遏，势必下流。

【诊断】脉象弦数，肝热血溢。

【治疗】补气之不足，泄火之有余，助气补漏汤。

【方药】助气补漏汤

人参　白芍　黄芩　生地　益母草　续断　甘草

妊娠跌损

【症象】妊娠失足跌损，致伤胎元，腹中疼痛，势如将坠。

【原因】跌损虽伤于外，实则内伤胎元，故胎下堕。

【诊断】尺脉虚弱，胎元不固，肝脉弦涩，瘀血内停。

【治疗】大补气血，佐以行瘀之品，救损安胎汤。

【方药】救损安胎汤

当归　白芍　生地　白术　炙草　人参　苏木　乳香　没药

妊娠中恶

【症象】妊娠痰多吐涎，偶遇秽恶，腹中疼痛，胎向上顶，有似子悬。

【原因】不正之气，最易伤胎，兼多痰涎，中宫又弱，故触遇秽浊，脾胃即病，而胎不能安。

【诊断】右关涩滞，中气受伤。

【治疗】扶正气，祛浊邪，消恶安胎汤。

【方药】消恶安胎汤

当归　白芍　白术　茯苓　人参　甘草　陈皮　花粉　苏叶　沉香

子烦

【症象】妊娠时时心烦，别无他症。

【原因】胎中郁热，上乘于心。

【诊断】脉象滑数，上出寸口。

【治疗】清心安胎，知母饮。

【方药】知母饮

黄芩　知母　麦冬　茯苓　黄芪　甘草

子痫

【症象】妊娠忽然颠仆，不省人事，须臾自醒，少顷复如好人。

【原因】肝心二经，感受风热。

【诊断】脉浮而数，或弦或滑。

【治疗】息风清热，羚羊角散。甚则抽搐，钩藤汤。若口眼㖞斜，半身不遂，则已成中风废证。

【方药】羚羊角散

防风　独活　杏仁　酸枣仁　五加皮　甘草　薏苡仁　茯苓　木香　羚羊角

钩藤汤

钩藤　桑寄生　人参　茯神　当归　桔梗

子嗽

【症象】妊娠咳嗽，嗽久每致伤胎。

【原因】或阴虚火动，或痰饮上逆，或感冒风寒。

【诊断】右寸脉滑，痰饮上逆，数属火动，浮为感邪。

【治疗】阴虚宜滋阴润肺，麦味地黄汤。痰饮宜温化顺气，枳桔二陈汤。感冒宜疏解化痰，桔梗汤。

【方药】麦味地黄汤　即六味地黄汤加麦冬、五味子。

枳桔二陈汤　即二陈汤加桔梗、枳壳。

桔梗汤

紫苏叶　桔梗　麻黄　桑白皮　杏仁　赤茯苓　天冬　百合　川贝母　前胡

转胞

【症象】妊娠不得小便，饮食如常，心烦艰寐。

【原因】胎压胞系了戾。

【诊断】脉象沉弦，或涩或结。

【治疗】宜用丹溪举胎法，令稳婆香油涂手举胎，使胎起尿自出，以暂救其急。然后用加味四物汤，服后以指探吐，吐后再服再吐，如此三四次，胎举而小便利矣。

【方药】加味四物汤　即四物汤加升麻、人参、白术、陈皮。

胎漏

【症象】妊娠下血，腹不疼痛。

【原因】多属血热，不能固摄，若漏下黄汁，或如豆汁，其胎干枯，必致胎堕。

【诊断】数疾火扰，和缓无伤。

【治疗】血热清之，阿胶汤。胎干补之，黄芪汤。

【方药】阿胶汤　即四物汤加阿胶、黑栀、侧柏叶、黄芩。

黄芪汤

黄芪　糯米

【杂论】胎前调治，有三宜：宜清热，热清则阴血不伤；宜理脾，脾健则气血易生；宜疏气，气顺则气血调和。理脾疏气，兼以清热养血，则胎自安矣。有三禁：禁汗，过汗则亡阳伤气；禁下，过下则亡阴伤血；禁利小便，过利小便则伤津竭液也。而形瘦之人多火，过用温热则耗阴血。肥盛之人多痰，过于补气则壅气助湿。习俗以白术、黄芩为安胎要药者，以白术消痰健脾，黄芩清热养阴也。若血虚则合四物汤以补血，气虚则合四君汤以补气，胎不安稳，更佐杜仲、续断、阿胶、艾叶以安之。气盛胎高，则加紫苏、腹皮、枳壳、砂仁、陈皮以舒之，则随症抽添，以求适应也。总之恶阻、胞阻、子肿、子鸣等症，为胎中所独具。伤寒、伤食、霍乱、痢疾等症，可参内科论治，但须时刻保护胎原，不致误犯，为第一要义耳。

兹录逐月养胎方于下：妊娠一月，名曰始胚，服乌雌鸡汤，方用乌雌鸡、茯苓、阿胶、吴萸、麦冬、人参、芍药、白术、甘草、生姜。二月名曰始膏，服艾叶汤，方用艾叶、丹参、当归、麻黄、人参、阿胶、甘草、生姜、大枣。三月名始胎，服雄鸡汤，方用雄鸡、黄芩、白术、生姜、麦冬、芍药、大枣、甘草、人参、茯苓、阿胶。四月始受水精，以成血脉，服菊花汤，方用菊花、麦冬、大枣、人参、甘草、当归、麻黄、阿胶、半夏、生姜。五月始受火精，以成其气，服阿胶汤，方用阿胶、人参、生姜、当归、芍药、甘草、黄芩、旋覆花、吴茱萸、麦冬。六月始受金精，以成其筋，服麦冬汤，方用麦冬、人参、大枣、黄芩、干地黄、阿胶、生姜、甘草。七月始受木精，以成其骨，服葱白汤，方用葱白、半夏、麦冬、旋覆花、黄芩、人参、甘草、当归、黄芪、阿胶、生姜。八月始受土精，以成肤革，服芍药汤，方用芍药、生姜、厚朴、甘草、当归、白术、人参、薤白。九月始受石精，以成皮毛，服半夏汤，方用半夏、麦冬、吴茱萸、当归、阿胶、干姜、大枣。十月五脏俱备，六腑齐通，服达生散，方用大腹皮、人参、陈皮、紫苏茎叶、白芍、白术、归尾身、甘草、黄杨树脑，或加枳壳、缩砂、青葱。

（三）小产

气虚小产

【症象】妊妇畏寒腹疼，因而堕胎。

【原因】先天真气虚寒，胎不得养，当其腹痛之时，急与人参、干姜辈补气祛寒，自能疼止胎安。

【诊断】两尺沉迟，火衰气弱。

【治疗】益火补气，黄芪补气汤。

【方药】黄芪补气汤

生黄芪　当归　肉桂

血热小产

【症象】妊妇口渴烦躁，舌上生疮，两唇肿裂，大便干结，数日不得通，以致腹痛小产。

【原因】血荫乎胎，血必虚耗，血虚则热，热则烁胎，所谓亢则害也。

【诊断】尺脉洪大，下焦积热。

【治疗】清胞中之火，补肾中之水，加减四物汤。

【方药】加减四物汤

熟地　白芍　当归　川芎　山栀　萸肉　山药　丹皮

大怒小产

【症象】妊妇大怒之后，忽然腹痛吐血，因而堕胎，堕胎之后，痛仍不止。

【原因】肝主怒，怒伤肝，肝伤则血不归经，血伤则胎不得养。

【诊断】脉象虚弦，血亏气逆。

【治疗】引肝之血，平肝之气，引气归血汤。

【方药】引气归血汤

白芍　当归　白术　甘草　黑芥穗　丹皮　姜炭　香附　麦冬　郁金

跌闪小产

【症象】妊娠跌仆闪挫，遂致小产，血流紫块，昏晕欲绝。

【原因】损伤血室，胞胎不固。

【诊断】未产以前，脉多沉弦，已产以后，脉多虚芤。

【治疗】未小产而胎不安者，宜顾其胎，不可轻去其血。已小产而大崩者，宜散其瘀，不可重伤其气，方用理气散瘀汤。

【方药】理气散瘀汤

人参　黄芪　当归　茯苓　红花　丹皮　姜炭

行房小产

【症象】妊妇因行房颠狂，遂致小产，血崩不止。

【原因】妇人怀孕，全赖肾水以养胎，水源不足，则火易沸腾，加以房事，火动精泄，遂水涸而火烈，胎因以下。

【诊断】两尺细数，细为水亏，数为火动。

【治疗】大补其气，以资摄血，大补其精，以生肾水，方用固气填精汤。

【方药】固气填精汤

人参　黄芪　白术　熟地　当归　三七　黑芥穗

【杂论】孕妇气血充足，形体壮实，则胎气安固。若冲任二经虚损，则胎不成实，或因暴怒伤肝，房劳伤肾，则胎气不固，易致不安。或受孕之后，患生他疾，干犯胎气，致胎不安者亦有之。或因跌扑筑磕，从高堕下，以致伤胎堕胎者，亦有之。然小产堕胎，亦自有别，五六月已成形象者，名曰小产。三月未成形象者，谓之堕胎。以上小产堕胎皆出有因，若怀胎三五七月，无故而胎自堕，至下次受孕亦复如是，数数堕胎，即谓之滑胎。多因房劳太过，欲火煎熬，其胎因而不安，不可不慎者也。

（四）临产

血虚难产

【症象】腹痛数日，不能生产。

【原因】血虚胶滞，胞中无血，儿难推送。夫胎之成，成于肾脏之精，而胎之养，养于五脏六腑之血，血旺则易生，血少斯难产矣。

【**诊断**】临产之脉，号曰离经，脉旺易生，脉弱难产。

【**治疗**】两补气血，儿易转运，自然降生，送子丹。

【**方药**】送子丹

生黄芪　当归　麦冬　熟地　川芎

气逆难产

【**症象**】临蓐数日，儿不能下者，服催生药，皆不见效。

【**原因**】气逆不行，小儿转动无力所致。

【**诊断**】脉象沉郁，气机不利。

【**治疗**】外面安放产妇之心，不可忧虑焦烦，内服顺气之药，调畅气机，舒气散。

【**方药**】舒气散

人参　当归　川芎　白芍　苏梗　牛膝　陈皮　柴胡　葱白

交骨不开难产

【**症象**】儿到产门，交骨不开，不能生下，危急之候，若服药延迟，儿即闷死，母亦可危。

【**原因**】产门之上，有骨二块，两相斗合，名曰交骨。未产前其骨合，临产时其骨开，若此骨不开，儿难降生。

【诊断】舌青子死，面青母亡，面舌俱青，子母两伤。

【治疗】大补气血，佐开交骨，降子汤。子死堵塞，救母丹。

【方药】降子汤

当归　人参　川芎　红花　川牛膝　柞木枝

救母丹

人参　当归　川芎　益母草　赤石脂　黑荆穗

横生难产

【症象】生产之际，有儿不得下，而脚先出，或手先下者，名曰为横生倒产，至危之候。

【原因】胞胎之中，儿身正坐，男面向后，女面向前，及至生时，头必旋转向下，此天地造化之奇，非人力所能为。气血亏，则母身弱，胎亦无力，欲转头向下而不能，故有脚先出，或手先见者。

【诊断】脉象不足，正气亏之。

【治疗】先用银针，刺儿手足，儿必痛而缩入，扶产妇安睡养神，速煎转天汤饮之，以生其气血。

【方药】转天汤

人参　当归　川芎　牛膝　升麻　附子

子死难产

【症象】临盆六七日，胞衣已破，而子不见下，或谓难产，实则子已死于腹中。

【原因】母气大虚，营血不足，致儿不能转头向下，又用催生药，以耗儿之气血，则儿气不能通达，反致闷死腹中。

【诊断】子死腹中，舌现青色，母面煤黑，母亦垂绝。

【治疗】生产多日，母气必乏，不可霸道强逐，恐子下而母亦立亡。须补其气血，气血旺而子自下，疗儿散。

【方药】疗儿散

人参　当归　牛膝　鬼臼　乳香

胞衣不下

【症象】儿已下地，而胞衣留滞腹中，二三日不下，心烦意躁，时欲昏晕。亦有子下五六日，胞衣留腹，百计不下，绝无昏晕烦躁之状。

【原因】或由血少干枯，粘连腹中，瘀血难行，遂有血晕。或由瘀血已净，气虚不送，遂使久留，绝无烦躁。

【诊断】脉象细涩，血虚不滑，脉象芤弱，气虚不送。

【治疗】血虚者润滑之，送胞汤。气虚者升降之，加味补中益气汤。

【方药】送胞汤

当归　川芎　益母草　乳香　没药　黑芥穗　麝香

加味补中益气汤

人参　黄芪　柴胡　炙草　当归　白术　升麻　陈皮　莱菔子

血晕

【症象】甫产儿后，忽然眼目昏花，胸腹胀痛，呕恶欲吐，或中心无主，神魂外越，昏晕不语，倘见面白眼闭，口开手冷，法在难治。

【原因】或由恶露不行，瘀血上冲，或由劳倦过甚，气竭神昏，或由血液大脱，不能接济。

【诊断】脉细肢温，见之者生，脉微肢冷，见之多死。

【治疗】瘀血上冲，加味生化汤，泽兰汤。气血虚脱，补气解晕汤。

【方药】补气解晕汤

人参　黄芪　当归　芥穗　姜炭

加味生化汤

川芎　当归　黑姜　桃仁　炙甘草　荆芥

泽兰汤

泽兰　生地　当归　赤芍　炙甘草　生姜　大枣　桂心

肠下

【症象】儿下地后，肠亦随之而出，一时不能收上。

【原因】气虚下陷，不能收纳。

【诊断】脉象芤微，中气不举。

【治疗】益气升提，补气升肠汤主之。

【方药】补气升肠汤

人参　黄芪　当归　白术　川芎　升麻

【杂论】妊娠[①]八九月，或腹中痛，痛定仍然如常，名曰试胎。若月数已足，腹痛或作或止，腰不痛，名曰弄胎。二者均非正产，切勿躁扰疑惑，惟宜宁静待时，时至则儿身转顺，头顶正当产门，胞浆大来，腰重腹痛，谷道挺进，中指中节或本节搏动，此方临盆之候，瓜熟蒂落，本无难产之可言。若其体质素弱，心境不舒，或胎前喜安逸，不耐劳碌，或过贪眠睡，则令气滞，或临产惊恐气怯，或用力太早，则令困乏，或胞伤血出，血壅产路，或胞浆破早，浆血干枯，则俱足酿成难产矣。夫难产固危，易产而荣血大脱，亦属生死关头，故诊治须细心体察，用药尤不可游移敷衍。

---

① 娠：原作“娠”，据文义改。

（五）产后

恶露不下

【症象】胎虽下而恶血不即去，或行而点滴不多，腹中疼痛，心神烦闷。

【原因】胞络挟瘀积冷，或当风取凉，风冷搏血，壅滞不宣，积蓄在内。

【诊断】脉芤带涩，芤为血伤，涩为瘀阻。

【治疗】顺血通气，失笑散，荷叶散。间有产时去血太多，无血不行者，面色黄白，腹不疼痛，宜补而行之，此方慎用。

【方药】失笑散

蒲黄　五灵脂

荷叶散

干荷叶　鬼箭羽　桃仁　刘寄奴　蒲黄

儿枕痛

【症象】产后少腹疼痛，甚则结成一块，按之愈疼。

【原因】脏腑风冷，气血凝滞，宿瘀不能流通，结聚作痛。

【诊断】脉象弦涩，气滞瘀凝。

【治疗】活血逐瘀，务使气血不耗而瘀乃尽消，散结定疼汤。

【方药】散结定疼汤

当归　川芎　丹皮　益母草　黑芥穗　乳香　山楂　桃仁

气喘

【症象】产后气急，喘促不宁，大危之症，苟不急治，立刻死亡。

【原因】荣血暴脱，卫气无依，孤阳绝阴，命如游丝可知。

【诊断】虚浮无根，气血两脱，急促无序，死亡俄顷。

【治疗】挽气救血，救血活母汤。

【方药】救血活母汤

人参　当归　熟地　枸杞子　山萸　麦冬　阿胶　肉桂　黑芥穗

恶寒

【症象】产后恶寒恶心，身体颤动，发热作渴。

【原因】失血既多，气亦大虚，气虚则皮毛无卫，恶寒身颤，血虚则内热随生，发热口渴。

【诊断】脉象俱虚，虚迟则寒，虚数则热。

【治疗】壮其元气，治其内弱，十全大补汤，甚则加附子。

【方药】十全大补汤

人参　白术　茯苓　甘草　川芎　当归　熟地　白芍　黄芪　肉桂

呕恶

【症象】 产后恶心欲呕，时而作吐。

【原因】 命火虚寒，不能温胃，或脾虚聚冷，胃中伏寒，中气不能和降。

【诊断】 两尺虚迟，肾命火衰，右关虚迟，脾胃积冷。

【治疗】 温肾温胃，止呕汤，丁香散。

【方药】 止呕汤　治肾寒不能温胃。

人参　熟地　巴戟　白术　山萸　炮姜　茯苓　白蔻　橘红

丁香散　治胃寒呕吐呃逆。

丁香　白豆蔻　伏龙肝

血崩

【症象】 产后半月，血崩昏晕，目见鬼神。

【原因】 陈无择曰：产后血崩，谓之重伤，多由惊忧恚怒，脏气不平，或产后服断血药早，致恶血不消，郁满作坚，亦成崩中。或气血初生，尚未全复，不禁房帏，损伤心肾。

【诊断】 脉象虚弦，责之肝伤，若见细数，心肾两伤。

【治疗】和肝用芎藭汤加芍汤，虚损用救败求生汤。

【方药】芎藭汤

川芎　当归

救败求生汤

人参　当归　白术　熟地　山萸　山药　枣仁　附子

浮肿

【症象】产后四肢浮肿，寒热往来，气喘咳嗽，胸膈不利，口吐酸水，两胁疼痛。

【原因】败血乘虚停积，循经流入四肢，留淫日深，却还不得，腐烂如水，故令肢肿。或由肝肾两虚，阴不得出于阳。

【诊断】脉象沉涩，瘀血败溢，脉象沉迟，阳虚湿停。

【治疗】血分，小调经散。水分，转气汤。

【方药】小调经散

没药　琥珀　桂心　芍药　当归　细辛　麝香

转气汤

人参　白术　当归　白芍　熟地　山萸　山药　芡实　故纸　柴胡

厥冷

【症象】产后逆冷而厥，气上胸满。

【原因】用力过度，劳倦伤脾，阴阳之气，不相顺接。

【诊断】脉去形脱，正气垂绝。

【治疗】回阳止逆，有块痛者，加参生化汤。无块痛者，滋荣益气复神汤。

【方药】加参生化汤

川芎　当归　炙甘草　炮姜　桃仁　人参　大枣

滋荣益气复神汤

人参　黄芪　白术　当归　炙甘草　陈皮　五味子　川芎　熟地　麦芽　大枣

类疟

【症象】产后寒热往来，每日应期而发，其症似疟。

【原因】气血虚而寒热更作，元气虚而外邪或侵，或严寒，或极热，或昼轻夜重，或日晡寒热，绝类疟疾，实非疟比。

【诊断】脉或细数，阴虚生热，脉或浮迟，阳虚生寒。

【治疗】滋荣益气，有汗者扶正汤，无汗者加减养胃汤。

【方药】 扶正汤　治产后寒热有汗，午后应期发者。

人参　炙黄芪　白术　川芎　熟地　麦冬　麻黄根　当归　陈皮　炙甘草

加减养胃汤　治产后寒热往来，头痛无汗。

炙甘草　白茯苓　半夏　川芎　陈皮　当归　苍术　藿香　人参

伤寒

【症象】 产后恶寒发热，头痛无汗，审属伤寒。

【原因】 气血大亏，易召外邪，遂使营卫不和，恶寒发热。

【诊断】 浮紧无力，体虚伤寒。

【治疗】 毋执成法，大发其汗，宜加味生化汤，以芎姜亦能发散也。

【方药】 加味生化汤

川芎　防风　当归　炙甘草　桃仁　羌活

类中风

【症象】 产后忽然口噤牙紧，手足筋脉拘搐。

【原因】 气血暴虚，百骸少血濡养，间有虚火泛上挟痰。

【诊断】 脉象虚细，血不能荣，寸口滑数，痰火上扰。

【治疗】 养血和络，滋荣活络汤，天麻丸，痰火酌加橘红、炒芩、竹沥、姜汁。

【方药】 滋荣活络汤　治产后血少，口噤、项强、抽搐等症。

川芎　当归　熟地　人参　黄芪　茯神　天麻　炙甘草　陈皮　荆芥穗　防风　羌活　姜川连

天麻丸　治产后中风，恍惚语涩，四肢不利等症。

天麻　防风　川芎　羌活　人参　远志　柏子仁　山药　麦冬　枣仁　细辛　南星曲　石菖蒲

汗出

【症象】 产后倦甚，濈濈汗出，形色随脱，或睡中汗出，醒来即止。

【原因】 阳虚自汗，亡阳之兆，阴虚盗汗，阴竭之象。

【诊断】 脉脱亡阳，细微伤阴。

【治疗】 兼气血调治，阳虚，麻黄根汤。阴虚，止汗散。

【方药】 麻黄根汤　治产后虚汗不止。

人参　当归　黄芪　桂枝　麻黄根　粉草　牡蛎　浮小麦

止汗散　治产后盗汗。

人参　当归　熟地　麻黄根　黄连　浮小麦　大枣

溲淋

【症象】产后小溲频数，淋涩作痛。

【原因】产后虚弱，热客脬中，虚则频数，热则涩痛。

【诊断】尺脉细数，膀胱客热。

【治疗】清热利尿，茅根汤。

【方药】茅根汤　治产后热淋。

白茅根　瞿麦　白茯苓　葵子　人参　桃胶　滑石　石首鱼头　灯芯

泄泻

【症象】产后泄泻。

【原因】旬日之内，不外气虚、食积、湿阻。旬日之外，依杂症论。

【诊断】右关濡软，脾气大伤。

【治疗】建中祛邪，健脾利水生化汤。

【方药】健脾利水生化汤

川芎　茯苓　归身　黑姜　陈皮　炙甘草　人参　肉果　白术　泽泻

痢下

【症象】产后七日内外，赤白痢下，里急后重，腹痛频并。

【原因】饮食不节，积于肠胃。

【诊断】虚中见滑，胃弱积滞。

【治疗】产后患此，最为难治，调气行血而推荡痢邪，则恐元气虚弱。滋荣益气而大补虚弱，又虑反助积滞，须求并行不悖，加减生化汤。

【方药】加减生化汤

川芎　当归　炙甘草　桃仁　云茯苓　陈皮　木香

霍乱

【症象】产后上吐下泻，挥霍撩乱，甚则四肢厥冷。

【原因】劳伤气血，脏腑空虚，不能运化食物，及感受冷风，阴阳升降不顺，清浊乱于脾胃，邪正相搏，甚则脱绝。

【诊断】六脉沉伏，阴阳撩乱。

【治逆】调和肠胃，生化六和汤。厥冷加附子、白术。

【方药】生化六和汤

川芎　当归　黑姜　炙草　陈皮　藿香　砂仁　茯苓　姜

咳嗽

【症象】产后咳嗽恶寒，鼻塞声重，或干咳有声，无痰面赤。

【原因】感受风寒，聚于肺脏，或虚火上升，肺络不宁。

【诊断】右寸浮滑，肺有风痰，若见虚数，火邪上逆。

【治疗】祛邪宣肺，安肺生化汤。清金宁络，加味四物汤。

【方药】安肺生化汤

川芎　人参　知母　桑白皮　当归　杏仁　甘草　桔梗　半夏　橘红

加味四物汤

川芎　白芍　知母　瓜蒌仁　生地　当归　诃子　冬花　桔梗　甘草　兜铃　生姜

怔忡

【症象】心中跳动不安，或惊怯不定，时如人将捕之。

【原因】忧惊劳倦，去血过多，不能荣养心脏所致。

【诊断】左寸细弱，心血不荣。

【治疗】调和脾胃，则志定神清，加减养荣汤。

【方药】加减养荣汤

当归　川芎　茯神　人参　枣仁　远志　白术　黄芪　桂圆肉　陈皮　炙甘草

腰痛

【症象】产后腰部酸痛，不能转侧。

【原因】腰为肾府，肾位系胞，产后劳伤肾气，损动胎胞，兼有风乘之也。

【诊断】两尺虚迟，肾气备极。

【治疗】益肾健腰，养荣壮肾汤。

【方药】养荣壮肾汤

当归　防风　独活　桂心　杜仲　续断　桑寄生　生姜

【杂论】傅青主曰：凡病起于血气之衰，脾胃之虚，而产后尤甚。是以丹溪论产后，必大补气血为先，虽有他症，以末治之，斯言尽治产之大旨。若能扩充立方，则治产可无过矣。夫产后忧惊劳倦，气血暴虚，诸症乘虚易人。如有气毋专耗散，有食毋专消导，热不可用芩连，寒不可用桂附。寒则血块停滞，热则新血崩流。至若中虚外感，见三阳表证之多，似可汗也，在产后而用麻黄则重竭其阳。见三阴里证之多，似可下也，在产后而用承气，则重亡阴血。耳聋胁痛，乃肾虚恶露之停，休用柴胡。谵语出汗，乃元弱似邪之症，非同胃实，厥由阳气之衰，无分寒热，非大补不能回阳而起弱。痉因阴血之亏，不论刚柔，非滋荣不能舒筋而活络。乍寒乍热，发作无期，症似疟也，若以疟治，迁延难愈。言语无伦，神不守舍，病似邪也，若以邪治，危亡可待。去血过多而大便燥结，肉苁蓉加于生化，非润肠承气之能通。去汗过多，而小便短涩，六君子倍加参芪，必生津助液之可利癫疝脱肛，多是气虚下陷，补中益气之方。口噤拳挛，乃因血燥类风，加参生化之剂。苏木、莪术大能破血，青皮、枳壳最消满胀，一切耗气破血之剂，汗吐宣下之法，止可施诸壮实，岂宜用于胎产。大抵新产后先问恶露如何，块痛未除，不可遽加参术。腹中痛止，补中益气无疑。至若亡阳脱汗，气虚喘促，频服加参生化汤，是从权也。又如亡阴火热，血崩厥晕，速煎生化原方，是救急也。王太仆云：治下补下治以急，缓则道路达而力微，急则气味厚而力重。故治产当遵丹溪而固本，服法宜效太仆以频加，此虽未尽产症之详，然皆援治验为据。

四、杂病

（一）乳疾

血虚乳汁不下

【症象】妇人产后，绝无点滴乳汁。

【原因】乳汁为气血之所化，气血两亏，无以资生。

【诊断】脉象细弱，血少气衰。

【治疗】补气以生血，不必利窍以通乳，生乳丹。

【方药】生乳丹

人参　黄芪　当归　麦冬　木通　桔梗　七孔猪蹄

郁结乳汁不通

【症象】产后两乳胀满疼痛，乳汁不通。

【原因】胃为多气多血之腑，肝气郁结不舒，不能与阳明相通，所以乳汁不化。

【诊断】脉象弦涩，弦为气滞，涩为血结。

【治疗】舒肝木之气，活阳明之血。通肝生乳汤。

【方药】通肝生乳汤

白芍　当归　白术　熟地　甘草　麦冬　通草　柴胡　远志

吹乳

【症象】乳房肿硬，乳道壅闭，疼痛难忍，有内吹外吹之分，不急治，多成乳痈。

【原因】小儿吮乳，鼻风吹入，气脉壅滞，为外吹。孕妇胎热，寒热乳肿，为内吹。

【诊断】脉多弦滑，气血壅遏。

【治疗】散瘀通利。外吹，连乔金贝煎。内吹，橘叶散。

【方药】连乔金贝煎

金银花　土贝母　蒲公英　天花粉　夏枯花

连翘

橘叶散

柴胡　黄芩　青皮　陈皮　川芎　山栀　连翘　石膏　橘叶

乳岩

【症象】初起隐核，有如棋子，不红不肿，不痛不痒，积久方溃。如巉岩深洞，血水淋漓者，不治。

【原因】郁怒伤肝，忧虑伤脾，脾气消沮，肝气横逆，气血不舒，凝结络道，不易速痊。

【诊断】脉象弦数，或滑或大。

【治疗】初起消散，十六味流气散。

【方药】十六味流气散

当归　川芎　白芍　黄芪　人参　肉桂　厚朴　桔梗　枳壳　乌药　木通　槟榔　白芷　防风　紫苏　甘草

【杂论】乳房属胃，乳头属肝，故乳之为病，不外肝胃二经。乳汁不下，虚则为胃气之不能生化，实则为肝气之不能舒达，肝胃二经之病也。吹乳由于乳道壅塞，津液不通。乳岩由于肝脾两郁，气血相搏，亦肝胃二经之病也。故疏肝利气，养胃和血，为治疗乳疾之权舆。

（二）隐疾

阴肿

【症象】憎寒壮热，或寒热往来，小腹滞涩，阴户焮肿。

【原因】郁怒伤于肝脾，肝脾湿气壅滞故也。

【诊断】右关脉弦，肝火内结。右关脉滑，脾湿内郁。

【治疗】疏肝舒脾，逍遥散。

【方药】逍遥散

当归　芍药　白术　茯苓　甘草　柴胡　丹皮　山栀

阴痒

【症象】妇人阴痒，坐立不安，内热作渴，饮食不甘。

【原因】由于脏虚，湿热生虫，微则为痒，重则为痛。

【诊断】脉多弦数，肝火湿热。

【治疗】清化杀虫，泻肝归脾汤。

【方药】泻肝归脾汤

龙胆草　生川军　蛇床子　梓树皮　泽泻　当归　白术　川芎　土茯苓　小青皮

阴疮

【症象】阴户生疮，名䘌。或痛或痒，如虫行状，脓水淋漓。

【原因】心神烦郁，脾胃虚弱，血气流滞，湿热下注。

【诊断】脉滑而数，湿火下注。

【治疗】外用苦参煎汤洗涤，内服清火养阴汤。

【方药】清火养阴汤

潞党　生地　茯苓　半夏　川连　木通　当归　川芎　白术

阴冷

【症象】阴户不暖，冷若冰山，或有寒热，饮食少思，经候不调。

【原因】肝肾不足，外乘风冷，客于子脏。若肥胖者，多由湿痰下流。

【诊断】沉细微迟，下焦积冷，或濡或滑，湿痰下注。

【治疗】温中逐寒，加味归脾汤。化痰利湿，二陈二术汤。

【方药】加味归脾汤

五加皮　干熟地黄　丹参　杜仲　蛇床子　地骨皮　天门冬　钟乳　干姜

二陈二术汤　即二陈汤加　苍术　白术

【杂论】仲景论妇人隐疾凡三见，一曰，妇人阴寒，温中坐药，蛇床子散主之。二曰，阴中生疮蚀烂者，狼牙汤洗之。三曰，阴吹而正喧，膏发煎主之。其原因或根于脏腑，或无关于脏腑，故或用内服，或用外治。然肝脉抵少腹，环阴器，督脉起于少腹，以下骨中央，女子入系廷孔，循阴器，故妇人前阴诸症，终以肝督二经主病为多。

（三）积聚

石瘕

【症象】月经停止，腹渐膨胀，日以益大，状如怀子。

【原因】寒气客于子门，血留不行。

【诊断】脉来沉弦，或紧或牢。

【治疗】温散逐瘀，琥珀散，血竭散。

【方药】琥珀散

三棱　莪术　赤芍　当归　刘寄奴　丹皮　熟地　肉桂　乌药　延胡索

血竭散

血竭　当归　赤芍　蒲黄　桂心　延胡

食癥

【症象】腹中结块坚硬，牢固不移，日渐长大。

【原因】经行产后，贪食生冷之物，与脏气互相抟聚。

【诊断】沉细附骨，或牢或结。

【治疗】开滞消积，乌药散。

【方药】乌药散

乌药　桃仁　莪术　木香　当归　青皮　桂心

痞结

【症象】胸膈痞闷，如有物堵塞，或如重物紧压。

【原因】肝脾失调，气壅不宣。

【诊断】左关弦紧，右关沉滞。

【治疗】气滞则血滞，宜气血并疏，助气丸，家秘消痞煎。

【方药】助气丸

青皮　白术　三棱　莪术　枳壳　槟榔　木香　陈皮

家秘消痞煎

蒺藜　枳壳　青皮　乳香　沉香曲　郁金　薤白　丁香

血蛊

【症象】脐腹胀痛，内热晡热，面色萎黄，久则结成坚块。

【原因】产后经行之时，伤于风冷，血室之内，瘀血停留。

【诊断】脉象沉涩，瘀血内停，若见坚牢，结块成形。

【治疗】初起瘀血凝聚，宜玉烛散。积久结成坚块，宜桃奴散。

【方药】玉烛散

当归　川芎　大黄　芒硝　熟地　甘草　白芍

桃奴散

桃奴　豭鼠粪　延胡索　桂心　砂仁　桃仁　香附　五灵脂

痃癖

【症象】脐之两旁，有筋突起疼痛，大者如臂，小者如指，状类弓弦，名曰痃。若在两肋之间，名曰癖。若小腹牵连腰胁痛疼高起者名曰疝。

【原因】风冷与气搏结而成，其病皆属于厥阴肝经。

【诊断】脉象沉弦，多见坚牢。

【治疗】痃癖宜葱白散。疝症宜当归散。

【方药】葱白散

川芎　熟地　人参　茯苓　枳壳　肉桂　白芍　厚朴　干姜　当归　木香　青皮　莪术　三棱　茴香　神曲　麦芽　苦楝子　葱白　食盐

当归散

当归　川芎　鳖甲　吴茱萸　桃仁　赤芍　肉桂　槟榔　青皮　木香　大黄　莪术

【杂论】妇人多积聚症瘕、痃癖之症，其源虽由于瘀血，而未始不由肝气善郁酿成。故初起以快气破瘀为能事，迨其久长，宜审身形之壮弱，病势之缓急。如人虚而气血衰弱，不任攻伐，病势虽盛，当先扶正气，而后治其病。经云：大积大聚，衰其大半而止，盖恐过于攻伐，伤其气血。罗天益曰：养正积自除，可谓得经旨者矣。而余治此等病，分立四大法门：一为先攻后补，即先去其病而后扶其正；二为先补后攻，即先扶其正而后去其病；三为攻补兼施，即去病之中，佐以扶正；四为攻补间施，即去病扶正，相间而行，审症施用，无不收十全之效。从吾游者，其心领神会之。

幼科学讲义

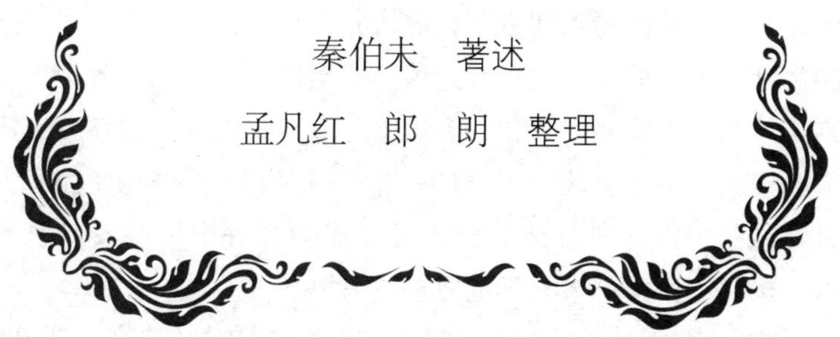

秦伯未　著述

孟凡红　郎　朗　整理

内容提要

《幼科学讲义》系秦氏《国医讲义六种》之一。本书分上下两编。上编为概论，分 14 节，阐述儿科疾病的发病特点、治疗大法、诊断要点和方法，详辨先天与后天、外感与内伤病的区别，列述胎毒、胎疾、遗传、变蒸诸说。下编为各论，分别讲述初生、痫病、疳积、麻瘖、痘疮五大类疾病的症象、病因、诊断和治疗方药。本书是一部简明扼要、通俗易懂而又独具特色的中医儿科临床著作。可以作为高等中医院校专科教材，也是中医爱好者自学的重要参考书。

作者秦伯未（1901—1969），字之济，别号又辛、谦斋，上海市上海县陈行镇人，现代中医学家。其祖父为清末名医秦笛桥。他继承家学，早年就读于上海中医专门学校，师事丁甘仁先生。毕业后悬壶上海，并热心从事中医教育事业，执教于上海中国医学院。新中国成立后任北京中医学院顾问、卫生部中医顾问。著述甚丰，除本书外，还有《内经知要浅解》《清代名医医案精华》《金匮要略类病释》《中医临证备要》《谦斋医学讲稿》等。

此次据 1930 年上海秦氏同学会铅印本为底本进行点校整理。

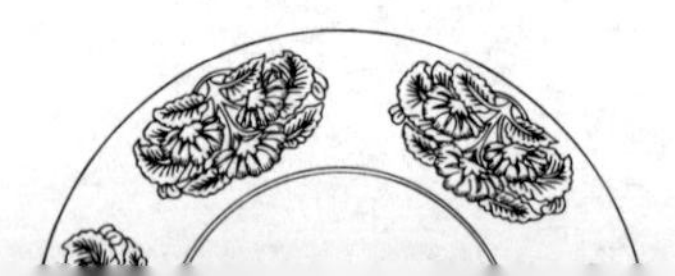

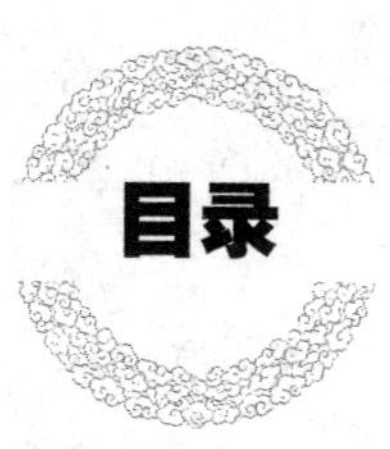

目录

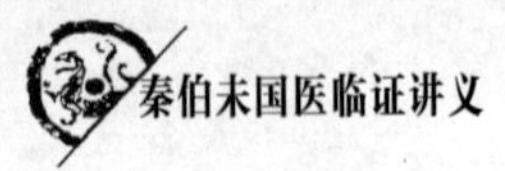

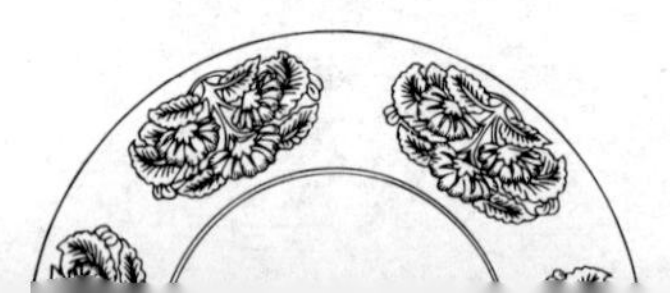

上编　幼科概论

上海秦之济伯未　著述
吉林辛瑞锋
福建杨忠信
吉林高仲山
浙江朱启后　参订

一、幼科之疾病

小儿之病，惟初生、胎疾与痘、疹、惊风等数者与大人异。然小儿骨气未成，形声未正，悲啼喜笑，变态不常，亦气血未充，脏腑未坚，邪中其身，虚实易变，则与大人自难同治。如同一伤风，在大人为寒热咳嗽，在小儿辄成肺风痰喘。同一受寒，在大人为腹痛泄泻，在小儿辄成慢脾厥逆。近来盛行之时疫痉病，西医称脑脊髓膜炎，患者以小儿为多，正以阴气不足，邪热易中，热势上行，侵入脑部，则陡然昏厥，失其常态。此幼科之所以独立也。故欲研究幼科，必先明了大人与小儿不同之点。所谓其源固一脉，其流则异支，斯其要诀。

二、幼科之疗治

小儿易虚易实，故明属热病，清降太过，能成虚寒；明属寒病，温补太过，能成实热。《内经》曰：旧病未已，新病复起。不啻为疗治小儿写照也。故幼科用药，因脏腑娇嫩，不可过于峻厉；元气有限，不宜旷持日久。所喜者，病情简单，绝鲜七情，不必多所顾忌，较大人为易于中病耳。惟往往稍通医学之病家，一见发热，不辨何因，遽投保赤丹；一见热甚，即认惊风，遽投回春丹。辗转增疾，变成坏病，医者不可不察，自遭其咎也。

三、幼科之诊断

吾侪所恃为诊断之工具者，望闻问切。小儿则持脉惊啼，难得其真，不能言语，询问无从，四者之中，已失其半。较可据者，惟属望闻，如色泽之鼻旁青色而抽搐者危，口唇黑色而惊风者死，或呼吸之气急鼻扇而知为肺风，气息忿涌而知为肺胀。然亦不能即此详尽，遂有虎口脉纹之诊。以大指次指，分为风、气、命三关，而视其内侧之纹色：紫属内热，红属伤寒，黄属伤脾，黑属中恶，青属惊风，白属疳症等是也。余今谓凡蕴诸中者，必形诸外，小儿虽不能自陈其痛苦，但其动作喜恶，无在非诊断之参考资料。故诊小儿之时，不能单恃诊断之方法，务须心领神会，悟其机要。如泄泻哭泣，知其腹痛；睡寐反覆，知其心烦；呻吟无力，知其神衰；卒哭恐惧，知其魂惊。苟能神而明之，虽小儿为哑科，无殊与之对语，此幼科书所不论，而余当为之续貂者也。

四、幼科之审问

诊断小儿，既贵识情，审问旁人，仍不可免。先问起居安烦苦欲何如，次问能食不食口渴不渴，又次问二便或通或秘，而后病源可识也。如发热无汗，此邪在表也；内热便坚，此邪在里也。昼若烦热而夜安静，是阳旺于阳分，其病在阳；夜烦热而昼安静，是阳陷于阴分，其病在阴。喜冷恶热者，皆属阳病为热；喜热恶冷者，皆属阴病为寒。胃壮者能食，胃弱者不能食。胃干燥者口渴，胃湿盛者口不渴。至于大便稠黏，秽气难闻者，是内有滞，热从热化也；小便清白，不赤为虚，寒从寒化也。若耳梢冷、尻骨冷、四肢发冷者，此痘疹欲发之候。如单指梢发冷者，此惊痫将作之征。肚腹热闷主内热，手足厥冷主中寒。小儿无故皱眉曲腰啼叫者，主内因腹痛也；两耳常常发热者，主外因风热也。然腹痛又当按其或软或硬，喜按者为虚，拒按者为实。诸如此类，苟能不厌勘察，在在俱临诊之助也。

五、察色说

观察面部气色，先视五部，次审五色。五部者，额属心，颏属肾，鼻属脾，左腮属肝，右腮属肺。五色者，青为肝，赤为心，黄为脾，白为肺，黑为肾。如面青主属惊风之症，面赤主火热，面黄主伤脾伤食，面白主虚寒，面黑主痛，多是恶候。总之，五色明显为新病，其症轻；浊晦为久病，其症重。部色相生者为顺，如脾病色黄，此为正色；若见赤色，乃火能生土，亦为顺；见青色，乃木来克土，则为逆是也。气血充实，又遇部色相生，纵有外邪助病，易为治疗。若久病气血虚弱，又遇部色相克，则正气不支，却难治疗。如天庭青暗主惊风，红主内热，黑则不治。太阳青主惊风，青色入耳者死。印堂青主惊泻。眉下、风池、眼下、气池青主惊风，紫多吐逆。两眉青主吉，红色主多烦热。鼻赤主脾热，鼻黑则死。唇赤主脾热，白主脾寒。左腮发赤主肝热，右腮发赤主肺热痰盛。承浆青主惊，黄主吐，黑主抽搐。此皆察色之大要也。

六、听声说

既观其色，又当细聆其声，盖笑、呼、歌、悲、呻五声，内应心、肝、脾、肺、肾五脏也。故五声不和，可测五脏之情。如心属火，病则声急喜笑；肺属金，病则声悲音浊；肝属木，病则声狂叫多呼；脾属土，病则声颤轻歌；肾属水，病则声细呻吟。有声有泪，声长曰哭；有声无泪，声短曰啼。啼而不哭则气不伸畅，主腹痛；哭而不啼则气急心烦，将成惊。嗞煎不安者，心热烦躁也。音嘎重浊者，外感风寒也。有余之症，其气实，故声雄大而壮厉；不足之症，其气虚，故声怯弱而轻短。多言与身热，皆阳也；懒语与身凉，皆阴也。狂言焦躁者，邪热盛也。神昏谵语者，热乘于心也。鸭声者，声在喉间而哑，气将绝也；直声者，声无回转而急，气将散也。二者俱为不治。此皆听声之大要也。

七、诊脉之变通

小儿周岁以内，部位甚小，不能以三指诊之，须用一指定三关。且脉流迅疾，不能以五至为衡，须以六至为和平。至若浮主表，沉主里，数为热，迟为寒，滑主痰，洪主火，微主怯弱，弦主停饮，结主积聚，促主惊痫，芤主失血，涩主血少，沉紧主腹痛，浮紧主感寒，虚为不足主诸虚，实为有余主诸实，则与大人无二致也。

八、虎口之鉴别

凡初生小儿有疾病者，须视虎口叉手处脉纹之形色，以决病之吉凶轻重。男先看左手次指内侧，女先看右手次指内侧。指之三节，初节曰风关，次节曰气关，三节曰命关。其纹色红黄相兼，隐隐不见，为平安无病。若紫属内热，红属伤寒，黄为伤脾，黑为中恶，青主惊风，白主疳症。纹在风关主病轻，气关主病重，命关主病危难治。又当视其纹形大小曲弯，如指上纹形一点红色，名曰流珠纹，主内热；圆长者名曰长珠形，主饮食伤；上尖长下微大者，名曰去蛇形，主伤食吐泻；上大下尖长者，名曰来蛇形，主湿热成疳；弯向中指如弓者，主感冒寒邪；弯向大指如弓者，主内热痰盛；纹斜向中指者，主伤风；纹斜向大指者，主感寒；直若悬针微短，名曰针形，直射如枪微长，名曰枪形，并主痰热，其纹直射指甲或指端，并主脾气大败；病危不起纹如乙字者，主惊风抽搐；二曲如钩者，主伤生冷；三曲如虫者，主伤硬物；波形如水者，名水纹形，主咳嗽；联络如环者，名环形，主疳病；如弯虫者，名曲虫纹，主积滞；如鱼刺者，名鱼骨纹，主惊热；如乱虫者，主蛔虫缠扰。此幼科独具之诊法，颇堪借镜者也。虽然，三关乃手阳明之浮络，何足候五脏六腑。且小儿无病有病，纹色常见，纵有浓淡之分，何能辨其毫芒。况纹有射甲而得生者，有在风关而即死者，更何能仅执三关以论断。故曰以三关为诊断之助则可，若言三关能尽诊断之巧，窃以为未可。

九、先天与后天

先天者，人体受胎时之真元也，故称人禀赋之强弱曰先天，其身体弱者曰先天不足。然先天何为而不足？曰：或因父精母血薄弱而成之胎，或因成胎之后，有所耗伤，或因母体素怯，不荣胎元。胎禀有亏，生遂娇怯。不足将何如？曰：不足则内脏不充，或易受内外之邪而为病，或不因内外之邪而自呈衰弱之现象。如易于寒热，易于便薄，以及为鸡胸，为龟背等是也。《千金方》论云：六十日，瞳子成，能笑语识人。百日任脉生，能反复。一百八十日，尻骨成，能独坐。二百一十日，掌骨成，能匍匐。三百日，髌骨成，能独立。三百六十日为一期，膝骨成，乃能移步。此理之常。不如是者，身不得平矣。或有四五岁不能行立，此皆受胎之不足。若筋实则多力，骨实则早行，血实则形瘦多发，肉实则少病，精实则伶俐多语笑，不怕寒暑，气实则少发而体肥，此皆受胎气之充足者也。大抵禀赋得中，阴阳纯粹，刚柔兼济，气血相和，精神完备，形体壮健。未周之先，颅囟坚合，睛黑神清，口方唇厚，骨粗肉满，脐深肚突，茎小卵大，齿细发润，声洪睡稳，此受胎气之得中和者也。以故听其声，观其形，可以知其虚实寿夭也。若后天者，饮食所培养之真元也。凡身体虚弱，由于消化不良者，统称曰后天不足。夫小儿生后，体重日增，性灵日启，譬如草木出地，萌茁勾达，生机勃然。乃强弱寿夭，良至不齐，既已责之于先天禀受之不同，而欲以人力挽回，非赖后天之培养不可。其在初生，注意乳汁之良否。及其断乳，注意食物之有节。恒有先天充实，生后乏乳，因而萎弱。或断乳之际，饮食不时，因而多病。书谓疳疾之成，无有不因于积。是则儿病之与后天，亦大有关系也。因此有“若要小儿安，常带三分饥与寒”之谚。夫寒与饥，俱非小儿所宜，而厚絮重裘，惟恐其不温，肆啖恣食，非恐其不饱，大叛后天调摄，亦足使小儿增疾。医家苟于诊察症象之外，兼考其先后二天，庶几更胜一筹矣。

十、外感与内伤

风寒六淫之邪伤表分者，为外感。人之言曰：小儿之病，非外感风寒，即内伤饮食；虽有六淫之感，终无七情之伤，此较大人为易治。况外感有外症可见，内伤有内症可凭；外感则解表疏化，内伤则温和消补，不难一药而愈也。斯言也，余甚韪之。盖小儿形气未旺，腠理疏懈，风寒暑热，最易袭人。又肠胃薄弱，饥饱无知，饮食生冷，最易停滞。轻则为寒热，为呕吐，为胀满；重则为惊风，为疳积，为慢脾，无非外感内伤为之也。然所欲不遂，啼泣乖常，能无伤肝；引逗取笑，欢喜逾恒，能无损心？是则饮食六淫之外，亦有七情之兼。故与其曰小儿之病不外饮食六淫，毋宁曰小儿之病多起饮食六淫。若及其变化，不可胜数，则又不能以饮食六淫限之矣。

十一、胎毒说

胎毒者，男女交媾，精气凝结，毒附其中；或既孕之后，性欲过度，毒生于内，流蓄胞胎，儿受其毒，初生之后，发为疾恙，如赤游丹毒等是也。然母体因思虑之妄，火生于心；恚怒之发，火生于肝；悲哀之过，火生于肺；酒肉之餍，火起于脾；淫佚之纵，火起于肾。五志之火，隐于母血，无在非毒，故胎毒多属于热，小儿半不能免，特有轻重之分耳。解之之法，或用西黄，或用绵纹，或用钩藤，或芽茶，或冰片，或银花，随风俗之不同，因用法而各殊。要以《医宗金鉴》诸方为妥：一用胭脂蘸茶清，擦口舌龈颊之间，可免一切口病。一用甘草中段煎浓，以棉絮蘸汁，令儿吮之。一用黄连浸汁，时时滴儿口中，以脐粪下为度。一用朱砂大豆许，研细水飞，炼蜜调匀，乳汁化服。一用豆豉煎浓汁，于冬月连服三五日，其毒自开。或仿朱丹溪三补丸方，用黄连、黄芩、黄柏，半生用，半酒炒，甘草半生半炙，为末，雪水丸，朱砂雄黄为衣，日与服之。并皆佳妙。

十二、胎疾说

胎疾之来，以成因于胎中故名。孕妇多服寒凉生冷，使儿受之，则为胎寒。喜食辛热炙煿，使儿受之，则为胎热。又嗜啖甘肥，湿热太过，使儿受之，则为胎肥。气血虚弱，不充胎元，使儿受之，则为胎怯。其他五软症之生后项软、手软、足软、体软、口软，由于精血衰薄；五硬症之生后手硬、足硬、肉硬、颈硬、腰硬，由于暴怒伤肝，无非得之于胎孕。《内经》云：人生而有病癫疾者，病名为胎病，此得之在母胎中时，其母有所大惊，气上而不下，精气并居，故令子发为癫疾也。尤可见胎疾之说，于古已然。盖儿居腹中，吸母之气，吮母之血，息息相关。母气有所偏，则儿亦受其偏而为病。故孕妇毋食辛辣，食则胎火重而儿多目疾；毋多食肉，食则胎肥大而产育艰难；毋多饮酒，饮则小儿愚蠢；毋啖野味，啖则小儿多惊。稽之古书，谆谆告诫，岂偶然哉。

十三、遗传说

父母有病，怀孕之时，波及于子女，使子女生同样之疾苦，谓之遗染病。大别之为二：一关于疾病方面者，如父母有传染性之梅毒，其子女亦多梅毒；父母具痴癫之神经病，其子女亦多神经病是也。一关于精神方面者，如父母好文学，其子女多近艺术；父母好格斗，其子女多属暴戾是也。夫疾病之遗传，人所易知；精神之遗传，人难防止。孟母仉氏云，怀孕在身，目不视恶色，耳不听恶声，心不妄想，非礼不动，无非使胎儿不蒙影响，酿成恶果。盖七情六欲，在在使胎儿潜移默化也。吾国研究此种学问，谓之胎教，西医则属之胎生学。兹录古来胎教法如下。

妇人有娠，当遵胎教，不特无产难之虞，且生了鲜胎毒殇夭之患。凡经后四十余日不行，即宜谨房室，慎起居，薄滋味，养性情，刻刻存心，与执持宝玉无异。举趾必徐，行立必仰。坐不实其前阴，卧不久偏一侧。不得耽坐嗜卧，使气血凝滞。虽不可负重作劳，然须时时小役肢体，则经络流动，胎息易于转运。至于腰腹渐粗，则饮食不宜过饱，茶汤更须节省。不独犬羊鳖蟹等一切有毒之物不宜食，即椒姜常用之品亦宜少尝。其豕肉醇酒湿面之类，亦不可恣啖，致归精于胎，过于蕃长，而有难产之患；且令子在胞中，禀质肥脆，襁褓必多羸困。至一切宰杀凶恶之事，以及修造动工，奇形怪状，皆不宜见。甫交三月，即当满裹其腹。若胎长渐大，仅可微松其束，不可因其气急满闷而顿放之。夏日澡浴，须避热汤。冬时寤寐，勿迫炉炭。其最伤胎者，尤在不节交合，使淫火尽归其子，以酿痘疹疥癞之毒。然虽妊妇禀性安静，不假强为，若强制以违其性，郁火内炽，则所害亦同。是又在曲体母情，适其自然之性。至如怀子受惊，则子多胎惊；怀子抱郁，则子多结核流注；怀子恐惧，则子多癫痫；怀子常起贪妄之念，则子多鄙吝；怀子常多忿怒之心，则子多暴狠；怀子常造绮语诡行，则子多诈伪。故子母之气，息息相通，必当检束身心，确遵禁戒。

十四、变蒸说

《千金方》云：变者变其情智，发其聪明；蒸者蒸其血脉，长其百骸。凡小儿生后，三十二日一变，六十四日再变，变且蒸，九十六日三变，一百二十八日四变，变且蒸。盖三十二日为一变，六十四日为一蒸。如是递变递蒸，至三百二十日十变为止，谓之小蒸毕，以后六十四日一大蒸，又六十四日一大蒸，又一百二十八日一大蒸，共计三大蒸，积五百七十六日，谓之大小蒸皆毕，形神俱足。当变蒸之时，变则上气，蒸则体热。而有轻重之分，轻者体热微惊，耳冷尻冷，微汗出；重者体壮热，脉乱，或汗或不汗，不欲食，食则吐哯。轻者五日而衰，重者十日亦退，不须妄治灸刺也。此说也，幼科多称道之。《六科准绳》更详述变蒸时脏腑之状态，而独谓手厥阴心包、手少阳三焦无形，故不变不蒸。夫心包、三焦，有形可指，安得摒于脏腑之外，既不能摒于脏腑之外，又安得变蒸时独不之及。其说不经，殊难深信。或曰，豹之变纹，虎之换爪，麋鹿之解角，凡经一度变易，即增一番发育。而蛇蜕蚕眠，犹其为人所习见。物类如此，人亦有然。姑存其说，以俟明哲之研究云。

下编　幼科分论

一、初　生

（一）初生诸疾

不啼

【症象】儿生落地，啼声即发，形生命立。有不啼者，俗称草迷。若气绝无声，形存命倾，不治。

【原因】临产时生育艰难，以致儿生气闭不通。或有时值天寒，儿气为寒所逼，亦不能啼。

【诊断】面青甲黑，气绝多亡。

【治疗】气闭用葱鞭背，气通则啼。寒闭用熏脐带法。

【方药】熏脐带法：棉絮裹儿，抱于怀中，且勿断脐，用纸捻蘸油点火，于脐带下往来熏之，火气由脐入腹，气得暖通，啼声自出。

不乳

【症象】儿降生后，不能吮乳。

【原因】或由脐粪未下，腹满不乳。或由于胎受寒气，腹痛不乳。

【诊断】呕吐气短，脐粪未下，多啼面青，胎受寒气。

【治疗】腹满宜一捻金下之，腹痛宜匀气散温之。甚有四肢厥逆者，理中汤。

【方药】一捻金：大黄　黑丑　白丑　人参　槟榔

匀气散：陈皮　桔梗　炮姜　砂仁　炙甘草　木香

理中汤：人参　白术　干姜　炙甘草

目不开

【症象】儿初生时，两目不开，亦有胞皮赤烂，不能开睁。

【原因】孕妇饮食不节，恣情厚味，热蕴儿脾，上攻熏蒸。

【诊断】指纹色紫，胎火热毒。

【治疗】内服俱宜生地黄汤以凉血。不开，熊胆汤洗之。赤烂，真金散点之。

【方药】生地黄汤：生地黄　赤芍　当归　川芎　生甘草　天花粉

熊胆汤：熊胆　黄连

真金散：黄连　黄柏　当归　赤芍　杏仁　剉散，乳汁浸一宿，晒干为末，用生地黄汁调点。

吐不止

【症象】儿生呕吐，或吐清稀白沫，或吐酸黏黄涎。

【原因】或因便闭，腹中秽浊不净；或因临产，冒寒入里犯胃；亦有胎前受寒受热，吐不止者。

【诊断】腹满便结，责之秽浊；曲腰啼哭，责之冒寒；面黄赤，手足温，主胎热；面青白，手足冷，主胎寒。

【治疗】秽浊不净，一捻金，寒邪犯胃，香苏饮。胎寒，理中汤。胎热，二陈汤加黄连。

【方药】香苏饮：藿香　苏叶　厚朴　陈皮　枳壳　茯苓　木香　炙甘草　生姜

二陈汤：姜半夏　陈皮　茯苓　生甘草

不小便

【症象】小儿初生，小便不通。

【原因】胎中积热，下流膀胱。

【诊断】脉数纹紫，胎热内积。

【治疗】轻者导赤散，热盛者八正散。

【方药】导赤散：生地黄　木通　生甘草　竹叶　灯心

八正散：萹蓄　瞿麦　飞滑石　木通　赤苓　车前子　生大黄　生栀子

不大便

【症象】小儿初生之日，或次日即行大便者，俗云下脐屎。若至二三日不大便者，名曰锁肚。

【原因】肠胃通和，幽门润泽，大便自下。不下者，胎中受辛热之毒，气滞不通也。

【诊断】面赤腹胀，不乳多啼，热毒壅滞。

【治疗】一捻金或大黄甘草汤。

【方药】大黄甘草汤：生大黄　生甘草

噤口

【症象】初生口噤，舌上生疮，如黍米状，吮乳不得，啼声渐小，失治多致不救。

【原因】胎热内结，或复为风邪外袭所致。

【诊断】口吐白沫，牙关紧急，胎热风束。

【治疗】胎热宜清热疏利，龙胆汤主之。风邪外束，先用擦牙散，次服辰砂全蝎散。但中病即止，不可过服。

【方药】龙胆汤：柴胡　黄芩　甘草　钩藤　赤芍　煨大黄　龙胆草　蜣螂　桔梗　赤茯苓

擦牙散：生南星　龙脑

辰砂全蝎散：辰砂　全蝎　硼砂　龙齿　麝香研末，用乳母唾调，抹口唇肉及齿上。

撮口

【症象】撮口者，口撮如囊，不能吮乳。或气高痰盛，或二便闭结，或身热多惊，或手足抽搐。

【原因】心脾之热，受自胎中，症属危候。

【诊断】舌强唇青，面色黄赤，胎热使然。口吐白沫，四肢厥冷，法在不治。

【治疗】气高痰多者，辰砂僵蚕散。二便闭结者，紫霜丸。身热多惊，龙胆汤。手足抽搐，撮风散。

【方药】辰砂僵蚕散：辰砂　僵蚕　蛇蜕皮　麝香　研末，用蜜调敷唇口。

紫霜丸：代赭石　赤石脂　杏仁　巴豆

龙胆汤：方见噤口。

撮风散：赤脚蜈蚣　钩藤　朱砂　僵蚕　全蝎蜈尾　麝香

脐湿

【症象】小儿生后，脐中潮湿，甚则焮赤成疡，名曰脐疮。

【原因】尿湿浸脐，病由外得。

【诊断】脐潮不干，湿气浸渍。

【治疗】脐湿，渗脐散。脐疮，金黄散。

【方药】渗脐散：枯矾　煅龙骨　麝香　研末，干撒脐中。

金黄散：川连　胡粉　龙骨　研末，敷于患处。

脐突

【症象】脐忽肿赤，虚大光浮。

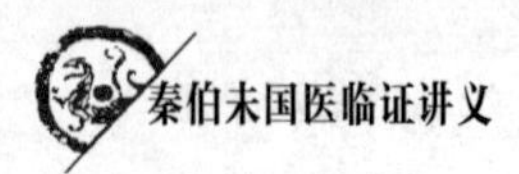

【原因】由热积腹中，无所发泄，努胀其气所致。

【诊断】频频引伸，睡卧不宁，脐突之征。

【治疗】内服犀角消毒饮，外敷二豆散，其肿自消，最忌寒凉之药敷于脐上，恐寒凝热毒反为害也。

【方药】犀角消毒饮：牛蒡子　生甘草　荆芥　防风　银花　犀角

二豆散：赤小豆　豆豉　天南星　白蔹　研末，用芭蕉汁调敷脐旁。

脐风

【症象】腹胀脐肿，日夜啼叫，或见痰涎壅盛，或见身体壮热，或见面青呕吐，或见抽搐不止。

【原因】水温风冷，入于脐中，有兼痰兼热兼寒兼惊之分，若脐边青黑，口噤不开，是为内抽，不治。又发于七日内者，病多中脏，治亦无益。

【诊断】气高喘急，风邪兼痰；面赤口干，风邪兼热；曲腰多啼，风邪兼寒；撮口唇青，风邪兼惊。

【治疗】通治，驱风散。兼痰，辰砂僵蚕散。兼热，龙胆汤。兼寒，益脾散。兼惊，撮风散。

【方药】驱风散：苏叶　防风　陈皮　厚朴　枳壳　煨木香　僵蚕　嫩钩藤　生甘草　生姜

辰砂僵蚕散、撮风散：见撮口。

益脾散：白茯苓　人参　煨草果　煨木香　炙甘草　陈皮　厚朴　苏子

天钓

【症象】惊悸壮热，眼目上翻，手足瘈疭，爪甲青色，证似惊风。

【原因】邪热痰涎，壅塞胸间，不得宣通。

【诊断】目多仰视，与惊稍异。

【治疗】痰或兼搐，九龙控涎散。惊盛兼风，牛黄散。搐盛多热，钩藤饮。爪甲皆青，苏合香丸。

【方药】九龙控涎散：赤脚蜈蚣　天竺黄　雄黄　炙甘草　荆芥穗　枯矾　绿豆　腊茶

牛黄散：牛黄　朱砂　麝香　天竺黄　蝎梢　钩藤钩

钩藤饮：人参　全蝎　羚羊角　天麻　炙甘草　钩藤钩

苏合香丸：苏合香油　安息香　丁香　青木香　白檀香　荜茇　沉香　香附子　诃子肉　乌犀　朱砂　熏陆香　片脑　麝香

内钓

【症象】粪青潮搐，伛偻腹痛，口吐涎沫。症与惊痫相类。

【原因】肝家素病，外受寒冷。

【诊断】目有红丝血点，稍与惊痫有别。肢冷甲青唇黑，中寒阴盛难治。

【**治疗**】瘈疭甚者，钩藤饮。急啼腹痛者，木香丸。肢冷甲青者，养藏散。

【**方药**】钩藤饮：见天钓。

木香丸：没药　煨木香　茴香　钩藤　全蝎　乳香

养脏散：当归　沉香　煨木香　肉桂　川芎　丁香

悬痈

【**症象**】喉里上腭，肿起如芦箨盛水状。

【**原因**】胎毒上攻，无从发越。

【**诊断**】两寸脉数，热毒极重。

【**治疗**】以棉缠长针，留锋刺之，泻去青黄赤汁。未消者，来日再刺。刺后用盐汤拭口，用如圣散，或一字散掺之。

【**方药**】如圣散：铅霜　真牛黄　元精石　朱砂　龙脑　为末掺患处。

一字散：朱砂　硼砂　龙脑　朴硝　为末，用蜜调少许，用鹅羽蘸搽口内。

重龈

【**症象**】牙龈肿胀，犹如水泡，痛不可忍。

【**原因**】小儿在胎有热，蓄于胃中。

【**诊断**】脉象洪大，胎热胃火。

【治疗】用针刺破，以盐汤拭净，外敷一字散，服清胃散。

【方药】一字散：方见悬痈。

清胃散：生地　丹皮　川连　赤芍　升麻　煅石膏　灯心

鹅口

【症象】鹅口者，口中生满白屑，如鹅之口也。久则口舌糜烂，吮乳不得，难以求痊。

【原因】儿在胎中，受母饮食热毒之气，蕴于心脾二经，故生后发于口舌之间。

【诊断】寸关脉数，左寸心火，右关脾热。

【治疗】内服清热泻脾散；外用发蘸井水拭口，搽以保命散。

【方药】清热泻脾散：山栀　煅石膏　姜黄连　生地　黄芩　赤苓　灯心

保命散：煅白矾　朱砂　马牙硝　研末，以白鹅粪水搅取汁，涂舌与口角上。

吐弄舌

【症象】舌质伸长收缓，烦躁口渴，为吐舌。时在口内摇弄，烦热便秘，为弄舌。

【原因】舌为心苗，心脾积热，大肠壅结，热毒不行于下。

【诊断】面红尿赤，心火内积，唇焦舌干，热聚心脾。

【治疗】吐舌宜泻心导赤汤，引热下行。弄舌，宜先服泻黄散，次进导赤汤。

【方药】泻心导赤汤：木通　生地　川连　生甘草　灯心

泻黄散：藿香叶　山栀子　煅石膏　防风　生甘草　灯心

重木舌

【症象】舌下近舌根处，肿胀如舌，名重舌。舌质胀满木硬，不能转动，名木舌。

【原因】心脾积热上攻。

【诊断】口渴脉数，火热攻冲。

【治疗】重舌，内服清热饮，外吹凉心散。木舌，内服泻心导赤汤，外敷川消散。

【方药】清热饮：川连　生地　木通　生甘草　连翘　莲子　淡竹叶

凉心散：青黛　硼砂　黄柏　川连　人中白　风化硝　冰片　研末吹入。

川消散；朴硝　真紫雪　盐　为末，以竹沥调敷舌上。

哯乳

【症象】小儿饱乳还出，名曰哯乳。或手足扬冷，或夜卧不宁，或呕吐痰涎。

【原因】虽非呕逆，亦有伤乳停痰，胃寒胃热等因。

【诊断】面赤便秘，此为胃热。面白粪青，此为胃寒。手足心热，此为伤乳。胸膈膨满，此为停痰。

【治疗】胃热，和中清热饮。胃寒，温中止吐汤。伤乳，加味平胃散。停痰，枳桔二陈汤。若只因吃乳过多，满而自溢者，不须服药，节乳自愈；或一味麦芽，煎汤与服。

【方药】和中清热饮：姜川连　姜半夏　陈皮　茯苓　藿香　砂仁　姜

温中止吐汤：白豆蔻　茯苓　姜半夏　生姜　沉香

加味平胃散：炒苍术　陈皮　厚朴　炙甘草　炒麦芽　砂仁　姜

枳桔二陈汤：枳壳　桔梗　陈皮　姜半夏　茯苓　炙甘草

【杂论】初生诸疾，多属危急，或得之产时不慎，或得之胎中不和。得之产时者，多属风寒；得之胎中者，多属火热。均宜审因急治，缓则生变。

（二）胎疾

胎黄

【症象】儿生遍体面目皆黄，其色如金。

【原因】孕妇湿热太盛，儿在胎中，受母热毒。

【诊断】微黄者轻，深黄者重。

【治疗】微黄，生地黄汤。深黄，犀角散。

【方药】生地黄汤：生地黄　赤芍　川芎　当归　天花粉　赤茯苓　泽泻　猪苓　生甘草　茵陈蒿　灯心

犀角散：犀角　茵陈蒿　瓜蒌根　升麻　生甘草　龙胆草　生地　煅寒水石

胎赤

【症象】儿生头面肢体皆赤，犹若丹涂。

【原因】孕妇过食辛热之物，热毒凝结，蕴于胞中。

【诊断】二便秘结，热毒极重。

【治疗】清热解毒汤主之，便秘者蒋氏化毒丹主之。

【方药】清热解毒汤：生地　川连　金银花　薄荷叶　连翘　赤芍　木通　生甘草　灯心

蒋氏化毒丹：犀角　川连　桔梗　元参　薄荷叶　生甘草　生大黄　青黛

赤游风

【症象】 皮肤赤热面肿，色如丹涂，游走不定，行于遍身。

【原因】 或由胎中热毒，或生后过于温暖，毒热蒸发于外。

【诊断】 头面四肢，发见者轻。内归心腹，死不可治。

【治疗】 宜犀角解毒饮。不愈，继用蓝叶散。

【方药】 犀角解毒饮：牛蒡子　犀角　荆芥穗　防风　连翘　金银花　赤芍　生甘草　川连　生地黄　灯心

蓝叶散：蓝叶　黄芩　犀牛角屑　川大黄　柴胡　栀子　升麻　石膏　生甘草

夜啼

【症象】 夜多啼哭，不欲吮乳。或曲腰不伸，或烦躁溲短。

【原因】 或属脾寒，或属心火，皆受自胎中。

【诊断】 面色青白，手腹俱冷，脾中受寒；面热唇红，身腹俱热，心中有火。

【治疗】 脾寒，钩藤饮。心火，导赤散。若无寒热形症，但见多啼，用蝉花散最当。

【方药】 钩藤饮：川芎　当归　茯神　炒白芍

茯苓　炙甘草　煨木香　钩藤钩　红枣

蝉花散：蝉衣取下半截，不拘多少，研末，每服少许，薄荷汤调下。

胎疝

【症象】囊胀坚硬，或纵或痛。

【原因】孕妇啼哭过伤，动其气分，结聚不散，令儿生下，即成此症。

【诊断】热则多纵，寒则多痛。

【治疗】疏气散结，金铃散主之。

【方药】金铃散：治疝气腹痛。金铃子　三棱　莪术　青皮　陈皮　赤茯苓　茴香　木香　甘草　槟榔　枳壳　钩藤

解颅

【症象】小儿渐长，囟应合而不合，头颅开解。亦有囟下陷而不满者，名囟陷。

【原因】肾主骨髓，脑为髓海，肾气不盛，则髓海不足，故骨缝开解。乃先天肾虚之候也。

【诊断】脉弱形瘦，精血两亏。

【治疗】培补气血，宜调元散、玉乳丹。

【方药】调元散：治禀受元气不足，颅囟开解，肌肉消瘦。干山药　人参　白茯苓　茯神　白术　白芍　熟地　当归　黄芪　川芎　甘草　石菖蒲

玉乳丹：钟乳粉　柏子仁　干熟地黄　当归　防风　补骨脂

五迟

【症象】小儿发育迟缓，至相当时期，不能行走者为行迟，齿牙不生者为齿迟，头发疏薄不生者为发迟，立不自主者为立迟，不能语言者为语迟。

【原因】五迟之症，多因父母气血虚弱，先天有亏，致儿生下筋骨软弱，行步艰难，齿不速长，坐立不稳。要皆肾气不足之故。

【诊断】脉细或弱，或软或虚，精血元气，俱属不足。

【治疗】通治，加味地黄丸。行迟立迟，麝茸丹。齿迟，芎黄散。发迟，巨胜丹。语迟，菖蒲丸。

【方药】加味地黄丸：治小儿肾气不足五迟。熟地黄　山萸肉　山药　茯苓　泽泻　丹皮　鹿茸　五加皮　麝香

麝茸丹：治数岁不能行。麝香　鹿茸　生干地黄　虎胫骨　当归　黄芪

芎黄散：治小儿齿不生。川芎　生地黄　山药　当归　甘草

巨胜丹：治发不生。当归　生干地黄　芍药　巨胜子　胡粉

菖蒲丸：治小儿语迟，亦治惊邪乘入心气，不能

言语。人参　菖蒲　麦门冬　远志　川芎　当归　乳香　朱砂

【杂论】 胎疾者，疾发于生之后，而根种于胎之中也。小儿之病，大半根于胎，故初生诸疾，尽多胎疾，即惊痫痘疹，亦不免胎疾，兹仅另列，以明胎疾之一斑，学者幸勿拘泥可也。

二、惊　痫

（一）惊风

急惊风

【症象】 壮热烦渴，痰壅气促，牙关噤急，二便秘涩，证多暴发。

【原因】 目触异物，耳闻异声，神散气乱，兼之心肝火盛，外为风寒郁闭，不得宣通。或痰盛热极，内风煽动。

【诊断】 脉滑洪数，阳热内扰；面赤唇红，阳热外露。

【治疗】 触异致惊，清热镇惊汤、安神镇惊丸。火郁生风，至宝丹。痰盛生惊，牛黄丸。热盛生风，凉膈散。病不甚者，则用平治之法：风热，羌活散；肝热，泻青丸；痰热，清热化痰汤；心热，凉惊丸。但急惊多用寒凉之药，亦急则治标之法。倘得痰火稍退，即当调补气血。若过用寒凉，必致转成慢惊等症。

故惊邪一退，余热尚在，当用琥珀抱龙丸。脾虚多痰，宜清心涤痰汤。

【方药】清热镇惊汤：柴胡　薄荷　麦冬　栀子　川连　龙胆草　茯神　钩藤钩　生甘草　木通　灯心　竹叶

安神镇惊丸：天竺黄　茯神　胆星　枣仁　麦冬　赤芍　当归　薄荷　川连　辰砂　牛黄　栀子　木通　煅龙骨　青黛

至宝丹：麻黄　防风　荆芥　薄荷　当归　赤芍　大黄　芒硝　川芎　黄芩　生甘草　桔梗　连翘　白术　栀子　煅石膏　滑石　全蝎　细辛　天麻　白附子　羌活　僵蚕　川连　独活　黄柏　研末，蜜为丸。

牛黄丸：黑牵牛　白牵牛　胆星　枳实　姜半夏　牙皂　大黄　研末，白蜜为丸。

凉膈散：黄芩　大黄　连翘　芒硝　甘草　栀子　薄荷　竹叶　生姜

羌活散：羌活　防风　川芎　薄荷　天麻　僵蚕　甘草　川连　柴胡　前胡　枳壳　桂枝　生姜

泻青丸：龙胆草　栀子　大黄　羌活　防风　川芎

清热化痰汤：橘红　麦冬　半夏　赤苓　黄芩　竹茹　甘草　川连　枳壳　桔梗　胆星　生姜

凉惊丸：龙胆草　防风　青黛　钩藤钩　黄连　牛黄

琥珀抱龙丸：人参　茯神　琥珀　山药　甘草　檀香　天竺黄　枳壳　枳实　辰砂　胆星　赤金箔　研末，炼蜜为丸。

清心涤痰汤：竹茹　橘红　半夏　茯苓　枳实　甘草　麦冬　枣仁　人参　菖蒲　南星　川连　生姜

慢惊风

【症象】发时缓缓，抽搐时作时止，面色淡黄，或青白相兼，身体温和，昏睡眼合，或睡卧露睛，大便色青。

【原因】或缘禀赋虚弱，脾虚肝盛；或由急惊过用峻利之药，以致转成。

【诊断】脉来迟缓，脾脏虚寒，神气惨淡，元神不足。

【治疗】培补元气为主。挟痰，醒脾汤。脾虚肝旺，缓肝理脾汤。夫慢惊本无热可言，但脾虚虚热内生，每多痰涎上泛，咽喉气粗，身热心烦，所谓虚挟痰热，宜清心涤痰汤。

【方药】醒脾汤：人参　土炒白术　茯苓　天麻　姜半夏　橘红　全蝎　僵蚕　甘草　木香　仓米　胆南星　生姜

缓肝理脾汤：广桂枝　人参　白茯苓　白芍　土炒白术　陈皮　山药　扁豆　甘草　煨姜　大枣

清心涤痰汤：见急惊风。

慢脾风

【**症象**】闭目摇头，面唇青黯，额汗昏睡，四肢厥冷，舌短声哑，频呕清水。

【**原因**】多缘吐泻既久，脾气大伤，以致土虚不能生金，弱不能制木，肝木强盛，惟脾是克，故曰脾风。

【**诊断**】脉微迟弱，中宫虚寒，面唇青黯，元阳欲脱。

【**治疗**】纯阴无阳之症，逐风则无风可逐，治惊则无惊可治，惟宜大补脾土，生胃回阳，温中补脾汤、固真汤。阳回调理，醒脾散。

【**方药**】温中补脾汤：人参　炙黄芪　土炒白术　干姜　附子　姜半夏　陈皮　茯苓　砂仁　肉桂　白芍　甘草　丁香　煨姜

固真汤：人参　土炒白术　肉桂　白茯苓　炒山药　炙黄芪　甘草　附子　姜　枣

醒脾散：慢惊慢脾之后，神昏目慢，贪睡脉弱，微有痰涎，并宜投服。人参　茯苓　藿香　白术　甘草　丁香　天南星　砂仁

【**杂论**】心藏神，心病故主惊。肝属木，肝病故主风。凡小儿心热肝盛，一有触惊受风，则风火相搏，必作急惊之症。若素禀不足，或急惊用药过峻，暴伤元气，每致变成慢惊之症。更有因吐泻既久，中气大

虚，脾土衰弱，肝木乘虚而内生惊风者，名曰慢脾风。三者致病之因既不同，故所具之证亦各异。急惊属阳，必有阳热有余等实象。慢脾属阴，必有阴冷不足等虚象。至于慢惊初得之时，阴阳尚未过损，或因急惊传变而成，其中常有夹痰夹热等证，故属半阴半阳。治者须详分虚实寒热，庶无致误。又惊风有八候，搐、搦、掣、颤、反、引、窜、视是也。搐者时臂伸缩，搦者十指开合，掣者肩头相扑，颤者手足动摇，反者身仰向后，引者手若开弓，窜者目直而似怒，视者睛露而不活。其搐以男左手，女右手，男大指在外，女大指在内为顺，反是为逆。不论急慢惊风，同皆见之，虚实无所异，尤宜切记。

（二）痫症

阴痫

【症象】发时手足厥冷，偃卧拘急，面色青白，吐涎沫，声音微小。

【原因】阴痫，脏实病也。多因慢惊之后，痰入心胞而得。

【诊断】脉来沉细，阴寒之象。

【治疗】轻者醒脾汤，重者固真汤。病退调理，定痫丹。

【方药】醒脾汤：见慢惊风。

固真汤：见慢脾风。

定痫丹：人参　当归　炒白芍　茯神　枣仁　远志　琥珀　天竺黄　白术　橘红　半夏　天麻　钩藤钩　炙甘草

阳痫

【症象】发时身热自汗，仰卧面赤，牙关噤急，或啼叫不已，口吐涎沫。

【原因】阳痫，肺热病也，多因急惊去风下痰不净，久而致成。

【诊断】脉象洪数，实热之象。

【治疗】风兼热，龙胆汤。肝经热，泻青丸。痰壅盛，四制抱龙丸。

【方药】龙胆汤：见噤口。

泻青丸：见急惊风。

四制抱龙丸：天竺黄　辰砂　胆星　雄黄　麝香研末，另用麻黄、款冬、甘草煎汤去渣，慢火熬膏，合药为丸。

惊痫

【症象】发时吐舌急叫，悚惕不安，如人将捕之。

【原因】小儿心肝热盛，偶被惊邪所触，因而神气溃乱，遂成痫症。

【诊断】面色乍红乍白，神志浮乱。

【治疗】先服大青膏，次服镇惊丸。

【方药】大青膏：天麻　白附子　青黛　蝎尾　朱砂　天竺黄　麝香　乌梢蛇肉　研末，炼蜜和膏。

镇惊丸：茯神　麦冬　辰砂　远志　石菖蒲　枣仁　牛黄　川连　珍珠　胆星　钩藤钩　天竺黄　犀角　生甘草

痰痫

【症象】发时痰涎壅塞喉间，气促昏倒，口吐痰沫。

【原因】平素痰多，或偶因惊热，致成此疾。

【诊断】脉象滑疾，痰郁气逆。

【治疗】先服一捻金，急下其痰。次服朱衣滚痰丸，以顺其气。

【方药】一捻金：见不乳。

朱衣滚痰丸：礞石　沉香　黄芩　大黄

食痫

【症象】初则面黄腹满，吐利酸臭，后变时时发搐。

【原因】乳食过度，停结中脘，一时痰热壅盛所致。

【诊断】脉象濡滑，伤脾停食。

【治疗】妙圣丹主之。继用清热和胃丸调理。

【方药】妙圣丹：雄黄　蝎梢　朱砂　代赭石

巴豆　杏仁

清热和胃丸：川连　栀子　竹茹　麦冬　连翘　山楂　神曲　麦芽　陈皮　枳实　大黄　生甘草

风痫

【症象】发时目青面红，手如数物。

【原因】汗出脱衣，腠理开张，风邪乘隙而入。

【诊断】脉象浮缓，卫虚风袭。

【治疗】疏风解表，轻则化风丹，重则羌活桂枝汤。

【方药】化风丹：胆星　羌活　独活　大黄　防风　生甘草　荆芥穗　川芎

羌活桂枝汤：羌活　防风　麻黄　桂枝　天麻　大黄　甘草　生姜

【杂论】痫证发时，昏倒抽搐，痰涎壅盛，气促作声，与惊、痉二证相似，但身体柔软，一食之顷即醒，依然如无病之人，非若痉风，一身强硬，终日不醒也。《三因方》云：古方有五痫、五脏痫、六畜痫等，名证不同，难于备载。《别录》有五痫之证：一曰马痫，作马嘶鸣；二曰羊痫，作羊叫声；三曰鸡痫，作鸡叫声；四曰猪痫，作猪叫声；五曰牛痫，作牛吼声。此五痫应乎五畜，应乎五脏者也。仁斋谓：痫，小儿之恶候也。小儿血脉不敛，气骨不聚，为风邪所触，为乳哺失节，停结癖积而得之。此言最能扼要，

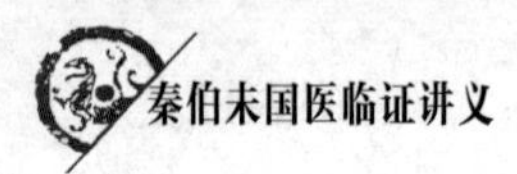

故治痫先分阴阳，然后视其因惊因风，因食因痰而治之，最为确切。不必拘拘于五畜五脏也。

三、疳　积

（一）疳症

脾疳

【症象】面色萎黄，肌肉消瘦，身肤灼热，困倦喜睡，心下痞硬，乳食懒进，睡卧喜冷，肚腹坚疼。有时吐恶，口干烦渴，大便腥黏。或水谷不分，频频作泻，名曰疳泻。或肚腹肿胀，胸膈痞闷，名曰疳胀。或痢下窘迫，或赤或白，名曰疳痢。

【原因】乳食不节，或乳母恣食生冷肥腻，或饮后与乳，或乳后即睡，小儿脾胃受伤所致，故亦名食疳、肥疳。

【诊断】头大项细，好食泥土。

【治疗】先攻其积，消疳理脾汤、肥儿丸。积退调理脾胃，参苓白术散。疳泻，清热和中汤。疳胀，御苑匀气散。疳痢，香连导滞汤。

【方药】消疳理脾汤：芜荑　三棱　莪术　青皮　陈皮　芦荟　槟榔　使君子　生甘草　川连　胡黄连　炒麦芽　神曲

肥儿丸：人参　土炒白术　茯苓　川连　胡黄连　使君子　神曲　麦芽　山楂肉　甘草　芦荟

参苓白术散：人参　茯苓　白术　扁豆　薏米　山药　陈皮　砂仁　桔梗　炙甘草　建莲子

清热和中汤：土炒白术　陈皮　厚朴　赤苓　川连　神曲　谷芽　使君子　生甘草　泽泻

御苑匀气散：桑皮　桂枝　赤苓　生甘草　藿香　陈皮　木通　瓜蒌皮

香连导滞汤：青皮　陈皮　厚朴　姜川连　甘草　山楂　神曲　煨木香　槟榔　大黄

肝疳

【症象】 面目爪甲皆青，眼生眵泪，隐涩难睁，摇头揉目，合面睡卧，耳疮流脓，腹大青筋，身体羸瘦，燥渴烦急，粪青如苔。

【原因】 史演山云：积为疳之母，多由乳母寒温不调，滋味不节，或肝脏受热，或怒气未平，遽哺以乳。

【诊断】 脉象弦数，或见弦滑。弦数肝热，弦滑停积。

【治疗】 先清其热，柴胡清肝散，芦荟肥儿丸。病势渐退，抑肝扶脾汤。

【方药】 柴胡清肝散：银柴胡　栀子　连翘　生地黄　胡黄连　赤芍　龙胆草　青皮　生甘草　灯心　竹叶

芦荟肥儿丸：五谷虫　芦荟　姜川连　胡黄连

银柴胡　扁豆　山药　南山楂　虾蟆　肉豆蔻　槟榔　使君子　神曲　麦芽　鹤虱　芜荑　朱砂　麝香　研末，醋糊为丸。

抑肝扶脾汤：人参　土炒白术　黄连　柴胡　茯苓　青皮　陈皮　白芥子　龙胆草　山楂　神曲　炙甘草　姜　枣

心疳

【症象】面红，目脉络赤，壮热有汗，时时惊烦，咬牙弄舌，小便红赤，胸膈满闷，睡喜伏卧，懒食干瘦，或吐或利，或心神烦热，大渴引饮，名曰疳渴。

【原因】乳食不调，心脏郁热，因时虚惊，亦称惊疳。

【诊断】舌疮脉数，心火内燔。

【治疗】热盛者，泻心导赤汤。热盛兼惊者，珍珠散。病久心虚者，茯神汤。疳渴，清热甘露饮。

【方药】珍珠散：珍珠　麦冬　天竺黄　金箔　牛黄　胡黄连　生甘草　羚羊角　大黄　当归　朱砂　雄黄　茯神　犀角

茯神汤：茯神　当归　炙甘草　人参　龙眼肉

清热甘露饮：生地黄　麦冬　石斛　知母　枇杷叶　煅石膏　生甘草　茵陈蒿　黄芩　灯心

肺疳

【症象】面白气逆，时时咳嗽，毛发焦枯，皮上生粟，发热憎寒，鼻流清涕。

【原因】乳食不调，壅热伤肺，气阴两伤，失其输布。

【诊断】肌肤干燥，鼻颊生疮。

【治疗】先用生地清肺饮疏解之，次用甘露饮清之。日久肺虚者，补肺散调理之。

【方药】生地清肺饮：桑皮　生地黄　天冬　前胡　桔梗　苏叶　防风　黄芩　生甘草　当归　连翘　赤苓　生姜　红枣

甘露饮：生地黄　熟地黄　天冬　麦冬　枳壳　桔梗　黄芩　枇杷叶　茵陈蒿　石斛　红枣肉

补肺散：白茯苓　蛤粉炒阿胶　糯米　马兜铃　炙甘草　杏仁

肾疳

【症象】面色黧黑，齿龈出血，口中气臭，足冷如冰，腹痛泄泻，啼哭不已。

【原因】乳哺不调，脏腑伏热，消烁真阴。故初起必有解颅、鹤膝、齿迟、行迟，肾气不足等症。

【诊断】脉象细数，或见虚软，两尺尤甚，肾气虚惫。

【治疗】先用金蟾丸治疳，继用九味地黄丸调补。若禀赋不足者，调元散。

【方药】金蟾丸：干虾蟆　胡黄连　川连　鹤虱　芦荟　肉豆蔻　苦楝根白皮　雷丸　芜荑

九味地黄丸：熟地　茱萸肉　赤茯苓　泽泻　牡丹皮　山药　当归　川楝子　使君子

调元散：人参　茯苓　土炒白术　山药　川芎　当归　熟地黄　茯神　炙黄芪　炙甘草　炒白芍　姜　枣

脑疳

【症象】头皮光急，脑生饼疮，头热毛焦，心烦困倦，腮囟肿硬，自汗身热。

【原因】小儿素受风热，又兼乳哺失调。

【诊断】发结如穗，鼻干睛暗。

【治疗】脑热生疮，龙胆丸。烦热羸瘦，龙脑丸。外用龙脑散吹鼻。

【方药】龙胆丸：龙胆草　升麻　苦楝根皮　赤茯苓　防风　芦荟　油发灰　青黛　黄连　研末，猪胆汁糊丸。

龙脑丸：龙脑　麝香　雄黄　胡黄连　牛黄　朱砂　芦荟　干虾蟆　为末，熊胆合丸。

龙脑散：龙脑　麝香　蜗牛壳　虾蟆灰　瓜蒂　川连　细辛　桔梗

眼疳

【症象】发时痒涩赤烂，眼胞肿疼，白睛生翳，渐渐遮满，不时流泪，羞明闭目。

【原因】疳热上攻于目。

【诊断】脉弦兼数，肝火疳热。

【治疗】先用泻肝散，次用清热退翳汤。若目久不瘥，法当调补，逍遥散、羊肝散。

【方药】泻肝散：生地黄　当归　赤芍　川芎　连翘　栀子　龙胆草　大黄　羌活　生甘草　防风　灯心

清热退翳汤：栀子　胡黄连　木贼草　生地　羚羊角　龙胆草　银柴胡　蝉衣　赤芍　生甘草　菊花　蒺藜　灯心

羊肝散：青羊肝　人参　羌活　土炒白术　蛤粉为末，将药置荷叶上，如钱厚，一层铺肝，一层包围，外以青布包裹，蒸熟，任儿食之。或晒干为末，早晚开水调服。

鼻疳

【症象】发时鼻塞赤痒疼痛，浸淫溃烂，下连唇际成疮，咳嗽气促。

【原因】肺开窍于鼻，疳热攻肺所致。

【诊断】毛发焦枯，脉象虚数。

【治疗】 内服清金散，外吹蝉壳散。

【方药】 清金散：生栀子　黄芩　枇杷叶　生地黄　薄荷　连翘　麦冬　花粉　元参　生甘草　桔梗　灯心

蝉壳散：蝉壳　青黛　蛇蜕衣灰　滑石　麝香

牙疳

【症象】 龈肉赤烂疼痛，口臭血出，牙枯脱落，穿腮蚀唇。

【原因】 牙龈属胃，由热毒攻胃而成。

【诊断】 脉象洪数，或大或滑，胃火亢盛。

【治疗】 先用消疳芜荑汤，泻其热毒；次以芦荟肥儿丸清其余热；外用牙疳散敷之。此症必胃强能食，堪胜峻药，始有生机，否则难愈。

【方药】 消疳芜荑汤：大黄　芒硝　芜荑　生芦荟　川连　胡黄连　黄芩　雄黄

芦荟肥儿丸：见肝疳。

牙疳散：人中白　绿矾　五倍子　冰片

丁奚疳

【症象】 肌肉干涩，啼泣不已，手足枯细，面色黧黑，项细腹大，肚脐突出，尻削身软，精神倦怠，骨蒸潮热，燥渴烦急。

【原因】 肝脾肾脏三俱亏，阴虚生热。

【诊断】遍身骨露，其状似丁。

【治疗】先用五疳消积丸治其滞，继用人参启脾丸调其脾。

【方药】五疳消积丸：使君子　炒麦芽　陈皮　炒神曲　山楂　白芜荑　川连　胆草

人参启脾丸：人参　土炒白术　白茯苓　陈皮　炒扁豆　炒山药　煨木香　炒谷芽　神曲　炙甘草

哺露疳

【症象】羸瘦如柴，吐食吐虫，心烦口渴，日晡蒸热。

【原因】乳食不节，大伤脾胃。

【诊断】脉弦或滑，中宫积滞。

【治疗】先用集圣丸，消其积滞；次用肥儿丸，清理其脾。若日久肚大青筋者，消补兼施，人参丸。

【方药】集圣丸：芦荟　五灵脂　夜明砂　砂仁　木香　陈皮　莪术　使君子　川连　川芎　炙干蟾　当归　炒青皮　为末，雄猪胆汁和丸。

肥儿丸：见脾疳。

人参丸：人参　麦冬　姜半夏　柴胡　大黄　黄芪　茯苓　黄芩　炙甘草　川芎　诃黎勒　炙鳖甲

【杂论】十五岁以上，病则为劳；十五岁以下者，皆名为疳。缘所禀之气血虚弱，脏腑娇嫩，易于受伤。或因乳食过饱，或因肥甘无节，停滞中脘，传化迟钝，肠胃渐损，则生积热。热盛成疳，则消耗气血，煎灼津液。凡初起尿如米泔，午后潮热，日久失治，致令青筋暴露，肚大坚硬，面色青黄，肌肉消瘦，皮毛憔悴，眼睛发眨，而疳证成矣。考其所以名疳者，《内经》云：数食肥，令人内热；数食甘，令人中满。盖其病因肥甘所致，故命曰疳。钱仲阳称小儿病症，多因大病后，或吐泻后，以药下之，致脾胃虚损，亡津液而成，实由愚医之所害，特其一端耳。

（二）积症

乳积

【症象】或吐乳片，或泻酸臭，身热面黄，肚腹膨胀。

【原因】乳食过饱，停蓄胃中，以致运化不及，上溢下泄。

【诊断】脉象滑数，脾胃积滞。

【治疗】安胃和中，节其乳食，消乳丸。

【方药】消乳丸：香附　神曲　麦芽　陈皮　缩砂仁　炙甘草

食积

【症象】肚腹胀满，恶食口臭，或吐酸黏，或利酸臭。

【原因】饮食无节，过啖油腻面食，以致壅塞中脘，肠胃失和。

【诊断】脉大而滑，肠胃宿食。

【治疗】化滞内消，保和丸、和胃丸。

【方药】保和丸：南山楂　神曲　茯苓　半夏　连翘　陈皮　莱菔子

和胃丸：陈皮　半夏　砂仁　炒苍术　厚朴　藿香叶　香附　山楂　神曲　炙甘草　生姜

虫积

【症象】有时烦躁多啼，有时肚腹搅痛，口溢清涎，腹胀青筋，肛门湿痒。

【原因】过食生冷、油腻、肥甘之物，以致湿热生蛔，腹中扰动。

【诊断】口唇或红或白，脉象乍大乍小。

【治疗】先用使君子散。不应，下虫丸。若蛔退，当调补其脾，用肥儿丸。

【方药】使君子散：使君子　苦楝子　白芜荑　甘草

下虫丸：苦楝根白皮　木香　桃仁　贯众　芜荑　鸡心槟榔　轻粉　鹤虱　干虾蟆炭　使君子

肥儿丸：见脾疳。

【杂论】积为疳之母，有积不治，则成疳疾。积者肠胃所生病也。襁褓乳子，与四五龄之孩提，乳哺未息，胃气未全，谷食未充，父母不能调助，惟务姑息舐犊之爱，遂令恣食焨甘、瓜果生冷及一切烹饪炙肥之味，朝餐暮食，渐成积滞胶固，或吐或泻，或蓄而为胀，或久而化虫，病证丛生，殊堪叹息也。

四、麻　瘖

（一）瘖前

初起瘖

【症象】凡瘖欲发之初，憎寒壮热，喷嚏腮红，身体疼痛，眼光如水，呕吐泄泻，咳嗽气急。虽未见点，多是瘖候。若初病时，即便手足厥冷，不省人事，痰喘气急，周身无汗，属寒邪郁遏。

【原因】《活人书》云：瘖出于六腑，乃阳毒之气也。

【诊断】脉象浮数，热毒外泄。若见浮紧，寒邪外束。

【治疗】松肌达表，用轻清之剂以发之，升麻葛根汤。得汗则皮肤通畅，腠理开豁，瘖易出矣。若已见瘖，忌用升葛。寒邪外束者，还魂汤。切忌凉药冷水，俾得热退神清。

【方药】升麻葛根汤：升麻　葛根　防风　前胡　桔梗　枳壳　杏仁　苏叶

还魂汤：麻黄　杏仁　甘草　独活　陈皮　枳壳　厚朴　前胡　苏叶

初见痦

【症象】痦初出时，头面匀净，淡红滋润，身有微汗，吐泻交作，此顺候也。若已见标，腮红隐隐不起，旋出旋没，发热烦渴，喘急神昏，不省人事，谵语发狂，身干无汗，大便秘结，此为逆。

【原因】顺者热毒随汗透泄，一无阻滞。逆者热重毒滞，伤津耗液。

【诊断】脉浮而数，或洪而大。浮数为顺，洪大属逆。

【治疗】顺者九味前胡汤，不可妄用麻黄，以致多汗表虚，易受风寒，反令隐没。逆者麻黄石膏汤，清凉松透。

【方药】九味前胡汤：前胡　防风　枳壳　桔梗　山楂　红花　杏仁　当归　荆芥　笋尖　樱桃核

麻黄石膏汤：麻黄　石膏　杏仁　前胡　枳壳　黄芩　大黄　全瓜蒌

皮里瘾

【症象】身凉不热，咳嗽痰喘，惊悸神倦，甚则昏沉气促，面青鼻扇，手足厥冷，面上倏有红光如电，旋起旋没。

【原因】外感风冷，气血凝滞；或过投寒凉，不能发越。三日不起，喘闷而死，凶症也。

【诊断】脉象浮紧，表受寒邪。若见沉迟，内脏有寒。

【治疗】急投麻黄夺命汤，得身热喘止，喷嚏汗出，可以回生。

【方药】麻黄夺命汤：麻黄　杏仁　前胡　荆芥　穿山甲

发斑

【症象】瘖不出而发斑。

【原因】初起发汗太过，心火盛而热毒内攻。

【诊断】脉来洪数，心火毒重。

【治疗】宜火里抽薪，内热一解，瘖自出矣，化斑汤。

【方药】化斑汤：石膏　知母　连翘　山栀　山楂　黄连　牛蒡　杏仁　笋尖　樱桃核

【杂论】麻之命名，以其粒粒如麻也。瘖之命名，以其忌用酸醋也。或称痧子，以其琐细如沙也。或称麸子，以其如麸皮之在肌肤也。或亦称瘙子，以其似蚤咬之迹也。其出也，有热三日而即出者，有热四五日而出者，有热而凉凉而复热者，有寒热往来数次而出者，有热一日凉一日，复凉复热，至五六七日而出者。大抵五日前出者多轻，五日后出者多重；毒少则热少，毒多则热多；热少则早而易出，热多则迟而难出。若七日不出，面青鼻扇，喘急生痰，名曰闷瘖，多属难救。故《活人书》云：瘖始出时，宜松肌达表，用轻清之剂以发之。瘖出一二日，当用发表兼解毒之品以和之。瘖必赖潮，使血送毒出。至三日九潮之后，营血往返劳动，必致阴虚发热，治当扶阴抑阳凉血解毒之剂以养之。《治瘖全书》云：治瘖之法，升降而已。未出之先，用升麻、防风之类以表之，重则用麻黄以发之。已出之际，用牛蒡、连翘之类以和之，重则用石膏之类以降之。既出之后，用生地、丹皮之类以养之，重则用犀角、黄连之类以解之。若阴血虚而发热者，用当归、白芍、生地、丹皮之类以补之。至于麻瘖之见点，以肚腹发起而后及于四肢者顺，先从手足发起而后及于肚腹胸背者逆。于皮肤上发出成粒者顺，以手摸之碍指尖，红叠者吉，盖瘖以起发为上也。

（二）瘖潮

一日三潮

【症象】瘖症见点第一日，早、午、晚三潮。潮时瘖脚粒粒肿起皮上，名曰正潮。若欲出不出，五液缺少，身干无汗，迷闷鼻扇，为表实。壮热烦渴，大便秘结，发狂谵语，为里实。

【原因】李痘仙云：瘖之出也，气载之，血送之。一日三潮，乃热毒从血透气外达之机，故曰正。其来有如潮汐，故曰潮。外寒重则表实，内热盛则里实，俱非顺候。

【诊断】六脉俱数，血送气达；右寸浮紧，表伤于寒；寸关洪大，内蓄有热。

【治疗】宜轻清发表，不宜大寒，恐冰伏而汗不出也，桑前饮。表实者麻黄发之，里实者石膏、芩、连清之。

【方药】桑前饮：桑叶　前胡　干葛　荆芥　防风　枳壳　桔梗　牛蒡子　杏仁　山楂　红花　笋尖

二日六潮

【症象】瘄出第二日，亦早、午、晚三潮。若因风早没，无汗身凉，咳嗽痰壅，鼻扇喘急，则为表实。大热不退，神昏烦渴，狂乱斑烂，口渴引饮，大便秘结，身燥无汗，瘄潮不起，则为表里俱实。

【原因】热毒持续透发所致。此时而风客热郁，则为表里实症。

【诊断】六脉仍数，热毒未清。紧则寒遏。

【治疗】宜解表而兼清凉败毒，轻剂和之。发表勿用麻黄，清热勿用石膏，以及大苦大寒之品，蝉翘散。表里俱实，防风通圣散。

【方药】蝉翘散：蝉蜕　连翘　荆芥　防风　前胡　枳壳　桔梗　杏仁　牛蒡　红花

防风通圣散：治内外诸邪，表里三焦俱实。防风　川芎　当归　芍药　大黄　薄荷　麻黄　连翘　芒硝

石膏　黄芩　桔梗　滑石　生甘草　荆芥　白术　炒栀子

三日九潮

【症象】瘖见第三日，仍早、午、晚三潮，合前共九潮。若忽收回一半，不复再潮，其一半留滞，色变青紫，痰喘气逆，咳嗽不食，症属表实。

【原因】瘖毒透泄，至此渐清，忽感风寒，势必血不归经，酿成表实。

【诊断】脉数内热，脉紧寒遏。

【治疗】宜微表而兼养血败毒，以平为期，忌投刚剂，丹地汤。表实者，导血归经，清热活血，用桃仁、红花、丹参、赤芍等治之。

【方药】丹地汤：丹皮　生地　防风　前胡　枳壳　桔梗　杏仁　牛蒡　连翘　竹叶

【杂论】瘖之有潮，所以送毒，大概以一日三潮，三日九潮为完足。其有腹潮者，止发于肚腹而头面手足一无见；目潮者，眼白先红，头面随红；斑潮者，潮时遍身起斑，潮过则退；隐潮者，潮时皮肤见赤点，潮过即隐没无痕，俱属正潮之变态也。而以闭而不出为最凶，其因凡六：一曰毒闭，因时气恶厉，毒盛发热，久不出也，服解毒化毒之药以发之；二曰肌闭，因儿之肌肉坚厚难出，服松肌透表之药以达之；三曰肠闭，因脏腑热甚，大便不通，则经络闭塞难出，服滋阴润肠之药以通之；四曰寒闭，因天气严寒，风雪凛冽，致令腠理闭密，血脉凝涩，邪滞难出，服麻黄汤以表之；五曰食闭，因将出之时，恣啖饮食，食滞满闷，胃口停滞，不能运动气血而送瘖外出，服宽中化食之药以消之；六曰病闭，因儿有本病，复感时气出瘖，为本病而滞瘖难出，如夹食夹惊等症，皆能滞瘖难出，宜照本症兼治之。坐此之故，瘖潮之时，药有五禁：一忌辛热，二忌渗下，三忌温补，四忌酸涩，五忌大寒。盖瘖属阳毒，辛热之药，能助火邪，如丁香、木香之类；渗利之药，能止汗止泻，使热毒不得宣越，如猪苓、泽泻之类；温补之药，能补气助火，使阴血受其燔灼，如人参、白术之类；酸涩之药，能引邪入内，陷伏不出，如乌梅、芍药之类；大寒之药，能剥元气，使毒邪遏抑，肌表冰伏，如大黄、芒硝之类。学者谨此，活人多矣。

（三）瘖后

瘖后正病

【症象】瘖潮已清，身热、咳嗽、目赤、口渴等症，尚未平复。

【原因】瘖毒已透，余热未清，逗留于内，瘖后之正规现象也。

【诊断】脉象皆数。或数而软，气耗热留；或数而细，血虚热恋。

【治疗】通治用清润之剂，滋阴解毒汤。热毒重者，犀角解毒丸。

【方药】滋阴解毒汤：生地　丹皮　当归　芍药　黄芩　连翘　银花　通草　地骨皮　天花粉　杏仁　贝母　栀子

犀角解毒丸：生地　银花　黄连　连翘　茯苓　防风　丹皮　甘草　犀角

瘖不收敛

【症象】九潮已完，红久不退，或血迹变成青紫色。

【原因】九潮之后，血回经络，则头面身上，血迹渐退。红久者血不归经也，青紫者血死肌表也。

【诊断】脉数而涩，热恋血凝。

【治疗】血不归经，养荣解毒汤。血死肌表，清利四物汤。

【方药】养荣解毒汤：生地　当归　白芍　丹皮　玄参　连翘　银花　黄芩　木通　知母　灯心

清利四物汤：养荣解毒汤加川芎。

【杂论】《青囊》云：瘖出之际，为风阻遏，不能全收者，当疏散肌表。若色变青紫，此热毒内攻，攻于脾则呕吐；攻于胃则不食；攻于肝则筋急，遍身疼痛；攻于心则舌黑面黑，神昏谵语；攻于肺则喘促，摇头掣手，甚则鼻塞舌干唇焦，不省人事。此皆恶候也。《保婴集》云：肺受毒则胀壅喘急，脾受毒则呕吐困倦，胃受毒则满闷不食，肝受毒则目闭不开，心受毒则语言不清，肾受毒则黑陷而不能救矣。《保幼集》云：瘖出潮时，五液俱全，则经络宣通，无有留邪。若五液不足，各有余邪也。汗不足则发热，涕不足为鼻渊，泪不足则为珠管，吐不足则为牙疳，泻不足则为肠癖。此皆瘖毒余邪，当随症而治之。今按瘖后余毒为害，其症有三因：一曰内因，是饮食寒凉，致令气血凝滞，或为隐伏，或色变青紫。若饮食辛辣炙煿煎炒等物，令人口渴、气臭、龈烂、赤目、疮痛、衄血、咳逆之患。食大枣、饴糖诸甜物，令人发热成疳。食荤腥厚味太早，令人发火生痰咳嗽。食硬物、面饼、生脍，令人腹满、泻痢。误服药饵同。二曰外因，麻瘖已出，或当风摇扇，或失盖衣被，或冷水沐面，或冷水浴身，或湿气熏蒸，或暑邪伤气，致瘖一时收没，或收回一半，停留一半，色变青紫，痰壅喘急，声嘶气逆，神昏迷闷，饮食不进，或寒热似疟，或泻痢脓血，或走马牙疳，或痈毒疮疖，或中风惊风，或发痉发厥。三曰不内外因，或跌仆惊恐，或触冒秽气，或经后产后，或交接行房，或悲苦劳倦，致令阴阳不和，气血错乱，或为慢惊急惊，或为遍身肿烂，或为热入血室，或为阴阳复易，或为疳热成瘵。瘖后变症多端，难以悉举，总不越乎三因所致也。

五、痘　疮

（一）发热期

实热

【症象】发热之初，形气壮实，无风寒表邪，壮热不已，爪甲色紫，通身蒸蒸汗出，便燥溲赤，烦渴躁狂，唇口焦裂。

【原因】胃中火热毒重，非险则逆。

【诊断】舌生芒刺，脉见洪大。

【治疗】峻攻火毒，庶可挽回，归宗汤。

【方药】归宗汤：大黄　生地　赤芍　山楂　青皮　木通　荆芥　牛蒡子　灯心

虚寒

【症象】初起时唇淡面青，手足冷，精神困倦，不思饮食，二便清利。

【原因】脏腑虚寒，元亏不能送毒。

【诊断】沉细迟缓，舌淡无华。

【治疗】急与扶正托毒，调元解毒汤。延误则毒不得出，三四日间往往夭折。

【方药】调元解毒汤：人参　黄芪　当归　连翘　牛蒡子　防风　川芎　升麻　黄芩　前胡　木通　炙甘草　蝉蜕

喉痛

【症象】痘症初起，咽喉梗痛，或起胀灌浆结痂时作痛。

【原因】毒火内盛，上炎灼喉也。起胀时痛者，喉中有痘。灌脓、结痂仍痛者，毒火未化，在胃口熏蒸，而元气又虚，颇属凶险。

【诊断】寸口滑大，火毒上炎。

【治疗】清解热毒，利咽解毒汤主之。并多煎此汤，用以漱口亦佳。外用吹喉丹。

【方药】利咽解毒汤：麦冬　玄参　甘草　桔梗　防风　牛蒡　山豆根　绿豆

吹喉丹：黄连　儿茶　青黛　冰片

惊狂

【症象】发热时谵狂惊搐，不能制止。

【原因】属心经热毒。

【诊断】左寸滑数，或洪或大。

【治疗】清解为主，宜清引汤。以心与小肠为表里，必须下引，心火乃降。

【方药】清引汤：生地　生甘草　牛蒡子　荆芥　南山楂　甘草　桔梗　黄连　黄芩　蝉蜕　连翘　紫草茸　竹叶　木通

腰痛

【症象】痘毒发自命门，初起腰痛。

【原因】肾虚不能送毒，或毒盛先败肾经，故形于腰痛也。痘原于肾，肾败可危，若连尾骶骨而痛者尤危。

【诊断】尺脉沉细，肾气受伤。

【治疗】扶肾托毒，回天猪尾汤。

【方药】回天猪尾汤：人参　黄芪　当归　连翘　续断　故纸　枸杞　知母　炙草　小公猪尾

口臭

【症象】痘初出，口中腥臭之气，勃勃冲人。

【原因】肺中毒火熬煎，肺将溃也。

【诊断】右寸滑数，肺热生痈。

【治疗】急以清金汤治之。如迟不救，必变失声啼急而死。

【方药】清金汤：知母　黄芩　石膏　桔梗　甘草　天冬　麦冬　兜铃　木通　山栀　花粉　牛蒡子

声哑

【症象】痘初起，即声哑。

【原因】或由丹田肺气衰败，或由热毒壅遏肺窍。

【诊断】尺寸俱虚，气败不治，右寸独数，肺家热壅。

【治疗】热毒壅遏，加味甘桔汤。如痘已结痂，无论落与未落，天花散，或补肺阿胶散。

【方药】加味甘桔汤：射干　牛蒡子　玄参　连翘　麦冬　山栀　桔梗　甘草

天花散：天花粉　桔梗　赤茯苓　甘草　诃子　石菖蒲　淡竹叶　竹沥

补肺阿胶散：阿胶　马兜铃　鼠粘子　甘草　杏仁　糯米

喘促

【症象】痘初出时，气促喘急。

【原因】初起即喘，属毒气内壅，为凶兆。若八九日见此，为内痘升胀阻塞气道，无妨。亦有浆灌方半，忽倒陷而喘促者，乃中气大亏也。

【诊断】右寸滑数，毒气壅肺。浮大无力，中气欲脱。

【治疗】毒壅宜加味甘桔汤，气虚宜参归鹿茸汤。

【方药】参归鹿茸汤：人参　嫩黄芪　甘草　当归身　鹿茸　糯米

【杂论】痘症初起，形似伤寒，身体发热，不时惊悸，口鼻气粗，两眼发眐。惟中指独冷，耳尻不热，耳后有红筋，此其异也。前后经过，可析五期：三日发热，三日放点，三日起胀，三日灌浆，三日结痂，三五一十五日，为正期也。其在发热期中，以发热乍进乍退，气色明莹，精神如常，大小便调，能食不渴，目清唇润，为毒轻。痘必稀疏，纵出多亦自易发易靥。如壮热不减，气色惨暗，精神昏闷，大便或秘或泻，不能食，目赤唇焦，为毒重。痘必稠密，宜预解之。即使出疏，防其有伏，未可便许为疏。但看热减渴止，精神爽快，二便自调能食，更无他苦，是真疏且轻也。

（二）放点期

应出不出

【症象】发热三朝之后，期应见点，而不见点，其痘隐于皮肤之间，历历可指。

【原因】若皮下点子红紫，其人有里热者，是毒火内伏。若不甚紫，其人有表热者，是风寒外郁。若不甚红润，面青唇淡，肢厥神乏者，是元气虚弱。若饮食停滞，胸膈饱闷，吐酸嗳臭，是中州填塞。

【诊断】脉象沉数，毒火内伏。或见浮紧，风寒外束。或见虚软，元气不足。或见弦滑，食滞内隔。

【治疗】毒火内伏，归宗汤。风寒外束，苏解散。元气不足，保元汤合升麻葛根汤加桂枝。食滞内隔，宽中透毒饮。

【方药】归宗汤：见发热。

苏解散：羌活　苏叶　升麻　葛根　桔梗　荆芥　防风　川芎　前胡　牛蒡子　南山楂　木通　甘草

保元汤：人参　黄芪　甘草

升麻葛根汤：升麻　葛根　白芍　甘草

宽中透毒饮：葛根　桔梗　前胡　青皮　枳壳　山楂　麦芽　蝉蜕　连翘　荆芥　甘草

已出复隐

【症象】痘已见点，复隐不见。

【原因】皆由毒气内陷。而其因有四；或外感风寒，闭塞其毒；或火毒内攻；或形气不足，中气不能载毒；或虚而兼寒。

【诊断】脉来俱沉，沉紧伤冷，沉数火毒，沉濡气弱，沉迟虚寒。

【治疗】外感风寒，苏解散。火毒内攻，必胜汤。气弱，保元汤。虚寒，千金内托散。

【方药】必胜汤：大黄　荆芥穗　赤芍　青皮　生地　山楂　木通　牛蒡　桃仁　紫花地丁　蝉蜕　葛根　地龙　红花　芦根

千金内托散：人参　黄芪　甘草　肉桂　当归　川芎　白芍　白芷　山楂　木通　防风　厚朴

无头痘

【症象】手足胸背俱多，而头面全无，名曰无头痘。亦有周身有痘，而足部独无，名无根痘。

【原因】气血不能上升，故头面绝无点粒。若毒滞于脾不能下达，则足踝以下独无。

【诊断】脉象沉郁，气血不周。

【治疗】无头痘急于五日内提气上行，升麻饮。无根痘当建立中州，发越脾气，快斑越婢汤。

【方药】升麻饮：升麻　川芎　白芷　防风　羌活　前胡　生芪　当归　桔梗　甘草　笋尖　生姜

快斑越婢汤：黄芪　桂枝　防风　白芍　姜　枣

一齐涌出

【症象】热未三朝，只有一日二日或半日，其痘一齐涌出，稠密焦紫。或虽密而少颗粒，色紫而不干滞。亦有痘见数点，色不甚红，亦不甚白，身体温和，神情安静，只是囊颗累日不见粗壮，色泽不见光肥，后即一齐涌出，大热神昏，名等伴痘，难救。

【原因】毒火内发迅烈，故一齐推涌而出。

【诊断】脉来搏疾，毒热内炽。

【治疗】清火凉血，归宗汤加紫草、石膏、犀角、黄连、归尾。焦紫者不治。

【方药】归宗汤：见发热期。

攒簇痘

【症象】放点时，痘出稠密，有蒙头、抱鬏、覆顶、抱鼻、聚背、攒胸、缠腰、布腹、锁眼等类。

【原因】气调则稀密匀净，气滞则多寡各别也。

【诊断】模糊干滞，去死不远。分珠滋润，犹可望生。

【治疗】须按其部位，识其经络，庶可迎刃而解。通治，匀气散。

【方药】匀气散：青皮　山楂　木香　甘草

夹斑痘

【症象】正痘方出之时，有夹斑而出者，细如蚊咬，大如箸头。有夹丹而出者，肌肉红色，与游风相似。有夹云头斑，或红或白，如疙瘩之块。又有夹疹瘾而出者，疹小如芥，其色如丹。

【原因】皆六经火盛，逼血外渗。

【诊断】色红活者吉，色紫黯者凶。

【治疗】夹斑，必胜汤加紫草。夹丹，松肌救溃汤。疹痘并出，宜先治疹，以疹症易于收成，然后扶痘以行浆。收靥，银翘散重加玄参。

【方药】银翘散：银花　连翘　甘草　桔梗　荆芥穗　薄荷　淡竹叶　牛蒡子　苇根

疔痘

【症象】痘中有紫黑干硬，暴胀独大，脚无红晕。

【原因】胃中热毒盛旺所致。凡疔痘能闭，诸毒未齐，有疔则不能出现；既齐有疔，则诸痘不能起胀。行浆时有疔，则诸痘必致倒陷，凶症也。

【诊断】脉象滑数，火毒凝聚。

【治疗】初出之时，见有紫黑独大之点，即以银针刺破，吸尽黑血，然后以拔疔散敷之。若再有硬块，仍用前法挑破之。若针挑不动，手捻有核，则成疔矣，须用针四边剞开，以小钳钳出，其形如疔，拔去后敷拔疔散。

【方药】拔疔散：明雄黄　胭脂米

贼痘

【症象】初出便如绿豆，过一日大如黄豆，再一日大如龙眼，其大甚速。痘根窠全无血色，形虽起胀，而按之虚软。亦有初热一二日间，即于太阳见标数点，色不甚红，亦不甚白，大如赤豆，光亮好看，过一二日即收没者。犹之贼攻城池，先探虚实，名曰贼标。

【原因】毒闭为患。

【诊断】脉象沉弦，毒邪内闭。

【治疗】急宜挑破，敷拔疔散。若贼标既没，随即大热攻作，遍身之痘，如铺坛蚕种，不救。

【方药】拔疔散：见疔痘。

【杂论】凡放点喜粗肥，而嫌琐屑。粗肥则稀疏，琐屑则稠密。以头面先见为顺，以两颧及鼻先见为吉。若手足先见者，虽出于常数之外，其实无妨。天庭、承浆先见，俱为凶也。又平扁皮厚者，毒伏而未松也；尖耸皮薄者，表虚而不能固浆也。又贵乎红活，若红滞而色明者，血少而气滞也；紫滞而色苍者，血热而气旺也。又红晕欲其不散不杂而紧附之，痘与肉色红白分明。又见山根、印堂灰滞者，各处痘虽圆崚，三日之后必变轻作重；光润者，各处痘虽滞色，三日之后，必变重作轻。又手按点上，放手而血色活动，此痘易于长养；放手而血色不红不白，依然如前，此血气呆板也。痘虽发起，顶上板硬，根窠板硬，此疔与杂痘，非正痘也。

（三）起胀期

平伏痘

【症象】痘已见点，平伏不起，或不松而平伏，或平扁而平伏。

【原因】不松者，板实而不充满，属实火；平扁者，馁乏而不充拓，属虚寒。

【诊断】痘泡干滞老苍，实火之象；痘泡皮薄娇嫩，虚寒之征。

【治疗】实火宜清，攻毒凉血汤；虚寒宜温，保元化毒汤。

【方药】攻毒凉血汤：大黄　生地　赤芍　山楂　青皮　木通　荆芥穗　牛蒡子　当归尾　连翘　红花　紫草茸　山豆根　牡丹皮

保元化毒汤：人参　炙黄芪　炙甘草　当归　南山楂　穿山甲　白术　木香　僵蚕　川芎　煨姜

五陷痘

【症象】痘齐内陷，或紫，或黑，或白，或红，或灰色。

【原因】痘至内陷，其毒深藏。凡毒滞血燥，凝伏于内，则为紫为黑。气弱血虚，不能载毒，则为白为灰。气虚不能统血，则为红色。

【诊断】脉多沉数，或虚或散。

【治疗】紫陷，甚则黑陷者，丝瓜化毒汤、紫黄饮。白陷，甚则灰陷者，升天散、内托散。红陷，保元加桂汤。

【方药】丝瓜化毒汤：丝瓜干　赤芍　红花　当归　紫草　川芎　牛蒡　连翘　升麻　甘草　黑豆　赤小豆　犀角

紫黄饮：紫草茸　人中黄　人参

升天散：人参　黄芪　当归　川芎　陈皮　淫羊霍　甘草　肉桂　穿山甲　木香　桔梗

内托散：人参　黄芪　甘草　肉桂　当归　川芎　白芍　白芷　山楂　木香　防风　厚朴

保元加桂汤：人参　黄芪　甘草　肉桂

倒陷痘

【症象】痘既圆绽起胀，忽而复陷。

【原因】浆清未足，因之塌陷，气血两虚也。亦有因泄泻，因风寒而致者，宜别。

【诊断】脉虚软细，气血两亏。关脉独濡，脾虚泄泻。寸脉独紧，表实伤寒。

【治疗】气血虚，沛然复生汤。因泄泻，参芪饮。因风寒，人参羌活汤。

【方药】沛然复生汤：生地　黄芪　当归　山药　僵蚕　甘草　防风　山楂　糯米

参芪饮：人参　黄芪　白术　茯苓　甘草　肉蔻　肉桂　附子　木香　丁香

人参羌活汤：人参　羌活　川芎　桔梗　升麻　生黄芪　甘草　生姜

倒靥痘

【症象】浆枯未化，即欲结靥。

【原因】气血两虚，毒火又盛。凡倒陷较平伏为重，此较倒陷为尤凶。

【诊断】脉虚细数，正衰热结。

【治疗】清火润燥，主以沛然复生汤。

【方药】沛然复生汤：见倒陷痘。

【杂论】痘起一分，则毒出一分，必痘胀满，而毒乃出尽。倘痘不起胀，则虽见点，其毒仍留脏腑，数日之后，其毒内攻，不可救矣。故出齐三日之内，急要观形察色，审证用药，以待起胀。凡痘须看面部，盖面乃五脏元阳之标，面部若起，则遍身虽陷，乃气血灌溉未至，以药力扶上，自能徐徐而起也。若面部之痘不起，而手足之痘先胀者，此阳气不能上升，而流窜于四肢，最为凶兆。且面部又以天庭为要，天庭不起，纵两颧地角俱起，亦无生机。盖天庭乃至高之所，诸阳之首，此处不起，则元阳已衰，诸阳不能运化也。

（四）灌浆期

飞浆痘

【症象】飞浆痘者，初放点而头即带浆也。其有痘方起胀，即带黄浆者为抢浆痘。灌脓时，浆未得半，忽然黄色突起，干燥坚硬者，俗名板黄。

【原因】飞浆抢浆，由于热毒旺盛。板黄由于气滞血凝，艰于灌溉，属恶候。

【诊断】脉象数滑，热盛毒重。

【治疗】飞浆抢浆，不拘何处，俱急剔破，去其浆脓，敷以拔疔散。板黄用清毒活血汤，倘得痘起，庶可望生。

【方药】拔疔散：见放点期。

清毒活血汤：当归　白芍　生地　紫草茸　黄芩　黄连　牛蒡子　南山楂　连翘　人参　黄芪　桔梗　木通　灯心

水泡痘

【症象】痘虽起脓，而不放浆，其内一包清水。亦有如紫黑血泡者，为火泡。

【原因】脾气虚而肝木盛，土不能制其水，故不化脓而水聚也。若毒盛血热，则血不化毒，而成火泡。

【诊断】形大皮薄，蓄水的证。

【治疗】平肝健脾为主，实浆散。甚者用人参煎汤调服。外以针刺去其水，敷除泡散。大泡刺出血水，敷拔疔散。

【方药】实浆散：炙黄芪　当归　白术　怀药　鹿茸　白芍药　山楂　肉桂　木香　丁香　白芷　炙甘草

除泡散：飞滑石　白术　白芷

陷落

【症象】痘有四围高起，而中心落陷者。痘稀者轻，痘密者重。又有中心陷而黑者，或中心微起，而四畔干枯者。

【原因】中气不足，不能内充，故中心陷落。黑陷者毒留于里，中气郁而不升。干枯者，毒火熏蒸，津液将竭之兆。

【诊断】脉虚气虚，脉郁气郁。若见细数，热蒸津竭。

【治疗】虚者千金内托散以托之，郁者加减银翘散以舒之，津竭者重加麦冬。

【方药】千金内托散：见放点期。

加减银翘散：银花　连翘　甘草　桔梗　青皮　山楂　赤芍　淡竹叶　人中黄

作痒

【症象】痘疮作痒。

【原因】痘以痛为吉，痒为凶。或由火盛，或由气虚。其在见点之初，由于分清气血，不治自愈。

【诊断】痘色红紫，其痒属火。浆薄白陷，其痒为虚。

【治疗】火痒，加味四物汤。虚痒，参芪实表汤。若痒而抓破损伤，用败毒散，或烧草纸灰敷之。

【方药】加味四物汤：当归须　川芎　赤芍　生地　人参　白术　丹皮　连翘　蝉蜕　紫草　红花　白芷

参芪实表汤：人参　黄芪　甘草　官桂　川芎　防风　白芷　厚朴　桔梗　木香　生姜

败毒散：久年盖墙屋草，洗净晒干为末，加荔枝壳及草纸烧灰存性，或加麦麸炒黄，研为细末掺之。

靥速

【症象】痘不当收敛之时，忽一时收敛，口渴发热，烦急不宁。

【原因】毒火壅盛。

【诊断】痘颗干燥，火热内灼。

【治疗】清毒散主之。

【方药】清毒散：当归　赤芍　黄连　丹皮　甘草　连翘　牛蒡子　金银花　木通　生地

当靥不靥

【症象】痘至收敛之时，当靥不靥，或皮嫩浆薄，身凉手足冷，二便不实，或焮赤溃臭，统身大热，烦渴不清，或遍体浸渍，轻则有孔漏浆，重则遍体溃烂，肚腹胀，小便短。

【原因】皮嫩浆清者，元气不足也。焮赤溃臭者，毒气大盛也。遍体浸渍者，湿饮之候也。

【诊断】脉虚元亏，洪数火燔，濡软湿渍。

【治疗】元亏，回浆饮补之。火燔，大连翘饮清之。湿渍，除湿汤利之。

【方药】回浆饮：人参　黄芪　茯苓　白术　何首乌　白芍　甘草　煨姜

大连翘饮：连翘　防风　牛蒡　荆芥　黄芩　车前子　当归　蝉蜕　柴胡　滑石　栀子　赤芍　木通　甘草　灯心

除湿汤：羌活　苍术　防风　赤芍　猪苓　泽泻　白术　木通　薄桂　生姜　灯心

【杂论】痘浆以黄豆色为准。有浆则生，无浆则死。浆有六分犹可活，五分浆汁亦归阴。面部浆充遍，体之脓虽有三分未足，知其生气已成。头面苍黄，四肢浆即清稀，断不至于死地。然头为纯阳，足为纯阴，必下灌于足，而头乃行浆。视其根晕渐小，其浆已行；外明内暗，其浆必实；内外俱明，其中必含清水；起而不润，其内必是空疮。根晕厚者浆必厚，根晕薄者浆必薄。最喜作痛，切忌发痒。痛则其浆必成，痒则其毒不化。又看肿亦有法，不但痘要饱绽，其面上浮肿之态，亦欲其绷急。如早急而晚稍不急，则痘有倒陷之势矣，速宜助浆托毒，使其复肿如故，其功尚易。如肿势略有数分消意，挽回正难，即能应手复肿，恐有余毒。此时无论虚实，速用三钱外大桑虫数枚酒浆和服，使其复肿不陷为妙。火清者重用保元汤，加甲片以托之。尚有火者，沛然复生汤，重加鸡汁。

（五）结痂期

痂结不落

【症象】痘至结痂之后，当落不落，干燥不润，根色红艳，渴欲饮冷，烦急不宁。

【原因】毒热郁于血分，或血热复兼血虚，难于脱落。

【诊断】脉象细数，血虚热郁。

【治疗】凉血解毒汤，兼虚者加人参、白芍、麦冬、生地、银花。

【方药】凉血解毒汤：当归　生地　紫草　丹皮　红花　连翘　白芷　黄连　甘草　桔梗

围痂浸淫

【症象】痘当已结未落之时，根脚浸漏水浆。甚则周身溃烂，小水短涩，大便溏泄。

【原因】湿盛之证。

【诊断】脉象濡滑，水湿浸淫。

【治疗】五苓散分利之。

【方药】五苓散：白术　泽泻　猪苓　茯苓　肉桂

半掀半连

【征象】痘当落痂之后，宜落不落，其痂一半掀起，一半咬紧，身热干燥，肌肤红赤。

【原因】热在肌表。

【诊断】脉象细数，肌热血燥。

【治疗】荆防解毒汤，除其表热。

【方药】荆防解毒汤：荆芥　防风　赤芍　生地　甘草　金银花　木通　桔梗　地骨皮　连翘

瘢紫焦黑

【症象】痂落瘢紫焦黑，壮热烦渴。

【原因】 浆未充足，毒未尽化。

【诊断】 脉象弦数，血分热盛。

【治疗】 黄连解毒汤，加生地　连翘、丹皮、金银花、甘草、灯心。

【方药】 黄连解毒汤：黄连　黄柏　黄芩　栀子

瘢痕不平

【症象】 痂落瘢凸不平，色赤而艳，或发热，或作痒。亦有凹陷不起，色白不红，倦怠食少。

【原因】 血有余热，外感于风则凸起。气血两虚，不能充满则凹下。

【诊断】 脉数血热，濡软属虚。

【治疗】 余热，解毒防风汤。气血虚，十全大补汤。

【方药】 解毒防风汤：黄芩　生地　甘草　连翘　牛蒡子　荆芥　防风　金银花　赤芍

十全大补汤：人参　茯苓　白术　甘草　当归　川芎　白芍　熟地　肉桂　黄芪

【杂论】 有痂则生，无痂则死。好痘收靥必有痂，痂且缓缓而收。若收速无痂，皆倒靥也。痂厚而尖高者，浆足而毒尽也；痂平而不尖高者，浆亦有五六分。痂如螺靥者，浆之至薄，虽能全生，亦多患毒。虽面部结痂，而遍体悉如薄纸，此症犹云难收。上身结痂，而腿臁下若竹衣，此等必留余毒。至若初收靥时，须从鼻准。地角先收，则肾竭。天庭先靥，则心焦。声哑痰鸣，死期已至。一时齐靥，顷刻立亡。又有痘作脓窠之时，疮头忽然有孔，其水漏出，窠空自干黑者，俗名漏疮，必死。若浆水漏出，或结聚成团，堆于孔外，因而结靥，谓之堆屎收，不可以漏疮倒靥论。盖漏疮脓未成，堆屎收脓过熟也。又看烂靥亦有法：外收烂靥，连头代面，一片难分，然见内烂而外靥堆高者，毒气因烂而外出也，以是得生；如内烂而外靥平陷者，元气不能送毒出外者也，虽烂多死，又结痂期手足俱肿者，毒归四肢也。若手足心，或有痘靥不落，渐至溃烂者多死。若浑身痂已落尽，手足心独留一窠，或溃烂者，乃毒结于此也，急宜托毒解毒。否则竟有燥痒抓破，出紫血而死者，不可不知。